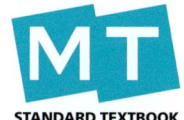

標準臨床検査学

シリーズ監修

矢冨　裕
国際医療福祉大学・大学院長

横田浩充
慶應義塾大学病院・臨床検査技術室室長

臨床検査総論

編集

伊藤機一
元 大東文化大学教授・スポーツ・健康科学部

松尾収二
天理よろづ相談所病院・臨床検査部部長

執筆（執筆順）

松尾収二
天理よろづ相談所病院・臨床検査部部長

関　顯
株式会社 保健科学研究所 QAU

菊池春人
済生会横浜市東部病院・臨床検査センターセンター長

三宅一徳
順天堂大学教授・医療科学部臨床検査学科

今福裕司
佐久市立国保浅間総合病院臨床検査科

油野友二
北陸大学教授・臨床検査学

宿谷賢一
順天堂大学教授・医療科学部臨床検査学科

藤　利夫
株式会社リンテック・検査統轄部

久野　豊
元 順天堂大学医学部附属越谷病院検査科

医学書院

標準臨床検査学		
臨床検査総論		
発　　　行	2013年 1 月15日　第 1 版第 1 刷©	
	2023年11月15日　第 1 版第11刷	
シリーズ監修	矢冨　裕・横田浩充	
編　　　集	伊藤機一・松尾収二	
発 行 者	株式会社　医学書院	
	代表取締役　金原　俊	
	〒113-8719　東京都文京区本郷 1-28-23	
	電話　03-3817-5600(社内案内)	
印刷・製本	三美印刷	

本書の複製権・翻訳権・上映権・譲渡権・貸与権・公衆送信権(送信可能化権を含む)は株式会社医学書院が保有します．

ISBN978-4-260-01665-0

本書を無断で複製する行為(複写，スキャン，デジタルデータ化など)は，「私的使用のための複製」など著作権法上の限られた例外を除き禁じられています．大学，病院，診療所，企業などにおいて，業務上使用する目的(診療，研究活動を含む)で上記の行為を行うことは，その使用範囲が内部的であっても，私的使用には該当せず，違法です．また私的使用に該当する場合であっても，代行業者等の第三者に依頼して上記の行為を行うことは違法となります．

JCOPY〈出版者著作権管理機構　委託出版物〉
本書の無断複製は著作権法上での例外を除き禁じられています．複製される場合は，そのつど事前に，出版者著作権管理機構(電話 03-5244-5088，FAX 03-5244-5089，info@jcopy.or.jp)の許諾を得てください．

＊「標準臨床検査学」は株式会社医学書院の登録商標です．

刊行のことば

「標準臨床検査学」シリーズは，「臨床検査技師講座」(1972年発刊)，「新臨床検査技師講座」(1983年発刊)，さらには「臨床検査技術学」(1997年発刊)という医学書院の臨床検査技師のための教科書の歴史を踏まえ，新しい時代に即した形で刷新したものである．

臨床検査は患者の診断，治療効果の判定になくてはならないものであり，医療の根幹をなす．この臨床検査は20世紀の後半以降，医学研究，生命科学研究の爆発的進歩と歩調を合わせる形で，大きく進歩した．そして臨床検査の項目・件数が大きく増加し，内容も高度かつ専門的になるにつれ，病院には，臨床検査の専門部署である検査部門が誕生し，臨床検査技師が誕生した．臨床検査の中央化と真の専門家による実践というこの体制が，わが国の医療の発展に大きく貢献したこと，そして，今後も同じであることは明らかである．

このような発展めざましい臨床検査の担い手となることを目指す方々のための教科書となることを目指し，新たなシリーズを企画した．発刊にあたっては，(1)臨床検査の実践において必要な概念，理論，技術を俯瞰できる，(2)今後の臨床検査技師に必要とされる知識，検査技術の基礎となる医学知識などを過不足なく盛り込む，(3)最新の国家試験出題基準の内容をすべて網羅することを念頭に置いた．しかしながら国家試験合格のみを最終目的とはせず，実際の臨床現場において医療チームの重要な一員として活躍できるような臨床検査技師，研究マインドが持てるような臨床検査技師になっていただけることを願って，より体系だった深い内容となることも目指している．また，若い方々が興味を持って学習を継続できるように，レイアウトや記載方法も工夫した．

本書で学んだ臨床検査技師が，臨床検査の現場で活躍されることを願うものである．

2012年春

矢冨　裕
横田浩充

序

　臨床検査総論は，その名のごとく臨床検査の基本となる科目であり，学生諸君がまず修得すべきものである．本書は前身となる「臨床検査技術学」シリーズとして1995年に初版，1998年に第2版，2003年に第3版が刊行された．今回，満を持して「標準臨床検査学」シリーズの一冊として装いも新たに発行されることとなった．

　本書は，当初，前シリーズ第3版に引き続き伊藤機一先生（大東文化大学教授）が編集されていたが，昨年，病にて他界され，編者が引き継ぐこととなった．臨床検査が進歩するなか，伊藤先生の本書への思いは強く，随所にそれが示されている．

　まず，第3章「臨床検査が行われる場所」は新設の章である．近年，POCT (point of care testing：臨床現場即時検査)，すなわち患者の傍らで行う臨床検査や，薬局やインターネットで購入した検査キットを用いて実施する在宅検査やOTC (over the counter)検査が広まりつつあり，検査がさまざまな所で行われていることを示した．

　臨床検査が広がる昨今の状況に呼応して，各章に多くを追加した．第1章に国際的動向とチーム医療を取り入れた．前者では検査室の認定制度，臨床検査の標準化，後者では検査室以外の部署で活躍する臨床検査技師の役割を記した．第2章には残余検体の取り扱い，他部署とのコミュニケーションを追加した．残余検体の扱いは倫理の問題とともに教育，臨床研究のあり方に関与する．第4章「採血法」には動脈採血の既述を充実させた．採血は看護師から臨床検査技師の仕事へと変わりつつある．第5章「検体の扱い方」および第6章「一般臨床検査」にはこれまで触れていなかった検体である，透析液，気管支肺胞洗浄液，腟分泌液，涙，羊水などを追加し，臨床検査で用いるほとんど検体の扱い方および検査法を盛り込んだ．これら以外の既設の項目も加筆訂正し充実させた．

　第1章「臨床検査技師の役割と使命」および第2章「臨床検査における心構えと一般的注意」は，臨床検査医学の創始者の一人である故柴田進先生，そしてこれを引き継いで執筆された伊藤先生の思いに編者が加筆させて頂いた．学生諸君がいつまでも持ち続けてほしい内容である．

　多くの方々に本書をご利用頂き，ご意見，ご叱正を頂ければ幸甚である．

2012年11月

松尾収二

目次

カラー図譜 ……………………………………… xi

第1章 臨床検査技師の役割と使命 …… 1

- A 保健・医療・福祉と臨床検査 … 松尾収二 1
- B 臨床検査の歴史 …………………………… 2
  - 1 古代 ………………………………………… 2
  - 2 中世 ………………………………………… 3
  - 3 近世，現代 ………………………………… 3
- C 臨床検査技師教育 ………………………… 4
  - 1 学校教育 …………………………………… 4
  - 2 卒後教育 …………………………………… 5
  - 3 臨床検査技師教育の歴史 ………………… 5
- D 臨床検査の国際的動向 ………… 関　顯 6
  - 1 医療における国際化の背景 ……………… 6
  - 2 医療機関の国際的な認定 ………………… 7
  - 3 臨床検査室の国際的な認定 ……………… 7
  - 4 臨床検査技師が取得できる国際資格 …… 7
  - 5 検査法の国際標準化 ……………………… 7
  - 6 検査結果の国際的な評価 ………………… 8
  - 7 診療文書の国際化 ………………………… 9
  - 8 医療機関の世界的な動向 ………………… 9
- E チーム医療 ……………………… 松尾収二 9
  - 1 臨床検査技師とチーム医療 ……………… 10
  - 2 中央化された検査室からの脱却 ………… 10
  - 3 仲間に感謝の気持ちを …………………… 10

第2章 臨床検査における心構えと一般的注意 ……………… 松尾収二 11

- A 医療人としての臨床検査技師 …………… 11
  - 1 高い技量の獲得 …………………………… 11
  - 2 他職種と連携できる思いやりの気持ち … 11
  - 3 患者と向き合えるやさしい気持ち ……… 11
  - 4 社会人としての態度 ……………………… 12
- B 臨床検査の鉄則 …………………………… 12
  - 1 診療に役立つという原則 ………………… 12
  - 2 正しい検査結果 …………………………… 12
  - 3 迅速な報告 ………………………………… 12
  - 4 24時間対応 ………………………………… 12
  - 5 どこでも …………………………………… 12
- C 臨床検査の経済効率性 …………………… 13
- D 適切な検査機器の導入 …………………… 13
- E 清潔，整理，整頓 ………………………… 14
- F 感染防止 …………………………………… 14
- G 服装 ………………………………………… 15
- H 災害防止，危機管理 ……………………… 15
- I 過誤防止，インシデント防止 …………… 16
- J 貴重な検体 ………………………………… 16
- K 倫理感の堅持 ……………………………… 16
  - 1 守秘義務 …………………………………… 16
  - 2 残余検体の扱い …………………………… 17
- L 他部署とのコミュニケーション ………… 17
- M 自己研鑽の重要性 ………………………… 17

第3章 臨床検査が行われる場所 ……………………… 菊池春人 18

- A POCT（point of care testing）…… 18
  - 1 POCTの定義と意義 ……………………… 18
  - 2 POCTのデータ保証 ……………………… 18
- B 在宅（自宅，勤務場所）での検査 ……… 19
  - 1 医療従事者が患者の自宅で行う検査（在宅医療での検査） ……………………… 19
  - 2 患者が医療の一環として行う検査 ……… 19
  - 3 OTC検査（一般検査薬による検査） …… 19
- C 中央（臨床）検査室（部） ……………… 19
- D 衛生検査所（検査センター） …………… 20
- E その他の場所 ……………………………… 20
  - 1 健診機関（健診センター） ……………… 20
  - 2 試験研究機関 ……………………………… 20

第4章 採血法 ……………………… 三宅一徳 21

- A 採血行為の範囲 …………………………… 21

1 採血目的 …… 21	粘液など）…… 48
2 実施場所 …… 22	**第6章 一般臨床検査** …… 50
3 採血部位 …… 22	**A 尿検査** …… 50
4 採血量 …… 22	1 腎臓の働きと尿の生成の基本的な考え方
B 採血の種類 …… 22	…… 油野友二 50
1 動脈採血 …… 22	2 尿検査の一般的注意事項 …… 53
2 静脈採血 …… 22	3 尿の一般的性状 …… 56
3 毛細血管採血 …… 22	4 尿の化学的検査 …… 62
C 採血に際しての注意事項 …… 23	5 尿を用いた腎機能情報 …… 77
1 患者への対応 …… 23	6 尿沈渣（検査法）…… 宿谷賢一 79
2 採血時の患者の状態と血液検体の取り扱い上の留意点 …… 25	6 尿沈渣（形態および成分）…… 藤　利夫 83
D 採血の部位と手段 …… 28	7 尿中有形成分測定装置 …… 油野友二 96
1 毛細血管採血 …… 28	**B 糞便検査** …… 久野　豊 97
2 静脈採血 …… 30	1 生成と組成 …… 97
E 乳幼児の採血 …… 35	2 一般性状 …… 97
1 乳幼児の毛細血管採血 …… 35	3 検査法 …… 98
2 乳幼児の静脈採血 …… 36	**C 脳脊髄液検査** …… 宿谷賢一 102
第5章 検体の取り扱い方 …… 今福裕司 37	1 髄液の一般性状 …… 103
A 検体採取・取り扱いの一般的注意 …… 37	2 細胞学的検査 …… 104
1 検体採取 …… 37	3 化学的検査 …… 105
2 歴史と現在の活動 …… 38	4 日常検査で実施されないが知っておくべき検査 …… 106
3 一般検査のサンプリング …… 38	**D 関節液検査** …… 107
B 検体別の採取法，取り扱い方 …… 38	1 関節液の一般性状 …… 108
1 尿検体 …… 38	2 関節液の分類 …… 109
2 糞便 …… 43	**E 胸水・腹水・心嚢液** …… 110
3 脳脊髄液 …… 44	1 体腔液の一般性状 …… 110
4 関節液 …… 45	2 滲出液と濾出液の鑑別 …… 111
5 腹水・胸水・心嚢液 …… 45	3 臨床的意義 …… 111
6 精液 …… 46	**F 精液検査** …… 久野　豊 112
7 持続携行式腹膜透析排液 …… 46	1 採取法 …… 112
8 喀痰 …… 46	2 検査時の注意事項 …… 112
9 胃・十二指腸液 …… 47	3 検査方法 …… 112
10 気管支肺胞洗浄液 …… 47	4 基準下限値 …… 115
11 鼻汁 …… 47	5 精液所見の分類 …… 115
12 羊水 …… 47	6 臨床的意義 …… 115
13 結石 …… 48	**G 持続携行式腹膜透析排液検査** …… 115
14 腟分泌液 …… 48	1 検査法 …… 116
15 涙 …… 48	2 臨床的意義 …… 116
16 その他の分泌物（膿，乳汁，唾液，汗，	**H 喀痰検査** …… 117

	1 採取法 ……………………………… 117	
	2 検査法と臨床的意義 ………………… 117	
I	**胃液検査** ……………………………… 119	
	1 胃液 …………………………………… 119	
	2 採取法 ………………………………… 119	
	3 検査法（酸度測定法） ………………… 119	
	4 臨床的意義 …………………………… 120	
J	**十二指腸液検査** ……………………… 120	
	1 胆汁 …………………………………… 121	
	2 採取法（Meltzer-Lyon法） …………… 121	
	3 一般性状と意義 ……………………… 121	
	4 顕微鏡的検査法と意義 ……………… 121	
	5 膵液 …………………………………… 121	
	6 検査法と意義 ………………………… 122	
K	**気管支肺胞洗浄液検査** ……………… 122	
	1 検査法 ………………………………… 123	
	2 臨床的意義 …………………………… 123	
L	**鼻汁検査** ……………………………… 123	
	1 検査法 ………………………………… 123	

　　2 臨床的意義 …………………………… 124
M　**羊水検査** ……………………………… 124
　　1 検査法 ………………………………… 124
　　2 臨床的意義 …………………………… 125
N　**結石検査** ……………………………… 125
　　1 検査法 ………………………………… 125
　　2 結石の種類 …………………………… 125
　　3 臨床的意義 …………………………… 126
O　**その他の分泌物の検査** ………宿谷賢一 127
　　1 腟分泌液 ……………………………… 127
　　2 涙液 …………………………………… 127
　　3 膿汁 …………………………………… 128
　　4 乳汁 …………………………………… 128
　　5 唾液 …………………………………… 128

和文索引 ……………………………………… 129
欧文索引 ……………………………………… 133
付録 …………………………………………… 135

カラー図譜

カラー図譜 xiii

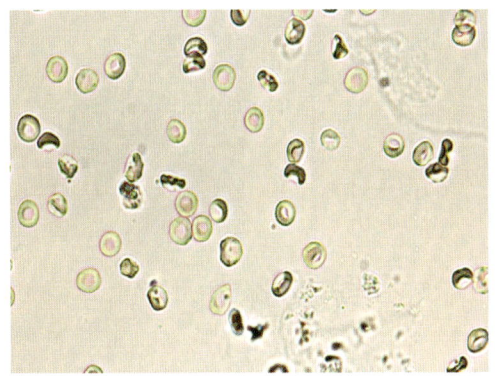

図1 非糸球体赤血球（×400 無染色）

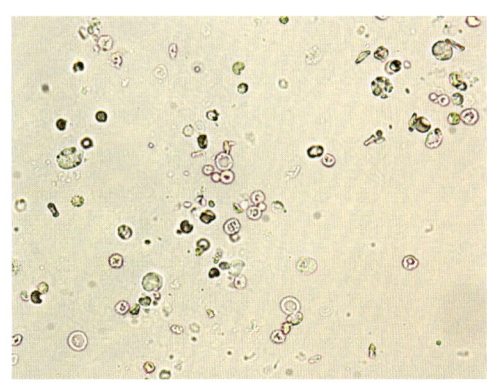

図2 糸球体赤血球（×400 無染色）

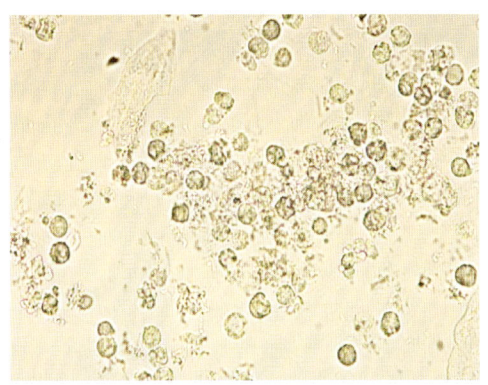

図3 白血球（×400 無染色）

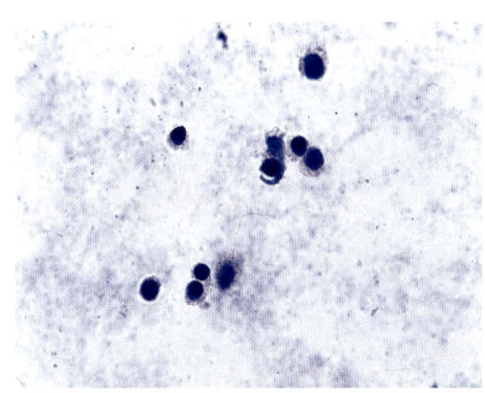

図4 リンパ球（×400 S染色）

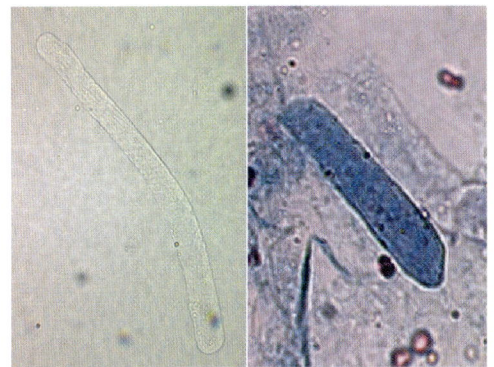

図5 硝子円柱
　　（×400 左：無染色，右：S染色）

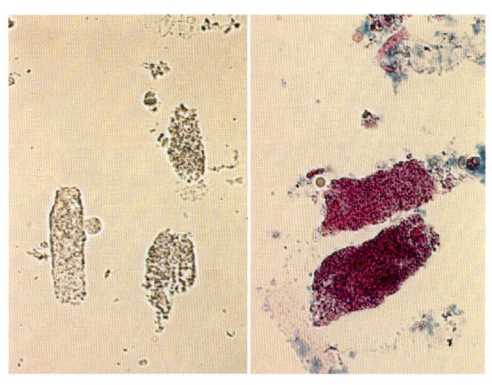

図6 顆粒円柱
　　（×400 左：無染色，右：S染色）

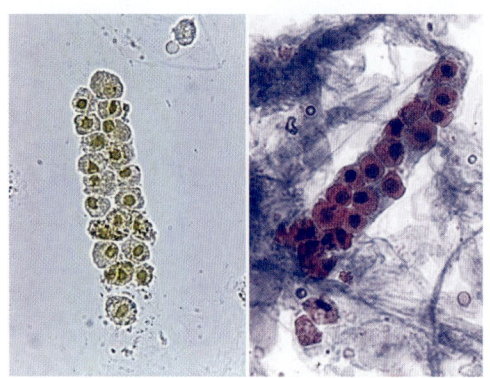

図7 上皮円柱
（×400 左：無染色，右：S染色）

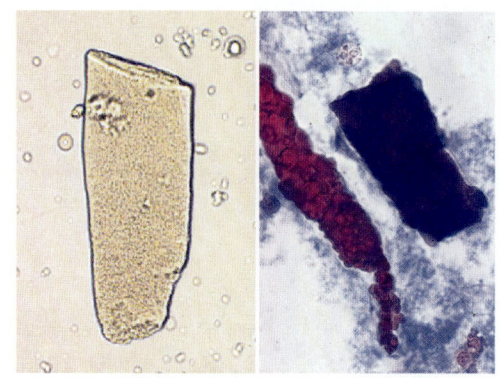

図8 ろう様円柱（幅広円柱）
（×400 左：無染色，右：S染色）

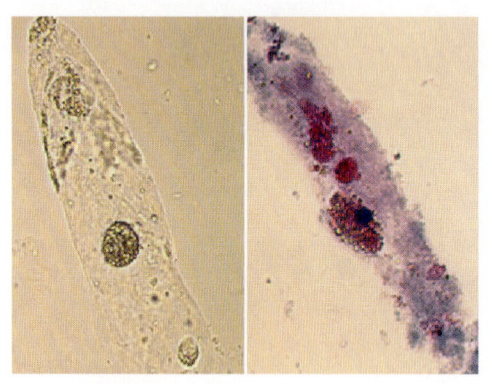

図9 脂肪円柱
（×400 左：無染色，右：S染色）

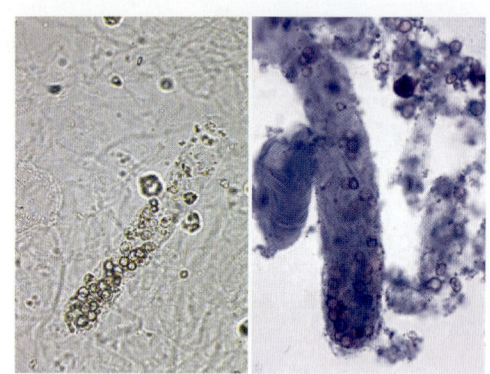

図10 赤血球円柱
（×400 左：無染色，右：S染色）

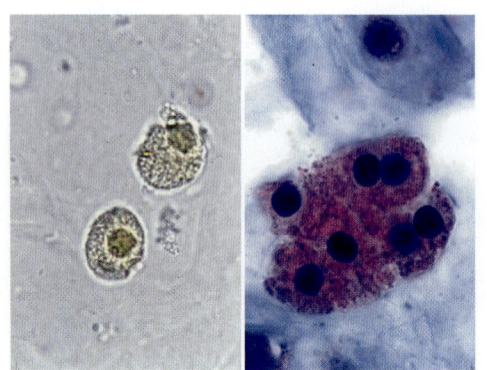

図11 尿細管上皮細胞
（×400 左：無染色，右：S染色）

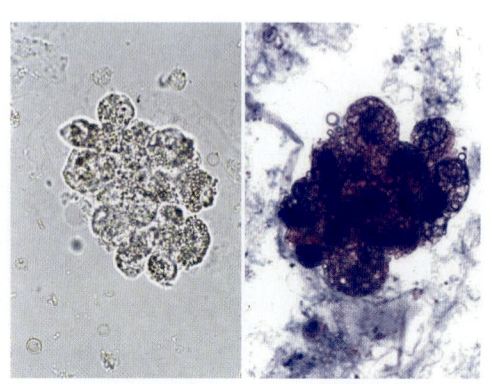

図12 卵円形脂肪体
（×400 左：無染色，右：S染色）

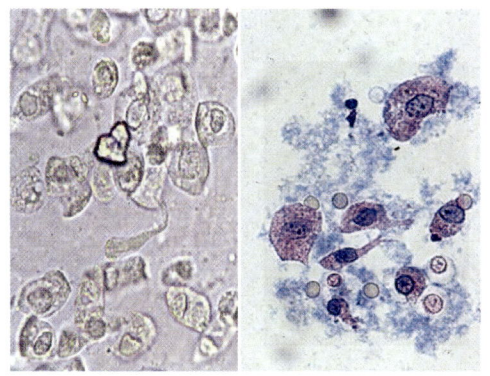

図13 尿路上皮細胞
　　　（×400　左：無染色，右：S染色）

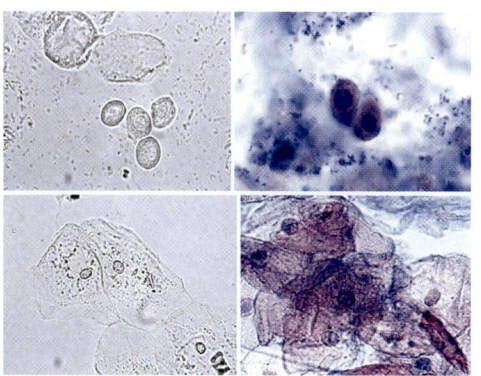

図14 扁平上皮細胞
　　　（×400　左：無染色，右：S染色）

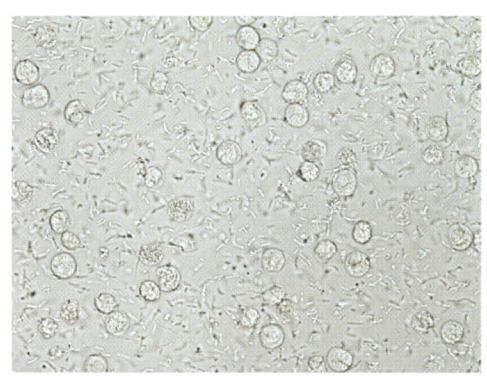

図15 細菌（×400　無染色）

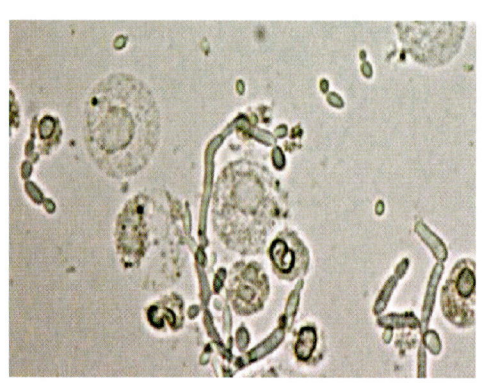

図16 酵母様真菌（×400　無染色）

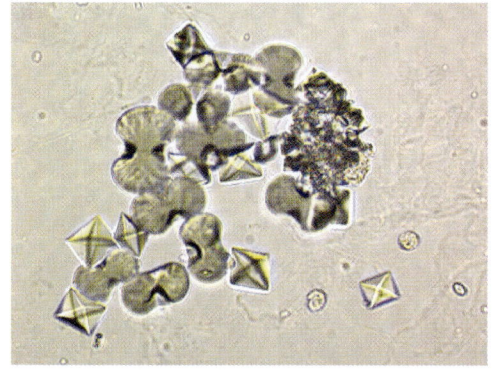

図17 シュウ酸カルシウム結晶
　　　（×400　無染色）

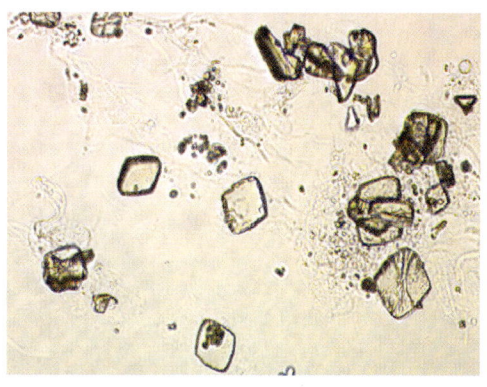

図18 尿酸結晶（×400　無染色）

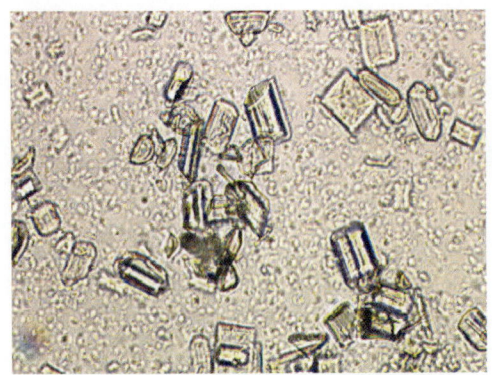

図19 リン酸アンモニウム・マグネシウム結晶
（×400 無染色）

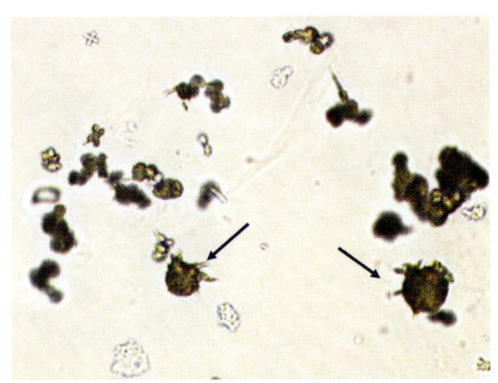

図20 尿酸アンモニウム結晶（矢印）
（×400 無染色）

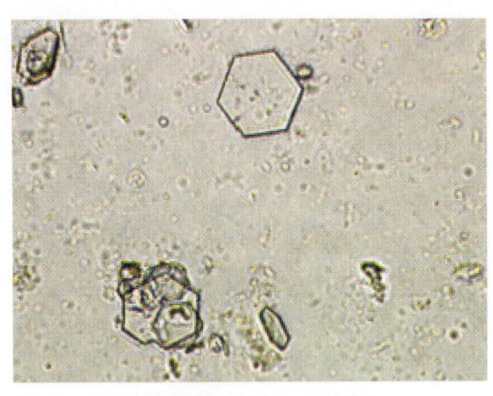

図21 シスチン結晶（×400 無染色）

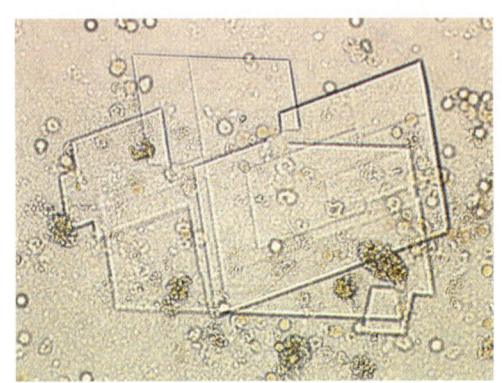

図22 コレステロール結晶（×400 無染色）

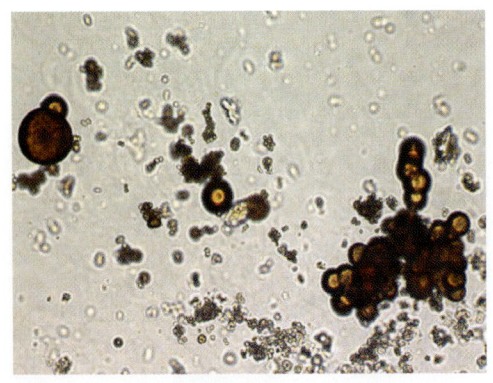

図23 2,8-ジヒドロキシアデニン結晶
（×400 無染色）

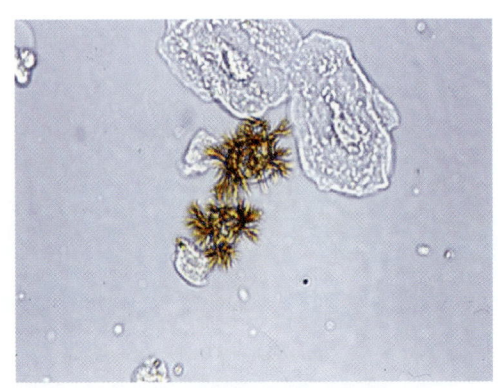

図24 ビリルビン結晶（×400 無染色）

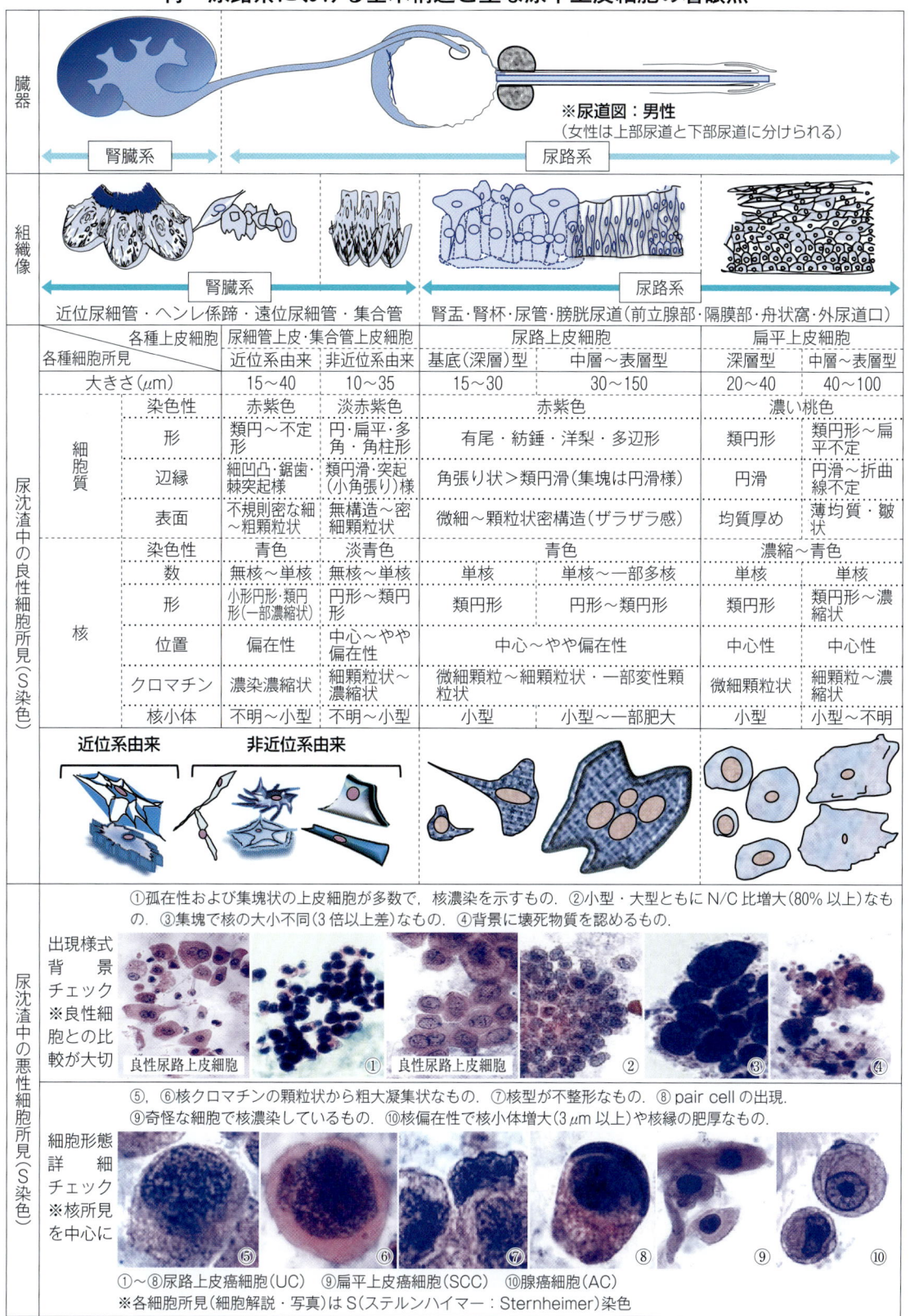

腎・尿路系における基本構造と主な尿中上皮細胞の着眼点

図版提供：藤 利夫

第1章 臨床検査技師の役割と使命

学習のポイント

❶ 臨床検査技師は，医療だけでなく，保健・福祉の分野にも関与するようになっている．
❷ 臨床検査は，根拠に基づいた医療(Evidenced-based medicine)の根幹を成し，臨床検査技師は，その臨床検査の担い手である．
❸ 臨床検査技師は，目覚ましく発達する臨床検査の将来を担っており，また，今後はグローバルな視点が求められる．
❹ 臨床検査技師の教育は，専門学校・短期大学から4年制大学へと徐々に移行しており，臨床検査のレベルを向上させるという期待に応えねばならない．
❺ 臨床検査技師は，多職種が連携するチーム医療に参画し，必要に応じてリーダーを務めることができるだけの技量を身につけなければならない．

　臨床検査技師(medical technologist)を目指す学生諸君が臨床検査技師の役割・使命を理解することは，学習の目標，ひいては将来の目標をもつことにつながるため重要である．

　臨床検査技師は国家資格を有し，その名のごとく臨床検査(laboratory examination)を専門に行う医療職である．臨床検査は，血液，尿などの試料中の成分，細胞，微生物などを検査する検体検査と，脳波，心電図，呼吸機能，超音波検査などの生体検査(生理検査)がある．臨床検査は，いわゆる検査のうち放射線を用いた検査を除くほとんどが該当する．すなわち臨床検査技師の仕事の範囲はきわめて広い．さらに最近，チーム医療と称し，多職種が連携して，感染対策，栄養管理，糖尿病診療などに取り組むようになっており，臨床検査技師の役割はますます重要になっている．

　臨床検査技師の業務である臨床検査にしろ，チーム医療にしろ，いずれも患者の生活や生命がかかっている．検査を間違えれば診断や治療の過ちにつながる．チームでの判断ミスや不協和音があると治療効果は上がらない．臨床検査技師の使命は実に大きい．医療，医学の進歩にも大いに貢献しており，誇りをもって一生学習する態度で通っていただきたい．

A 保健・医療・福祉と臨床検査

　保健は，健常な人が病気にならないよう種々の要因を取り除き，健康を保つことである．
　医療は，病気(病人)を治療し，生命を救い，社会生活(社会活動)を可能とすることである．医療の学問的裏づけとなるのが医学である．
　福祉は，子ども，高齢者，障害者などの弱者を助け，生活基盤を支えることである．
　これまで，保健，医療および福祉は別のこととして扱われていたが，これらは密接にかかわっており，それぞれの経費低減からもいっしょに議論され諸々の施策が講じられるようになってきた(図1)．
　そのなかにあって臨床検査が果たす役割は大きい．臨床検査は医療，診療において，診断および治療方針の決定・モニターにはなくてはならないものである．昨今の流れの1つとして，迅速検査

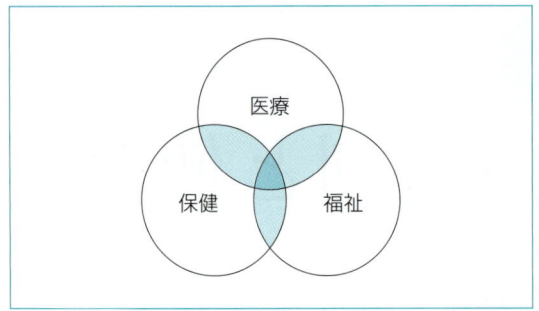

図1　保健, 医療, 福祉の関係
かつて, 医療, 保健および福祉は別のものとして議論されてきたが, 国家予算の低減, 有効な支出が課題となるなかで, 3者がいっしょに議論されるようになった.

への要求が高まっていることがある. 自動分析装置とコンピュータシステムの発達により, 多くの患者に対して迅速な検査結果を提供することが可能となった. しかも過去, 迅速検査が不可能であったホルモン, 腫瘍マーカー, 感染症検査などの多くの検査が, 新しい検査法や試薬の開発により可能となった. 迅速検査の浸透により医師からの要望が高まり, さらに進歩を促している. 入院期間を短縮し, 外来では待っている間に検査結果が出るため, 1回の受診で診断と治療方針が決まる. その分, 日常生活や仕事ができるわけである.

もう1つは個々の患者に合った治療を行うために検査が活用されている. オーダーメイド医療あるいはテイラーメイド医療と称されている. その患者が罹っている癌の遺伝子検査, あるいは癌遺伝子がつくる特定の蛋白を検出する検査が登場し, 癌に効きやすい抗癌剤の選択, その患者に対して副作用の少ない抗癌剤の選択などに活用され, 治療成績が飛躍的に向上している. この流れは多くの病気に広がりを見せている.

保健の分野においても, 病気になりやすい要因を見つけ取り除いたり軽減したりする, いわゆる健康診断(健診)に臨床検査は中心的役割を果たしている. たとえば, 虚血性心疾患の要因である, 脂質異常, 高血糖, 高尿酸血症, 腎臓の異常は臨床検査でしかわからない. 健診には血液, 尿などの検体検査だけでなく, 心電図, 超音波検査および喫煙者のための呼吸機能検査などの生体機能検査も重要である. 血液検査については, 昨今, 標準化, すなわちいずれの施設でもほとんど同じ検査結果となり施設間差がきわめて小さくなっている. これにより一定の基準で判定が可能となり, 精査へと導くことができる.

また母子保健においては, 母体, 胎児, 新生児の異常を見つけるために臨床検査が活用されている. たとえば, 胎児の超音波検査を行い心臓や腎臓の異常を見つけ, 出産後の速やかな対応に活用している. 羊水や胎盤の遺伝子検査は倫理的な問題を抱えつつも先天異常の診断に用いられている. また新生児に対しては, 早期に補充療法をすれば知的障害が防げる種々のアミノ酸代謝異常やクレチン症(甲状腺機能低下症)の検査が実施されている.

医療, 保健, 福祉における臨床検査の位置づけは, 医師が行う診察とは対照的に, 客観的な指標として活用される. すなわち, 証拠に基づいた医療および保健(Evidenced-based medicine or health-care)が可能である. 検査データを蓄積し解析することにより証拠が積み上げられ, 医療, 医学の発展を促すことになる. この役割を担うのが臨床検査技師である.

B 臨床検査の歴史

1. 古代

臨床検査の歴史は, 尿の色を見る, においを嗅ぐといった, 今でいうベッドサイドでの尿検査から始まった. ギリシアの医聖ヒポクラテス(紀元前460〜377)は, 病気によって尿の色調, 沈殿物, 臭気に変化があることを記載した. 古代アラビア・インド・中国の医書にも黄疸尿や乳糜尿, 糖尿についての記録がある. ちなみにヒポクラテスは医学の歴史のうえで「医学の父」と讃えられ, 「ヒポクラテスの誓い」は医療に取り組む者のあるべき姿勢を今の世にも訴えている.

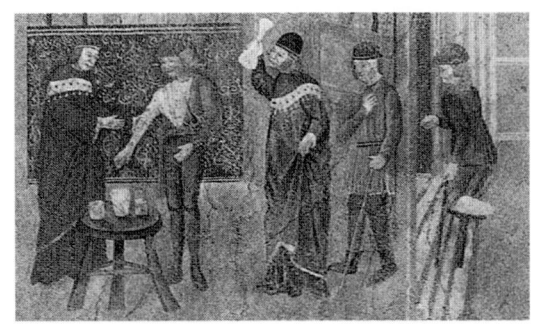

図2 中世のウロスコピスト
着飾った服を身につけているウロスコピスト(uroscopist)がコルベン型のガラス容器に入った尿をうやうやしく見ている．占い師のようにも見える．

2. 中世

　中世になると図2のごとく尿観察者(ウロコピスト，uroscopist)が登場した．コルベン型のガラス製尿コップに入れた患者尿をうやうやしく見つめ，病気の診断というよりも魔術的占星術をからめて，その人の運命や幸・不幸を指南する働きに近い行為を行った．

　チベットのラマ僧は病気の診断に検尿を利用した．彼らは，朝，昼，夕の尿の外観を観察するだけでなく，木のへらで尿容器を叩いてその反響音から「尿が黙っている」とか，「尿が話している」とかを知ったという．

3. 近世，現代

　15世紀のルネッサンスから始まる近世から現代までの臨床検査の歴史は医学の発達と相まってめざましいものがある．とくに戦後の発達は科学技術の発達により大きく進歩した．

　既述のように，世界最古の臨床検査は尿検査である．砂山に排尿されアリが群がる様子を見て糖尿病を判断したという．糖尿病の尿は甘く，それは身体の中の肉が溶け出したためであり，やがてやせて死に至る病気と考えられていた．尿糖の成分がブドウ糖であること，インスリンの欠乏や作用不全によることがわかりだしたのは近世に入ってからのことである．

　臨床検査に科学的な手法が導入されたのは，18世紀に入ってからのことである．オーストリアのアウエンブルガー(1722〜1809)という居酒屋の息子は，父親が酒樽を叩いて酒の残量を確かめているのを眺めて，胸水のたまっている胸膜炎の患者の胸壁を指先で叩き，健康な胸に比べて硬いはね返りがあることなどを報告した．打診法の始まりである．

　一方，フランスのラエネック(1781〜1862)は，中空の木筒をつくり，患者の胸に当てて胸音を聴き，『肺・心臓病における間接聴診法』という書物にまとめ，それはパリを中心に大反響があった．聴診器の始まりであり，医師は素手で病人に立ち向かわず，道具を用いて病人を診察する手立てを得たのである．このことは，のちの血圧計，X線撮影装置，心電計，超音波検査装置などの開発へとつながっていく．

　もう1人，忘れてはならない人物に，オランダのレーウェンフック(1632〜1723)がいる．教養の乏しい仕立て職人で，毎日コツコツとガラス球を磨き上げて顕微鏡(160〜275倍)をつくり，ありとあらゆるもの，たとえば口腔，便，尿中の細菌や精子などを観察し，それを写生してはロンドンの王立研究所に送り続けたとされる．赤血球や骨格筋の横紋も見つけた．

　19世紀に入ってから，顕微鏡の発明によっておでき(癰)からバクテリアや血球の観察が一部行われたが，主には無侵襲で採取できる尿や便の検査であった．当時，西洋では錬金術が盛んであり，化学的技術も進歩し，尿に酸を加えて尿蛋白の存在を知る方法，酵母試験による尿糖の検出，硝酸を加えての尿ビリルビンの検出法などが次々に誕生した．

　わが国に西洋の検査が導入される契機となったのは，オランダ人のポイセンによる書物『人体の排泄物についての論』(1731)の輸入である．尿，便，汗，唾液，吐物の検査が記載されており，1815年に和訳され『因液発備』として上下2巻が発刊されたが，これも尿に関する記載のみであった．

　コッホ，パスツール，北里柴三郎，志賀潔，野

口英世などの細菌学者，そして免疫学の基礎を築いたジェンナー，病理学者のウイルヒョウなどの登場も臨床検査の進歩に大きく貢献した．

1956年，米国で尿糖，尿蛋白の試験紙が開発されたが，酸もアルカリも用いず尿に一瞬つけるだけでただちに結果が得られるので，世界中で瞬く間に用いられるようになった．現在の試験紙は同時に10項目まで，しかも自動測定される．

1950年代，臨床化学（AST，ALT）試薬のキット製品化が欧米を中心に始まり，多くが輸入販売されるに至り，自家調製をして検査していた検査技術者（医師が診療の片手間に行っていた場合が多い）にとって，時間短縮のみならず，検査の精度も高いため瞬く間に普及した．1960年代には国産のAST，ALT測定キットが誕生した．1970年代，バーソンとヤローによるラジオイムノアッセイ（RIA）の開発は，従来の比色定量法よりも1/100以下の微量成分の測定を可能とし，のちの酵素免疫測定法（EIA）や比ろう法の開発へとつながっていった．

半自動ないし全自動分析装置も相次いで開発され，優れた国産品の自動分析装置用のキット試薬も相次いで発売された．やがて多くの装置にはコンピュータが内蔵され，検査精度を高めた．またかつて用手法でしかできなかった遺伝子検査も自動化され，1時間ほどで検査できるまでに進歩している．

保険診療においては，当初，検査は行っただけ点数がつく，いわゆる「出来高払い」であることも手伝い，検査項目数と依頼件数は飛躍的に増加し，臨床化学検査は検査室の稼ぎ頭といわれるほどになった．しかし，このような大量生産的システムは，同時に，民間検査センターによる外注検査システムを台頭させるに至った．現在では，診療機関での検査と検査センターでの検査は，論議されながらも共存共栄の時代に入っている．

臨床検査も近年は患者の診断だけでなく，移植関連検査や健診部門での検査，食中毒やウシ海綿状脳症の診断といった行政的検査，薬物・毒物検査（スポーツ選手のためのドーピング検査を含む），出生前検査，生殖に関連した検査などそ の守備範囲は大きく広がった．医療のあらゆる分野や職種で共通した事項であるが，臨床検査技師も，日常検査に精通したジェネラリストと，特殊な検査分野に秀でたスペシャリストの両者が必要な時代となった．目まぐるしく進展・変化する医療の分野にあっては，日々のたゆまぬ勉学と研鑽が第一に要求される．

20世紀後半の臨床検査の歴史を，検体検査に絞ってキーワードとしてまとめてみると，自動分析，微量化，非侵襲，迅速化，付加価値データの表示，IT対応などがあげられよう．ここでドイツの哲学者ライプニッツの次の言葉を紹介したい．"機械でできることに人間が貴重な時間を費やすのは，誠につまらないことだ"．機械でできることを機械にやらせることは，自動化や情報化の時代に，人間が人間でなければできない仕事に集中するための前提といえる．機械は人間に比べ，作業精度，連続稼働，恒常性，高速作業などに優れているために連続作業に適している．それに対して人間は，創造能力，総合的判断，学習能力，融通性に優れるために，創意や最終決定に適している．白血球百分率，尿沈渣，細胞診，画像診断装置（心電図，超音波検査）など，機器分析は，ITの進歩によって"人間"にかなり近づいてきている．しかし，機械に覚え込ませるのは人間であるから，単純繰り返し作業など機械が得意なこと（たとえば，標本作成やスクリーニング検査など）は機械にやらせ，こうすることで，余裕のできた時間で人間（臨床検査技師）は頭脳を用いて最終判断する，ということになる．

C 臨床検査技師教育

1. 学校教育

わが国における臨床検査技師養成所の内訳は，4年制大学41施設，3年制の短期大学5施設，専門学校24施設である．短期大学と専門学校は厚生労働省指定校である．

指定校の条件のなかには，教員として実務経験

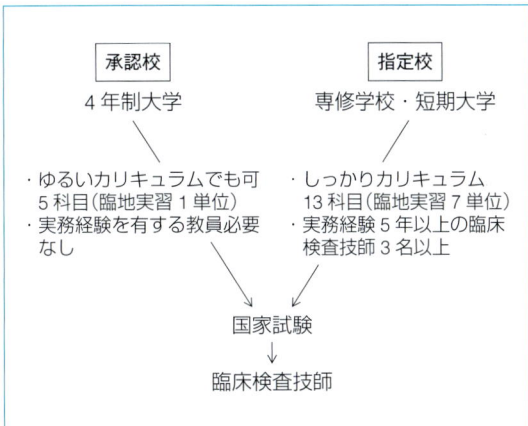

図3　わが国における臨床検査技師免許取得の問題点
臨床検査国家試験を受験できるのは承認校と指定校である。承認校では少ない履修で国家試験を受けることができる。同じ臨床検査技師免許を取得しても土台となる教育が異なる。

5年以上の臨床検査技師3名以上が必要であり，臨床検査技師国家試験を受験するには最低13科目93単位の修得が必要である（図3）。

これに対して4年制大学は厚生労働省の承認校である。承認校であれば臨床検査技師国家試験を受験できる要件は5科目で，時間数もきわめて少なくてすむ。臨地実習も指定校は7単位必要だが，承認校は1単位ですむ。すなわち，臨床検査技師の国家試験を受けるのに，専門学校や短期大学ではきちんとした授業が必要だが，大学では短時間の授業ですむことになる。国家試験は広範囲に及ぶため実際には短時間の授業ではすまないが，試験のため勉強さえすれば合格することになり，基礎のしっかりしない卒業生を輩出することになりかねない。

学校教育において，学士（大学卒業後）の資格が得られたあと，2年間の修士課程，さらに4年間の博士課程を設けている大学もある。より専門性の高い教育・研究能力を身につけることとなる。卒業後，医療施設だけでなく，企業，研究所に勤める者もいる。臨床検査の開発・発展を担う人材となることが期待される。

2. 卒後教育

卒業後は，自らの意志で勉強することになる。その施設での勉強会，研修会，臨床検査技師会主催の研修会，臨床検査関係の学会などが数多くあり，それらに参加することで多くの知識や技術を学ぶことができる。

また各種関連団体が認定制度を設けている。最も歴史が古く，多くの臨床検査技師が受けている認定試験は，日本臨床検査同学院が行っている一級・二級臨床検査士（血液，化学，免疫血清，病理，微生物学，循環器検査，神経機能検査，呼吸機能検査），緊急検査士および遺伝子分析科学認定士認定試験である。年間千数百名もの受験者があり，一部の検査については全員が受けられないほどの応募がある。ほかに臨床細胞学会主催の細胞検査士，日本臨床検査技師会主催の心電図，一般検査の認定試験などがある。

3. 臨床検査技師教育の歴史

学校教育の場として検査技術者が養成され始めたのは，1955年，東京文化短期大学での医学技術研究室の開設であり，各種学校として2年制コースの誕生にある。それまでの臨床検査といえば，医師や看護師あるいは助手が診療の片手間に行い，検査項目は尿定性検査や細菌検査が主であった。

一方，戦争当時，戦地あるいは軍病院で，軍医の助手的存在として衛生兵が検査を行っていた。ほかに衛生行政の分野で防疫活動に従事していた集団と，大学などで梅毒検査や寄生虫検査をしていたグループがあり，これらがわが国の臨床検査技師誕生の源流といえる〔日本臨床衛生検査技師会編『臨床検査小史』（1988）による〕。

第2次世界大戦開戦の1941年，金井泉博士により臨床検査のバイブル的存在といわれる『臨床検査法提要』が海軍軍医学校のテキストとして広く用いられ，現在も改訂されている。

臨床検査技師教育の歩みを**表1**に示した。2年制の専門学校，同短期大学が1960年代に相次い

表1 臨床検査技師教育関連事項の変遷(概要)

年度	事項
1950(昭25)	国立東京第一病院(現国立国際医療センター)に研究検査科設立
1951(昭26)	臨床病理懇談会が発足．山口県立医科大学(現山口大学)に臨床病理学講座設立
1955(昭30)	日本臨床病理学会誕生 わが国初の臨床検査技師養成2年制各種学校(東京文化医学技術学校)の開設
1958(昭33)	衛生検査技師法の公布
1959(昭34)	2年制衛生検査技師の養成 第1回衛生検査技師国家試験実施(衛生検査技師免許，都道府県知事免許)(公衆衛生検査，微生物，病理，寄生虫検査が中心)
1961(昭36)	日本衛生検査技師会設立．順天堂大学に臨床病理学講座設立
1969(昭44)	医療検査分野(生化学，病理学，微生物学，血液学，血清学，寄生虫学，公衆衛生学)の確立
1970(昭45)	臨床検査技師，衛生検査技師等に関する法律の公布
1971(昭46)	3年制臨床検査技師の教育 第1回臨床検査技師国家試験実施(臨床検査技師免許，厚生大臣免許)(生理学的検査・検査のための採血：保助看法の適用，名称制限) 衛生検査技師有資格者に対する厚生大臣指定講習会受講後の国家試験合格者への臨床検査技師の免許交付(経過措置5年間) 4年制大学(厚生大臣承認)卒業者の申請による衛生検査技師資格の付与(国家試験科目免除)
1986(昭61)	3年制臨床検査技師の省令，指定規制・指導要領の改正．全科目国家試験の受験．臨床実習の義務化．選択科目の認定
1989(平1)	4年制臨床検査技師教育施設の設置(東京医科歯科大学医学部保健衛生学科)
1999(平11)	短大，専修学校の専門課程修了者の大学への編入可能措置
2000(平12)	臨床検査技師のカリキュラムの改正施行(大綱化：文部省・厚生省)．臨床実習を臨地実習と改め
2001(平13)	「日本臨床病理学会」が「日本臨床検査医学会」に名称変更 「日本臨床衛生検査学会」が「日本医学検査学会」に名称変更
2002(平14)	臨床検査技師国家試験出題基準が医事試験制度研究会(厚生労働省)より発刊 国家試験科目「臨床病理学総論」が「臨床検査医学総論」に名称変更
2005(平17)	臨床検査技師等に関する法律の公布

で誕生した．1971年の法改正とともに，3年制の専門学校(のちに専修学校に改称)，3年制の短期大学へと発展した．1989年には東京医科歯科大学に4年制の医学部保健衛生学科が誕生し，これを契機に多くの臨床検査技師養成校が4年制大学化へと展開していった．最近では4年制大学に大学院が設置され，博士号の取得も相次いでいる．すなわち，臨床検査技師も laboratory assistant →medical technician→medical technologist→laboratory scientist と変遷してきている．教育の様式もそれぞれに対応した形で進められつつある．

D 臨床検査の国際的動向

1. 医療における国際化の背景

近年，患者および健診(検診)受診者が自国の医療機関にとどまらず，国境を越えて医療サービスを受ける傾向になってきている(医療ツーリズム)．医療の国際化である．それにはいくつかの理由がある．1つ目は高度なよりよい治療を受けるため，新興国の富裕層が米国や日本など医療先進国を訪問し治療を受けるのがこのケースにあたる(品質の要求)．2つ目は，インターネットの普

及で世界中の医療情報が誰でも簡単に入手できるようになり，自国では足りない医療サービスを国外の医療機関に求める場合がある．たとえば，治療までの長い待ち時間を避けるため，国外に出る患者がいる（医療サービスの要求）．3つ目は，自国では医療費が高価なため，安い医療費を求めて海外に移動する場合である．先進国から新興国に向かって割安な治療を受ける人が急増している（価格の要求）．このように患者だけではなく，健康な人々が世界中を移動するなかで，どこでも，いつでも，誰でもが質の高い医療が受けられるよう，とりわけ医療にとって不可欠な臨床検査について質の高い，適切な臨床検査サービスの要求が高まり，医療機関や臨床検査室の能力および臨床検査技師の力量が国際的な規格評価の基に認定され，それに基づく質・量ともに高い検査方法の国際的標準化が切望されている．

2. 医療機関の国際的な認定

医療機関での診療，アメニティ，臨床検査サービスなどを客観的に評価した国際的な認定機構に国際病院評価機構（JCI：Joint Commission International，本部スイス）がある．JCI認定の病院，診療所，ケア施設などは，世界39ヵ国で300施設以上あり，国際的に信頼できる医療機関であることが証明され，受診者にとって国外の医療機関評価の一助となり，医療の国際化を加速させている．

3. 臨床検査室の国際的な認定

臨床検査室サービスは，患者診療にとって不可欠であり，すべての患者とその診療に責任をもつ臨床医のニーズを満たすために利用できなければならない．そのため臨床検査室の品質と能力に関して，国際的に要求されている事項がいくつかある．たとえば，国際間の臨床検査サービスの標準化を推進している国際標準化機構（ISO：International Organization for Standardization）の「臨床検査と体外診断検査システム」専門委員会 ISO/TC212では，18項目について標準化の審議が進められ，国際的な決めごとである国際規格が発行されている（表2）．現在，検査の品質とマネジメント（管理）について規定した ISO 15189「臨床検査室─品質と能力に関する特定要求事項」と安全衛生を規定した ISO 15190「臨床検査室─安全に対する要求事項」とリスクマネジメントを規定した ISO 22367「臨床検査室─リスクマネジメントと継続的改善による検査過誤の削減」とが体系的に整備されてきている．国内の唯一の第三者認定機関に（公財）日本適合性認定協会（JAB：Japan Accreditation Board）がある．これらの規格のうち ISO 15189 の要求事項を達成し認定された臨床検査室は，国際的によりいっそうの信頼を受けることになる．

4. 臨床検査技師が取得できる国際資格

米国臨床病理学会（American Society for Clinical Pathology；ASCP）が発行する臨床検査技師の国際資格に ASCP[i]（ASCP International）がある．ASCP[i] 資格は，International Medical Technologist（MT），International Medical Laboratory Technician（MLT），International Phlebotomy Technician（PBT），International Technologist in Molecular Pathology（MP），の4種類があり，Technician として MLT，PBT があり，Technologist として MT，MP がある．日本で取得した臨床検査技師資格を有する者はいずれも受験できる．また，国際細胞学会（IAC：The International Academy of Cytology）が認定している国際細胞検査士 CT（IAC）と婦人科領域に限定した国際細胞検査士 CT（IAC-GYN）の資格もある．

5. 検査法の国際標準化

標準物質や基準測定操作法の整備・活用を目的とした国際組織「臨床検査におけるトレーサビリティ合同委員会（JCTLM：Join Committee on Traceability in Laboratory Medicine）」は，臨床

表2 国際標準化機構「臨床検査と体外診断検査システム」専門委員会 ISO/TC 212 で発行された国際規格

WG1： 臨床検査における 品質マネジメント	ISO 15189	臨床検査室―品質と能力に関する特定要求事項（2007-04-15 発行）
	ISO 15190	臨床検査室―安全に関する要求事項（2003-10-15 発行）
	ISO/TR 22869	臨床検査室―ISO 15189：2003 の検査室導入のための指導書（2005-02-17 発行）
	ISO 22870	POC 検査―品質と能力に関する要求事項（2006-02-03 発行）
	ISO/TS 22367	臨床検査室―リスクマネジメントと継続的改善による検査過誤の削減（2008-05-01 発行）
WG2： 基準システム	ISO 15193	体外診断用医薬品・医療機器―生物試料の定量測定―基準測定操作法の内容と提示に関する要求事項（2009-05-01 発行）
	ISO 15194	体外診断用医薬品・医療機器―生物試料の定量測定―認証標準物質と立証文書の内容に関する要求事項（2009-05-01 発行）
	ISO 15195	臨床検査医学―基準測定検査室に対する要求事項（2003-10-01 発行）
	ISO 17511	体外診断用医薬品・医療機器―生物試料の定量測定―校正物質と管理物質への表示値の計量学的トレーサビリティ（2003-08-15 発行）
	ISO 18153	体外診断用医薬品・医療機器―生物試料の定量測定―校正物質と管理物質への酵素活性表示値の計量学的トレーサビリティ（2003-08-15 発行）
WG3： 体外診断用医薬品	ISO 15197	体外検査システム―糖尿病管理における自己測定のための血糖モニターシステムに対する要求事項（2013-05-14 発行）
	ISO 15198	臨床検査医学―体外診断用医薬品・医療機器―製造業者による使用者の品質管理手順の妥当性確認（2004-07-15 発行）
	ISO 17593	臨床検査と体外診断検査システム―抗凝固薬治療の自己測定のための体外モニターシステムに関する要求事項（2007-04-17 発行）
	ISO 18113-1～5	体外診断用医薬品・医療機器―製造業者により提供される情報（ラベリング）―第一～五部（2009-12-15 発行）
	ISO 14971 Annex H	医療機器―医療機器へのリスクマネジメントの適用，付属書 H：体外診断用医療機器のためのリスク分析に関する指導書（2009-02-28 発行）
	ISO 19001	体外診断用医薬品・医療機器―生物学における体外診断用染色試薬に対して製造業者により提供される情報（2013-03-07 発行）
WG4： 抗菌薬感受性検査	ISO 20776-1	臨床検査と体外診断検査システム―感染性病原体の感受性検査及び抗菌薬感受性検査機器の性能評価―第一部：感染症に関連する迅速発育好気性細菌に対する抗菌薬の体外活性検査の基準法（2006-11-15 発行）
	ISO 20776-2	臨床検査と体外診断検査システム―感染性病原体の感受性検査及び抗菌薬感受性検査機器の性能評価―第二部：抗菌薬感受性検査機器の性能評価（2007-07-01 発行）

（日本臨床検査標準協議会会誌 27(1)：18，2012 を一部改変）

化学分野でのトレーサビリティの確保，比較同等性を担保することを目的に 2002 年に国際度量衡局（BIPM：Bureau International des Poids et Mesures）と国際臨床化学連合（IFCC：International Federation of Clinical Chemistry）の呼びかけにより設立された．標準分野を代表して BIPM や各国標準研究所，臨床検査分野からは IFCC および各国の政府系機関―産業技術総合研究所，臨床検査関連機関―世界保健機関（WHO：World Health Organization），臨床検査試薬および機器製造メーカー，これにさらに試験所の測定能力を規格化する機関として国際試験所認定会議（ILAC：International Laboratory Accreditation Conference）などが参加し，臨床検査法の標準化を進めている．

6. 検査結果の国際的な評価

検査の品質を評価・監視し，技師の力量，機器の問題点を識別して是正処理を開始するため国際

規格 ISO 15189 は，臨床検査室が一定の基準（ISO/IEC GUID 43-1）を満たした検査室間比較プログラムに参加することを義務づけている．国内ではこのプログラムに日本医師会，日本臨床検査技師会，日本衛生検査所協会などの主催による技能試験（PT：Proficiency Testing）がある．国際的規模では，CAP（College of American Pathologists）主催の技能試験があり，最先端の遺伝子検査および薬理遺伝検査を含む項目が 2,000 以上で PT サーベイおよび教育に関連するプログラムが 580 以上ある．世界 95 カ国 23,000 以上の臨床検査室が参加している．

7. 診療文書の国際化

患者の診療文書（カルテ）も診療施設間で情報を共有化する意味で世界的な標準化の動きがある．標準化としては，診療文書の国際標準 HL7：CDA（Clinical Document Architecture）がある．この形式は国際的な「電子カルテ」の標準記述形式で，今後，医療機関間の情報交換の国際的な形式になりつつある．

8. 医療機関の世界的な動向

医療の国際化に伴う外国人患者の受け入れは，医療機関（臨床検査室）だけでなく，製薬や医療機器などの医療産業の発展にもつながる．国民の医療に影響がないことを前提に医療の国際化を通じて国民医療の向上に寄与することが重要である．外国人患者の受け入れを積極的に進めるには，①国際的な認定取得，検査結果の国際的評価によって日本の医療技術の質を国外へ明らかにする，②外国人医師，看護師，臨床検査技師などの医療スタッフによる国内診療参加への規制緩和の検討を実施する，③外国人患者受け入れに資する医療機関の認定制度を整備する，④医療事故時の国際的対応，などの検討が必要である．

国際化，グローバル化した時代に即応した臨床検査を行う検査技師にとって，語学力と国際感覚の醸成が重要となっている．

E チーム医療

チーム医療とは多職種が連携して医療・診療を行う形，仕組みである．従来，医師が中心となって診療を行っていたが，高度化する医療のなかで医療従事者が互い連携して患者中心の医療を実現する考え方が主流となってきた．チーム医療では医療従事者がそれぞれの立場から提言を行い，最善の診療を行うことを目的としている（図4）．

日本の現状において法的にはほとんどの行為は医師の指示なしではできないため，チーム医療は制度面でなお整っていないのが実状である．また長年の主従関係，パターナリズムの解消は難しいが，癌診療に代表されるように主治医だけの考えで診療を行うことが議論され，患者を包括的に診療あるいはサポートするチーム医療の考え方が重要視されるようになった．また医療の高度化・専門化（分化），医師，看護師の負担増，訴訟の増大など，諸々の医療情勢の変化により多職種の連携なしには成り立たなくなってきた．

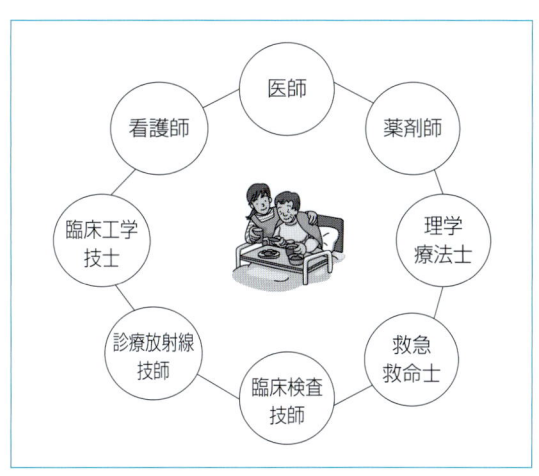

図4 チーム医療における多職種の連携
患者およびその家族がチームの輪の中心にいて，医療従事者が協力して診療にあたる．チームのリーダーは医師になることが多いが，場面によっては医師以外の職種がリーダーとなる．

1. 臨床検査技師とチーム医療

臨床検査技師が関与するチーム医療には，感染制御チーム（ICT：infection control team），栄養サポートチーム（NST：nutrition support team），糖尿病教室，肝臓病教室，ぜんそく教室，遺伝医療，内視鏡，臨床治験，検査相談室などきわめて多岐にわたる．必要な技量もコミュニケーションに関する技量から情報管理，組織管理に関する技量まで広範囲である．そしてチーム医療を遂行するには個々の力，チームの結束力およびバックの理解と援助がかみ合わないとうまくいかない．チーム医療，それは今後の医療のあり方を考えることである．

臨床検査技師は非常に高い能力を有する．検査の知識と技術，精度管理（データを保証することの意味を理解し手順を組む能力），系統的，科学的にとらえる能力，臨床研究ができる能力，皆で協力できる気持ちなどチーム医療に力を発揮できるだけの十分な能力を有する．あとはこれらを伸ばす機会と上司の理解である．チーム医療は臨床検査技師の能力を磨き伸ばす場であり，またそれがチーム力を高める．

2. 中央化された検査室からの脱却

われわれは検査室の職員ではなく，施設の職員で検査室に配属，派遣されているのである．そう考えるとどこもが働く場所である．職種ごとに働く場所が区分されているごとき感覚をもつが，チーム医療の視点はそうではない．患者にとっても医療者がどこで働いているかは関係ない．中央検査室と称するが，"中央"とは何なのか，それは妥当な言葉なのか，再考するよい機会である．骨を休める場所は必要だが，活躍できる場所は広いほうがよい．敷居の高さが気になろうが，チーム医療はこの敷居を低くしてくれる．

3. 仲間に感謝の気持ちを

チーム医療が成り立つには，これを応援してくれる検査室の理解と援助が必須である．チーム医療は日常の検査業務がきちんとやれているからこそ安心してできるのであり，これらの仲間に感謝する気持ちが大事である．「行ってきます」「行ってらっしゃい」「ただいま」「お帰りなさい」「ご苦労さま」「ありがとう」の言葉を忘れてはならない．

参考文献（D項「臨床検査の国際的動向」）
1) ISO 15189：2007（財）日本規格協会．臨床検査室―品質と能力に対する特定要求事項：Medical laboratories—Particular requirements for quality and competence
2) ISO 15190：2003（財）日本規格協会．臨床検査室―安全に対する要求事項
3) ISO/TS 22367：2008, Medical laboratories—Reduction of error through risk management and continual improvement
4) 米国ASCP（American Society for Clinical Pathology）情報．（入手先：http://www.ascp.org）

第2章 臨床検査における心構えと一般的注意

> **学習のポイント**
> ❶ 医療人として高い技量を獲得し，他者を思いやる気持ちをもち，社会人としての態度を身につける．
> ❷ 臨床検査は診療に役立つことが目的であり，鉄則はいつでもどこでも正しい結果を迅速に報告することである．
> ❸ 限りある人材を有効に使い，医療費の浪費を避けるため，効率的な検査の運用をはかる．
> ❹ 服装を整え，清潔，整理，整頓を心がけ，感染防止，災害防止に努める．
> ❺ 検体および検査によって得られた情報は大事に扱い，倫理条項を厳守する．
> ❻ 臨床検査技師は，常に自己研鑽に努める．

A 医療人としての臨床検査技師

1. 高い技量の獲得

　臨床検査技師は医療の一翼を担う重要な職種である．医療は人の生命をあずかる崇高な行為であり，臨床検査技師は診断，治療に用いられる臨床検査の専門職としてなくてはならない存在であり，責任は重い．医師をはじめとする他の職種が安心して任せられるだけの技量が求められる．正確，かつ迅速な検査が求められ，間違いは許されない．臨床検査技師の国家資格を取得したからといって，この技量が身につくものではない．生涯を通しての学習が重要である．めまぐるしく進歩する医療・臨床検査に対応するには，たゆまぬ努力，自己研鑽以外に術はない．

2. 他職種と連携できる思いやりの気持ち

　医療は1人ではできない．第1章で既述したように，チーム医療の体制で臨む必要があるが，それは他の職種との信頼関係があって成り立つものである．それぞれが有する専門性を結合させて医療を行うには，互いが医療を遂行する医療人として共通の基盤に立って人格を尊重することが必要である．専門性を有することで自己主張が強くなり，全体としてうまくいかないことがある．譲り合って低いレベルにしてしまうことはよくないが，相手の言うことに耳を傾け，互いの力を出し切る方策を考えることが求められる．

3. 患者と向き合えるやさしい気持ち

　また医療は人を対象とする．しかも病気を有する弱い患者である．心電図，超音波検査のように身体に直接触れて行う検査では，患者と向き合うことが求められ，態度や言葉のかけ方が人に及ぼす影響の大きさを知ることになる．それに対して，血液や尿など体から離れた試料を用いた検査では患者に直接向き合うことはないが，検査の向こうには不安を抱えた患者，家族がいることを忘れてはならない．これが心にあれば緊張した気持ちで検査に臨めるし，自己研鑽の必要性を感じるはずである．そして患者やその家族にやさしい気持ちになれるはずである．臨床検査技師は医療者

として他人を思いやる気持ちが求められる．

4. 社会人としての態度

　医療従事者は患者という弱い立場の人と接するため，ついつい強者の言動をとることがある．自分が優位に立っているかのような錯覚をしてしまう．一人の社会人としての当たり前の態度や気持ちを忘れてしまうことがある．「おはようございます，失礼します」と挨拶をする，「ありがとう」とお礼を述べる，「ごめんなさい」と謝る，時間を守るなど社会人としての基本が他の職種との連携，患者や家族との応対の基本である．社会人としての振る舞いが尊敬される医療者をつくる．

B 臨床検査の鉄則

1. 診療に役立つという原則

　臨床検査の鉄則は，病気（病人）の診療あるいは健診のように健康増進に役に立つことである．診療について言及すれば，それは患者に役立つということである．すなわち，患者の生命を救い，社会復帰を手助けし，そして喜んでもらうこと，これらのことが基本にあれば，臨床検査がどうあるべきかの鉄則はゆるぐことはない．

2. 正しい検査結果

　それでは，何が鉄則となるのだろうか．いくつかのことがあげられる．まず臨床検査の結果が正しいことである．患者にとって誤った検査は誤った診断・治療へと導く．たとえば，止血に必要な血小板数が誤って低い結果となった場合，血小板が輸血されるかもしれない．誤って高カリウム血症の結果となった場合，重篤な不整脈を起こしやすいとされ緊急入院となるかもしれない．誤って高血糖の結果となり，インスリンを注射して死に至らしめることがあるかもしれない．これらは患者の身体に悪影響を及ぼすだけでなく，精神的ストレスも計り知れないくらい大きい．

3. 迅速な報告

　検査がどんなに正しくても，タイムリーに報告できなければ意味がない．正しい検査結果を出すために精度管理を行うが，これには時間を要する．念入りに精度管理をすればするほど時間がかかり報告が遅れる．検査室にとって頭が痛いことだが，それぞれの施設で工夫をして対処しているのが現状である．最近はコンピュータの発達により検査の依頼，採血，分析，精度管理，報告といった検査の一連の流れが円滑に行われるようになり，迅速性はかなり向上している．

　患者が診察を待つ時間を利用して検査し，検査データを活用して診療ができるようになった．これらは診察前検査と称し多くの施設で浸透している．糖尿病，慢性肝疾患，ワルファリン治療など種々の病気，患者が対象となっている．なお診察前検査を含め，受診当日中に検査し説明すれば外来迅速検査管理加算という保険点数がつくようになり，迅速検査はますます充実してきている．

4. 24時間対応

　病気の発症に昼も夜もない．24時間対応が求められる．入院患者を有する施設，救急患者を受け入れる施設では24時間体制が敷かれている．ただし，どこまでの検査を行うかが問題である．血液ガス，電解質，末梢血液検査，炎症の検査，心電図検査などはほぼ整備されているが，それ以外は施設の実情による．頻度が低いが，緊急性の高い検査（薬物検査，生体検査など）は，待機あるいは随時に呼び出し態勢を取りながら実施している．なお微生物検査も緊急性の高い検査として認識され，グラム染色や血液培養の重要性が増している．

5. どこでも

　病院ではほぼ検査室を自前で持っているが，診

療所で検査室を有する施設は少ない．それらの施設は登録衛生検査所(検査センター)という検査受託の専門施設へ検体を運んで検査している．これによりほぼどこでも検査できるようになったが，在宅診療，災害時の診療などにおいてはいまだ検査態勢を敷くことは難しい．しかし，最近はPOCT(point of care testing)といって患者の傍らで検査できる態勢が整いつつあり，いつでも，どこでも検査が実現できるようになってきた．最近，イムノクロマト法を利用した感染症検査が普及し，インフルエンザウイルス，ノロウイルス，肺炎球菌，レジオネラ菌などの感染症が容易に診断できるようになった．

C 臨床検査の経済効率性

わが国全体で使われている医療費は30兆円を超えており，そのうち臨床検査は10%程度を占めている．この比率は大きく変化していないが，医療費全体は毎年1兆円規模で増加しており，臨床検査においても経済効率が求められている．特に検体検査については自動分析装置やコンピュータの発達により人手をなるべくかけずに検査できるようなった．また全国に展開している検査センターの検査態勢の充実により検査が集約され効率性が増してきた．このことは1件当たりの検査コスト低減につながり，多くの患者に諸々の検査ができるようになった．しかし，多くの検査が安くなり，これが新たな検査の開発につながり，さらに新たな需要を産むといった流れになり，全体として医療費に占める臨床検査の費用はそれほど減少していないのが現状である．

検査センターに検体を集約して検査をすれば効率的であるが，一方で救急診療における検査や外来でその日のうちに診断・治療を行う検査(前述のように，近年激増している)は，検査センターで検査したのでは間に合わない．かといって，そのつど検体を運んでいたのでは経済効率が落ちてしまう．技術の継承の問題も大きい．検査センターを活用し，自動分析装置に頼ることは，臨床検査をブラックボックス化し，検査の基本的な技術を継承していくことが難しくなることでもある．経済効率と診療における有効性，そして技術の伝承をバランスよく実現することは困難を伴う．

以上のことは，血液や尿の検査といった検体検査における問題である．血液や尿の検査は自動分析装置での検査が可能で，検査センターに集約が可能である．しかし，患者に直接触れて検査する心電図，超音波，脳波，呼吸機能検査などの生体検査はそうはいかない．生体検査でも機器の発達により多くの患者に安価に検査できるようになったが，その分検査の件数も増加している．また，これまで医師が行っていた生体検査(特に超音波検査)が，臨床検査技師の手へ委ねられるようになったことも件数の増加につながっている．患者を集めて集中的に検査する施設も現状では存在せず，効率的な運用は難しい．患者に移動して検査してもらうことも難しい．経済効率を考えるうえで生体検査は検体検査とは異なる面がある．

検体検査も生体検査も検査機器，試薬やコンピュータの発達，そして検査センターの検査態勢の充実などにより容易に検査できるようになった．患者への恩恵は大きいが，医療費の低減には限界があることも確かである．今後，経費を抑えるには多くの検査項目を適正に選択して最も効率的な診療を行う仕組みが必要となるであろう．

D 適切な検査機器の導入

適切な検査機器の導入の要素は何だろうか．それは臨床検査の鉄則と経済効率性の項で述べたことである．すなわち，正確で迅速な検査ができること，24時間対応できること，どこでも持ち運びできること，安価に検査できることである．これ以外に，誰でも容易に扱えること，メンテナンス，修理がしやすいこと，丈夫で長持ちすることなども重要な要素である．

しかし，以上のことをすべて備えた検査機器などあるはずがない．検査の目的に応じて選択する

必要がある.

臨床検査の技術革新は著しく,検体検査においては,多項目を超微量な試料で短時間に測定できるようになった.採取した血液を専用のラックに載せるだけで,遠心分離,血清の採取,分析,データの出力,結果のチェック(前回値との比較など)まで一連の検査がほぼ自動的に行われるシステムが開発され,実際に稼働している施設が多くある.検査室にロボットを導入している病院や検査センターもある.診察室にあるコンピュータの端末から医師が検査のオーダーを行い,また検査結果を見るという,いわゆるオーダーリングシステムは大小の病院を問わず,また診療所においても広く導入されている.適切な検査機器の導入というよりも検査のオーダーから検査結果の報告・参照といった一連の検査の流れが円滑にいくためにどのような検査機器を導入するかといった視点が求められる.

その時代の,その施設にあった検査機器の整備が不可欠であるが,自動分析装置などの機器およびシステムの導入には多額の費用が必要となる.また検査のブラックボックス化につながり検査技術の継承が難しくなる.機器のメンテナンスも業者任せで,機器が動かないので業者に依頼したところ,コンセントからプラグがはずれていたという笑い話さえある.このように臨床検査技師が検査機器のオペレータとしての側面が揶揄されてしまう事態がおきている.昨今の臨床検査技師に求められている知識や技術の質・量は過去の比ではない.検査の原理や測定技術,精度管理の知識と技術に加え,検査機器の知識とこれを操る技術,そしてメンテナンス技術,さらには病態解析ができる技量も求められる.まさにスーパーヒーローが求められているのだが,現実は機器の前に立っている臨床検査技師しか見えていないという現実は残念でならない.

また検査機器やシステムの導入は人員削減へとつながる.削減された人員が採血や他の業務へ生かされればよいのだが,単に削減の対象とされるだけのことも多いと聞く.それぞれの施設において,また臨床検査技師会や学会を通して,臨床検査技師の力量,やる気のアピール,努力が必要である.

E 清潔,整理,整頓

清潔,整理,整頓,いずれもSで始まることばであり,3Sで頭に入れておこう.この3Sは別に臨床検査に限ったことでなく,広く医療に,また食品や薬品,機器メーカーなど製造業においても必要なことである.3Sなくして正確な検査データはない.物事を雑に扱うことは分析や検査データのチェックも雑になりがちである.また検査の流れ,作業手順が円滑にいかないかもしれないし,そう評価されてもしかたがないことである.

また3Sは感染対策の観点からも大事である.微生物は至るところに存在するが,これが試料の中に混入すると誤った検査結果を生み出す.また肝炎ウイルス,エイズウイルス(HIV)を有する血液などを不用意に扱うとこれらに感染することがある.感染すると一生苦しむことになり,場合によっては死に至ることになる.3Sができていない状況は検査する自分の周囲が有毒な細菌やウイルスに汚染されていることを示し,これが自分あるいは患者に感染する危険性が高いことを示唆する.

さらに昨今,秘密保持や個人情報の保存が叫ばれるなか,その散逸,漏洩は許されない.3Sが整っていないとその可能性が高くなる.

3Sの実施は諸々の課題を解決する基本であるばかりでなく,気分をさわやかにして検査できることにつながるのである.施設全体,部署全体での取り組みが大事だが,個々人の心がけが基本である.

F 感染防止

感染防止には2通りがある.1つは自分自身への感染を防止すること,もう1つは自分が媒介となって患者,あるいは他の職員に感染させること

である．臨床検査室では両方ともありうることである．

検査室において，自分自身への感染が問題となる代表的感染症は，血液や胸水，腹水などの体液を介して感染するB型・C型肝炎ウイルス，エイズウイルスなどである．針などの鋭利な刃物で皮膚を傷つけることにより，また口や眼の粘膜，傷のある皮膚に血液などが付着して感染する．血液や体液にはほかにも未知の病原体が含まれている可能性があるため，これらは常に感染源として扱う必要がある．すなわち血液や体液を扱う際は標準予防策（スタンダード・プリコーション，standard precaution）をとり，手洗い，手袋の着用，場合によってはマスク，ガウン，ゴーグルの着用が勧められる．また血液や体腔液を採取したあとの針や注射器，あるいは血液，組織標本およびこれらの処理に用いたガラス，器材は感染性廃棄物として一般廃棄物とは明確に区分して処理しなければならない．クロイツフェルト・ヤコブ病の原因となるプリオンについては髄液の扱いがとりわけ大事であり，原則として髄液検査に用いた器具は焼却する（詳細は他巻参照）．

ほかに問題となる感染症として，結核や麻疹，風疹，インフルエンザなどがある．これらは，それらに罹患した患者と接することで医療者自身に移るし，また罹患した医療者自身が他の医療従事者や患者に感染させてしまうこともある．これらの感染症は空気感染あるいは飛沫感染によるため，一度に多くの人に感染が広がる．患者の場合は，入院が長引く，あるいは免疫力が弱まっている患者では重篤になる，などの問題が生じ，医療従事者の場合は，療養休暇が必要となるため業務に支障をきたすことになる．

感染の防止策の詳細は他書に譲るが，大事なことは，上記の標準予防策のほかにワクチン接種が勧められる．医療従事者に勧められるのは，B型肝炎，麻疹，風疹，水痘，流行性耳下腺炎およびインフルエンザウイルスに対するワクチンであり，就職時にはすませておくことが望ましい．学生時でも臨地実習において，ワクチンの接種を実習受け入れの条件としている施設がある．このため入学時にワクチンをすませておくことを求める学校もある．その対象となるワクチンは終生免疫がある麻疹，風疹，水痘および流行性耳下腺炎のウイルスである．

医療施設において，患者および医療従事者への感染予防をはかるため，感染対策委員会が設置され，教育，啓発活動がなされている．また感染が起こった際は感染拡大を防ぎ，終息させるための方策が講じられる．これらの活動には必ず臨床検査技師も加わる．病原体の検査だけでなく，病原体に関する知識およびそれを生かしての感染対策に力を発揮できる．最近，改訂された保険制度では院内感染対策加算の条件の1つとして，感染対策のチームの中に5年以上の感染対策の経験を有する臨床検査技師の存在が盛り込まれている．学生諸君もこれに応えるべく，しっかり勉強しなくてはならない．

G 服装

服装に注意する理由はいくつかある．まず医療従事者として身だしなみである．他のサービス産業と同様，身だしなみは基本である．患者は子どもから高齢者まで幅広く，種々の価値観をもった人々である．これらの人々に接するには清潔感のある清楚な服装が最適となる．

加えて，実習などでは動きやすい服装が求められる．検体検査の実習では実験台の周囲を動き，生体検査では横になるなどの動きも求められる．また感染対策上，汚れが目立ちやすい白色の着衣を着用することが勧められる．

H 災害防止，危機管理

わが国は有数の地震国であり，まずその対策が必要である．試薬棚，冷蔵庫，遠心器などの固定が必要である．以前に比べ，劇薬は少なくなったが，容器が壊れ漏れないための厳重な管理が必要である．二次的な火災，有毒ガスの発生などがお

こりうるからである．最近は抗体，遺伝子検査試薬など高価な試薬が増加し，経済的損失の点からも防止が必要である．

地震はライフラインを破壊することもある．特に電気が使えなくなった場合は，ほとんどの業務ができなくなる．無停電装置あるいは非常用の電源を確保し，コンピュータや緊急検査用の検査装置を優先的に機能させる対策を講じておく必要がある．また職員がどのように行動するかといったことも含め，マニュアル化しておく必要がある．

危機管理の観点から，盗難防止の対策も重要である．注意すべき物は毒物，劇物の試薬だけでなく，通常使用する試薬でもなかには有毒な成分が含まれるため，十分な管理が必要である．毒物，劇物は二重に施錠し，在庫の厳重管理が必要である．

また盗難防止に類したものとして医療情報の漏洩の対策も必要である．サーバー・ネットの管理，USB，CDなどの記録メディアの管理，ウイルス対策など諸々の対策が必要である．

I 過誤防止，インシデント防止

検査室では多数の血液や尿などの試料を扱い，検査する．また生体検査では人を直接検査する．採血や生体検査における人の間違い，検体の取り間違い，検査時の判定ミス，記載ミス，入力ミスなど種々の過誤が生じる．これらは人為的なミスもあれば，組織的な体制の不備によるミスもある．用手法で検査していた時代はコンピュータへの手入力によりミスが多くを占めていたが，バーコード読み取りができる自動分析装置の進歩と，装置からコンピュータへのオンライン化により入力のミスはほとんどがなくなった．最近，問題となっているのは患者間違い，検体の不適切さ(凝固など)などである．

過誤の防止には施設全体での取り組みが必要である．いずれの施設でも安全管理委員会が設けられ，生じた過誤，トラブルの事例収集と解析，そして防止策の教育，啓発活動が行われている．生じた過誤は決して隠すことなく，すべて報告し皆で生かす文化をつくらなくてはならない．

インシデントあるいは危機管理の範疇に入るが，最近，患者からの苦情が増している．背後には言葉づかいが悪い，態度が悪い，待たせた，順番を飛ばしたなど種々の原因がある．検査室において特に大きな問題となるのが採血である．神経に刺さってしびれが続く，痛い，内出血が続くなどである．採血は侵襲的であり，かつ患者と採血者は顔見知りでないため不満が出やすい．外来で大声で怒鳴る患者もおり，施設ごとのマニュアルに沿った対応が必要である．

J 貴重な検体

検体の多くは痛みなどの苦痛を伴って得られたものであり，大切に扱う必要がある．大切に扱うということは，検体そのもの，試料を入れた試験管，容器などを破損しないよう扱うことだけでなく，検査のエラーをおこさぬことである．また採血量も十分考慮して適正量を採取する．検体は物として扱われるが，われわれは検体は患者の身体の一部であり，身体情報を示す情報源であることの認識をもって仕事に当たる必要がある．

万一，採血管，容器などを破損，紛失した場合，その非を認め，患者に謝罪するとともに再度採取をお願いすることに努めよう．うやむやにすることはかえって信頼を失うこととなる．

K 倫理観の堅持

1. 守秘義務

得られた検査結果について守秘義務は厳守されなければならない．このことは臨床検査技師などに関する法律に定められている．エイズ検査，遺伝子検査，出生前検査など個人のプライバシーに大きくかかわる検査が増加している．日常的な検査でも他人には知られたくない情報も多々あり，

常に個人情報の漏洩には気をつかわねばならない．飲食店，乗り物の中，帰省先など，つい気が緩みがちな場所で，不用意に患者のことを話すことがないよう注意しよう．

2. 残余検体の扱い

また検査を終えた検体は精度管理，再検査に用いられてきたが，「検査業務，教育，研究のための目的外の使用については患者の了解を得て行うべきこと」との見解が2002年，日本臨床検査医学会から提示された．残余検体，組織，臓器などの活用については被験者の不利益とならないよう患者の了解が必要である．

なお残余検体を研究に用いる場合は，患者からの了承とともに，その施設の倫理委員会に諮り，審議，了承されることが必要である．これは残余検体だけでなく，臨床情報，検査情報についても同様である．

L 他部署とのコミュニケーション

チーム医療において多職種との連携が必要であることを前章で述べた．これは個人同士の連携である．確かに個人の連携は何事においても基本であるが，医療施設全体として診療を行う場合は部署間の連携が必要である．臨床検査は，医師の依頼から始まり，検体採取・運搬，前処理，検査，精度管理，報告，医師による検査結果のチェック，診断・治療，患者への説明，診療情報としての蓄積と活用など，一連の流れがあり，これらは組織としてまとまりなくして実行できない．そこには種々の約束事，暗黙の了解が必要である．

部署間のコミュニケーションは管理者の力量がものをいう．部署のまとまり，方向性，他部署からの信頼性などが必要である．臨床検査を活かすには，検査の知識・技術だけでなく，組織の運営力も大切である．他部署との良好なコミュニケーションは職場環境を明るくし，やる気を出させてくれる．

M 自己研鑽の重要性

医療従事者は生涯，学習していかなくてはならない．臨床検査は医学という学問の重要な分野である．基礎医学から臨床医学に及ぶ広範囲な領域の習得が必要であり，広くかつ深い知識や技術の習得が必要である．したがって，かなりの学習意欲がないと時代の流れに対応した知識・技術の習得は難しい．臨床検査技師は臨床検査のプロであり，他のいずれの職種に比べても臨床検査についての知識や技術は優れていなくてならない．

昨今，チーム医療がさけばれるなか，臨床検査技師の役割が重要な位置を占めるようになった．臨床検査の教育のなかで，臨床検査の知識や技術の習得だけでなく，精度管理の技術，システムの知識，臨床研究能力など種々の技量を有する教育を受けることになる．これらはチーム医療および診療のなかで生かせる技量である．

臨床検査技師の教育の場は専門学校，大学だけでなく，臨床検査に関する学会，臨床検査技師団体の学術集会，臨床検査技師の認定試験など種々の機会がある．これらの機会を活用して勉学に励まねばならない．

われわれのまわりにはなお多くの課題があり，検査は未知の山である．これまで問題解決能力を身につける教育がさけばれていたが，筆者は，まず目の前に問題があることを感じる能力あるいは問題があるのではと思う前向きの気持ちや意識が大事であることを訴えたい．そして次のステップに向けて自らの意志で動く臨床検査技師が多く現れることを期待している．

第3章 臨床検査が行われる場所

学習のポイント

❶ 現在，臨床検査はさまざまな場所で実施され，実施形態も多様になってきている．
❷ 検査の行われる場所で分けると，患者の傍ら（POCT），在宅，医療機関の中で中央化されている（中央検査室），専門の受託機関（検査センター）がある．
❸ その他に健診機関，試験研究機関でも臨床検査が実施されている．

本書を理解するためのキーワード

❶ **POCT**
POCTは臨床現場即時検査と訳され，結果が迅速に得られるというメリットがあり，最近普及しているが，データ保証を十分に行う必要がある．

❷ **一般検査薬**
一般の人が薬局で購入して自分で行う検査薬で今後拡大していく可能性がある．

❸ **検査の中央化**
従来は経済効率，信頼性の面で利点があったが，最近は他の形態の検査が進んできたため，あり方が見直されている．

A POCT (point of care testing)

1. POCTの定義と意義

　手術室や集中管理室での血液ガス測定，病棟での小型装置による血糖測定，外来でのインフルエンザ抗原や尿中肺炎抗原検査などのように診療している場所（臨床現場，point of care）で実施される検査をPOCTと呼ぶ．『日本臨床検査自動化学会のPOCTガイドライン（第2版）』では「被検者（患者）の傍らで医療従事者（医師や看護師など）自らが行う簡便な検査である．検査時間の短縮および被検者が検査を身近に感ずるという利点を活かして，迅速かつ適切な診療・看護，疾病の予防，健康増進などに寄与し，ひいては医療の質，被検者のQOL（quality of life）および満足度の向上に資する検査である」と定義されており，和名として「臨床現場即時検査」が提唱されている．以前はnear patient test（患者のそばで行われる検査），bed side test（ベッドサイド検査）とも呼ばれたが，最近はPOCTという呼び方が一般になってきている．臨床現場では医師・看護師などが主に検査を行うことになるので，小型の装置・試薬を用い簡便な検査である必要があるが，現在は検査機器・試薬の進歩によって迅速・簡便に行える項目が増えてきており，緊急検査として実施される項目はほぼすべてがPOCTとして実施可能であり，さらに免疫クロマトグラフィ法の広がりによって微生物抗原検査も多く実施できるようになっている．なお，あくまでもPOCTは簡易検査そのものをいうのではなく，患者の側で行う検査，その行為を指すということであることは注意しておきたい．

2. POCTのデータ保証

　POCTは一般的には検査室から離れた場所で実施され，測定そのものを検査室が行わないことが多い．しかし，臨床判断に必要な精確な結果が

得られるためは試薬，装置の管理や精度管理への関与，実際に検査を行う医師・看護師への教育，マニュアルの整備などを検査室が行うことが望まれる．

B 在宅(自宅，勤務場所)での検査

在宅での検査というと狭い意味では医師・看護師など医療従事者が在宅医療のなかで検査を行うことになると思われる．しかし，自宅，勤務場所などで検査が行われていることはほかにもあり，それには患者が医療の一環として自分で行う場合や，一般人が薬局で装置・試薬を購入して実施する場合が考えられる．

1. 医療従事者が患者の自宅で行う検査(在宅医療での検査)

在宅医療で患者の自宅で医師，看護師が検査を実施することがあるが，これはPOCTの1つの形と考えることができる．病棟，外来で実施されるPOCTよりもさらに小型軽量の機器(試薬)で，迅速に結果が得られるものであることが多い．

2. 患者が診療の一環として行う検査

患者が自分で検査を実施するものとして，検体検査ではインスリン使用糖尿病患者における自己血糖モニタリング(SMBG：self monitoring of blood glucose)があり，生体検査として喘息患者のピークフロー測定がある．また，装着することで装置が自動的に連続して測定を行うものとしては，ホルター心電図，24時間自由行動下血圧測定(ABPM：ambulatory blood pressure monitoring)，持続血糖モニタリング(CGMS)，在宅酸素療法患者や睡眠時無呼吸症候群診断のためのパルスオキシメータによる動脈血酸素飽和度測定などがある．

3. OTC検査(一般検査薬による検査)

これは一般の人が直接装置・試薬を購入して実施するもので，薬局などで(カウンター越しに)購入できる，という意味でOTC(over the counter)検査といわれている．自己検査といった場合，これを指すことがある．このうち厚生労働省で認可されているものは「一般用検査薬(または一般検査薬)」という名称で呼ばれている．現在は尿糖，尿蛋白試験紙と妊娠検査薬のみが該当する．試薬管理や実施手順の正確性，結果の解釈などの問題点はあるが，医療費削減の目的で拡張していく方向性もあるようである．また，認可されていないものでも自己血糖測定装置や排卵検査などは薬局で購入でき，自分で検査することができる．さらに現在では，インターネットを通じて多くの種類の検査試薬を購入することも(手続きが必要で一部制限はあるが)可能となっており，POCTとして実施できる検査はOTC検査になりうるような状況になりつつある．

C 中央(臨床)検査室(部)

大きな診療所や病院では検査を専門に行う中央化された部署があることが一般的で，中央臨床検査部あるいは中央(臨床)検査室(部)と呼ばれている．歴史的には臨床検査は医師が診療の合間に自ら行っていたが，項目や検査数が増えたことにより検査を専門に実施する部門が設立された．検査を中央化することで，検査の信頼性・経済効率を向上することができ，大型分析装置の導入で検査結果の報告時間も速くすることができた．しかし，近年では迅速性の点では簡易・迅速検査の進歩によってサテライト検査室やPOCTが広がってきていることや以前ほど中央化による経済効率のメリットが少なくなってきているため，中央臨床検査室のあり方が見直されつつある．見直しの一環として，中央検査室に所属しながら検査室を離れて臨床検査技師が病棟採血や感染管理チーム

への参加などの診療支援を行うことが増えてきている．

D 衛生検査所（検査センター）

　医療機関から検体を受託して検査を実施することを専門にしているのが衛生検査所である．一般的には検査センターと呼ばれ，ときにコマーシャルラボと呼ばれることもある．診療所や小さな病院では自分の施設で検査を実施することが困難で，また，大きな病院でも特殊な検査をすべて行うことは不可能であるため，衛生検査所に検査を依頼することになるが，経済的な背景により近年依頼数は増える傾向にある．なお，医療機関の立場からは検査を衛生検査所に依頼する「外注」ということも多い．衛生検査所は法律上開設に際して都道府県知事の認可を受け，定期的に精度管理調査を受ける必要がある．

E その他の場所

1. 健診機関（健診センター）

　健康診断や人間ドックは医療機関の中に独立した部門として行っている場合や，これらを専門に行う施設が存在し，健診機関（健診センター）と呼ばれる．これらの施設では健康診断，人間ドックの項目である心電図，肺機能検査などの生体検査および検体検査の一部が実施されている．

2. 試験研究機関

　試験研究機関には国公立のものや私立のものがあるが，そのなかで衛生研究所などでは微生物検査，環境試験などの臨床検査が行われていることがある．

第4章 採血法

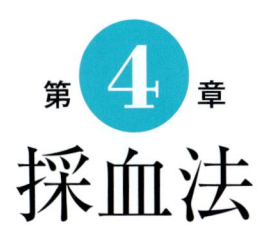

学習のポイント

❶ 採血は血液を検体とする臨床検査の最初のステップであり，実施する条件や方法により検査成績に影響を及ぼす．病態を正しく反映する採取条件と採血手順を理解する．
❷ 採血は患者に直接傷をつける行為であり，種々の合併症を惹起しうる．その予防と対策法を正しく把握する．
❸ 臨床検査技師が実施することができる採血には一定の条件があることを理解する．

本章を理解するためのキーワード

標準採血法
日本臨床検査標準協議会（JCCLS）が医師，看護師，臨床検査技師，医療器材メーカーの代表による専門家集団の意見集約により成人の静脈採血について標準となる指針を示したもので，「標準採血法ガイドライン」として2006年に策定され，2011年に改訂版（第2版）が発行されている．被採血者および医療従事者の安全の確保と正しい検査結果を得るための標準的な方法として広く普及している．

血液中の生体成分は，採取条件により測定値に差が認められたり，体外への採取後には急速な変性・変化を示すものが多い．このような成分を対象とする臨床検査では，いかに高度な分析機器を用いて精密に分析を行っても，採血やその後の検体処理に誤りがあれば，信頼できる結果を得ることはできない．そこで，臨床検査技師には，検査のための採血を一定の条件下で自ら行うことが認められており，採血から分析までを一貫して担当することよって信頼性の高い検査成績を提供することが期待されている．

一方，採血とは針やメスで被採血者を傷つける行為にほかならない．採血を行おうとする者には，専門職としての高い技術と人としての品格が要求されることはいうまでもない．したがって，技術についても確実に習得したうえで，真摯な態度で採血に臨まなければならない．

A 採血行為の範囲

採血時の皮膚の穿刺や，血管内への針の刺入，血液の採取は，患者にさまざまな生体反応や障害を引きおこしうる．したがって，採血針による採血は人体に害を及ぼすおそれのある行為（医行為）として医師（歯科医師），看護師（准看護師），臨床検査技師のみが行いうる業務とされている（医師法，保健師助産師看護師法，臨床検査技師等に関する法律による制限）．

しかし，臨床検査技師の採血は無制限に行えるものではなく，法（臨床検査技師等に関する法律，第20条の2，および同施行令第8条）による制限がある．

1. 採血目的

臨床検査技師が行える採血は，医師からの具体的指示に基づく，検査を目的とした採血に限られる．具体的指示とは，特定の患者に対して検査項

目，採血法，採血量，採血部位，採血時間などについて個別に指示を受けることをいう．

検査を目的とした採血のみであるから，輸血用血液の採取や，治療目的の採血（瀉血）などは認められていない．また，検査を目的とする場合であっても，臨床検査技師独自の判断で採血を行うことや，薬剤を血管内へ注入することは許されていない．

2. 実施場所

臨床検査技師の行う採血は医師の診療補助行為であるので，採血を実施できる場所は，病院，診療所など医療の行われる場所に限られる．ただし医師の往診や検診に同行し，その指示により採血をすることはできる．

3. 採血部位

採血部位は耳朶，指頭および足蹠の毛細血管と，肘静脈や手背，足背の表在静脈など四肢の表在静脈に限定されている．動脈からの採血や体幹の大血管からの採血は認められていない．

4. 採血量

採血量は1回あたり20 mLを超えないことを原則とする．ただし，医師によりこれを超える量の採血が必要とされ，医師が患者の体調などに問題がないと判断した場合には，医師の指示のもとでこれを超える採血を行うことも可能である．

B 採血の種類

採血はその対象とする血管の種類から動脈採血，静脈採血，毛細血管採血の3種に分類される．各採血法は目的とする検査項目や対象者に応じて選択されるが，測定値に差がみられる項目がある点に注意が必要である．

1. 動脈採血

検体として動脈血が必要な場合に実施される．その実施は医師のみに限られる．動脈血による検査は血液ガス分析および血液細菌培養が代表的である．採血部位としては肘窩の上腕動脈，鼠径部の大腿動脈などが対象となる．

静脈採血とは異なり，動脈の拍動を触知しながら動脈を垂直に穿刺して採血する．動脈圧は高いため血液は注射器内に流入してくるので，吸引の必要はない．動脈血ガス分析では採血量をあらかじめ規定できる専用注射器が利用されている．抜針後は穿刺部を5分以上確実に圧迫して止血を行う．

なお，血液培養のための採血では，皮膚常在菌によるコンタミネーションを防ぐため，厳重な消毒操作を行う（本シリーズ別巻『微生物学・臨床微生物学・医動物学』を参照）．

2. 静脈採血

検査のための採血法としては最も一般的な採血法である．通常，肘窩の皮静脈や四肢末端の皮静脈を穿刺して血液を採取する．

静脈採血は多量の血液を採取することができ，血液学的検査や生化学検査，血清検査などに広く用いられる．

欠点としては静脈の同定と穿刺を行うため，毛細血管採血に比較して手技の熟練が必要なこと，採血時の駆血や採血後の抗凝固剤の添加などにより生体成分の変化がおこりうることである．

3. 毛細血管採血

足底，指頭，耳朶などの皮膚を穿刺し，わき出してくる毛細血管血液を採取する方法である．採血にあたって血管を特定する必要がないため，採血手技は比較的容易である．採血用皮静脈の確保しにくい新生児・乳幼児の採血法として広く用いられるほか，静脈採血の困難な患者の採血法としても行われることがある．

毛細管採血の欠点としては，採血量が微量であることがあげられる．このため，かつては血球数算定，塗抹標本による末梢血液像など限定された検査しか行えなかった．しかし，微量分析法の普及に伴って，血清生化学項目や免疫学検査など多様な検査が実施できるようになっている．

毛細血管血は，動脈血と静脈血の中間的な組成を示すが，採血時には組織液の混入が避けがたい．このため，凝固機能検査（プロトロンビン時間，活性化部分トロンボプラスチン時間など）には用いることができない．

C 採血に際しての注意事項

1. 患者への対応

a. 不安感の解消

病院を訪れる患者は，疾病に対する不安や恐れで不安定な精神状態にあることが多い．加えて採血時には，針を刺して体を傷つけられるという行為に対する恐怖感や不快感を抱いているのが普通である．したがって，採血にあたっては患者のもつ不安感をできるだけ解消するように心がけなければならない．

まず，患者に対する言葉づかいには十分注意し，不安・不快感を助長するような発言を厳に慎む．ただし，痛みや合併症がまったくないなどの印象を与える発言は好ましくない．採血者は清潔な白衣をまとい，また採血室も落ち着いた雰囲気となるようにし，机上など患者の目につくところに血液を付着させたりしないよう注意する．採血者が自分の技術に自信のない態度をとることは，患者の不安感を増大する．手技を十分練習して，自信をもって採血できるようになることが必要である．

b. 患者への説明

患者には自分に対して行われようとする医療行為について，その内容を知る権利がある．採血の必要性についての説明は医師により行われても，採血時にさらに詳細な説明を求められることもある．このような際には，適切な対応ができるよう日頃から医師・看護スタッフと十分話し合っておくと同時に，臨床検査技師がどの範囲まで答えてよいかについて役割分担を明確にしておくべきである．

c. 患者の確認と一般状態の観察

臨床検査技師の採血では，初めて接する患者からの採血が多い．したがって，自分が採血しようとしている患者が，医師から採血指示を受けた患者であることを確実に確認する．一部屋に同姓の患者が入室していて，誤って採血してしまった例があるが，このようなことのないように十分注意しなければならない．現在，多くの病院では患者自身に姓名を述べてもらうととともに，ID番号など姓名以外の情報を合わせて本人確認を行っている．

d. 採血に伴う合併症の予防と対応

日常の臨床検査に供される採血量の静脈採血では，血液採取による患者の血行動態の変化はほとんどない．しかし，患者の病態により，また採血手技の如何により合併症を惹起しうる．採血に携わる者は採血合併症について適切に認識し，その予防と対処法を熟知しておくべきである．

1）血管迷走神経反射

採血中あるいは採血後に一過性に血圧が低下し，気分不快，あくび，顔面蒼白，冷汗などを示したり，時には意識を消失したりするもので，針の穿刺による神経生理学的反応と考えられている．迷走神経の興奮による血圧低下，徐脈により一連の症状が惹起されるが，正確なメカニズムは不明である．稀には穿刺前に生じる場合もあり，心理的不安や緊張が誘因とされる．その頻度は0.01～1%程度と報告によりさまざまであるが，採血の経験が少ない学校検診や採血実習時には高頻度でみられる．

採血中に上記のような症状を認めた場合にはただちに採血を中止し，頭を下げ衣服を緩めて仰臥

させることによって通常は数分で回復する．ただし，患者によっては病態に変化をきたすこともあるので，血圧，脈拍，呼吸数をチェックするとともに必要に応じて医師に連絡し，適切な処置を行わなければならない．

このような事故を防止するためには，何よりも手際よく速やかな採血をすることが第一である．また，万一失神発作がおきても，転倒して思わぬ外傷を引きおこしたりしないよう，背もたれや肘掛けの付いた椅子を使用し，あらかじめベッドを用意しておくなど日ごろから十分な対策を施しておくことも重要である．

2）神経損傷

穿刺した針により神経が損傷され神経の支配領域に疼痛，感覚異常，運動機能障害などを生じるものをいう．肘窩部の採血では正中神経および前腕外側・内側皮神経の損傷が問題となるが，通常の採血ではその頻度はきわめて低くおよそ1万〜10万回に1回程度の頻度とされる．稀な事象であるので採血に熟達したベテランであっても初めて経験するケースも少なくない．常にその可能性を考慮しつつ採血を行うことが重要である．

神経損傷時には穿刺の瞬間あるいは採血中，直後から強い痛みやしびれなどを訴え，採血後に上記の症状が出現する．軽傷例では1日，大部分の例では1週間以内で症状が軽快するが，稀には数か月以上継続する例や永続する場合もある．この

サイドメモ：複合性局所疼痛症候群

外傷をはじめとするさまざまな原因によってもたらされる持続性，難治性の疼痛と，交感神経失調症状としての血管運動障害・発汗障害をきたす症候群をいう．進行すると皮膚・爪などの退行性変化，筋萎縮，骨粗鬆症などの局所栄養障害をきたす場合がある．採血を契機として生じる場合もあり，採血合併症の特殊な型といえる．明らかな神経の損傷を認めない反射性交感神経性萎縮症（RSD）（複合性局所疼痛症候群タイプ1）と，明らかな神経の損傷後に生じるカウザルギー（複合性局所疼痛症候群タイプ2）がある．

ような例では検査指示医を経て神経内科医による対応が必要となる．

正中神経や皮神経の走行には個人差が大きく，完全な予防は困難であるが，神経が走行する可能性のある部位をできるだけ避け，不必要に深い穿刺を避けることが予防につながる．また，穿刺時に強い疼痛やしびれが生じても訴えない患者もいるので，採血中に「強い痛みやしびれはありませんか」と問いかけて患者から協力を得ることが重症化予防につながる．

3）感染

人間の皮膚は正常な状態では生体への病原体の進入を防ぎ容易には感染をおこさない．しかし，採血により皮膚に傷ができると，その創口を通じて種々の病原体が感染をおこしうるようになる．患者への感染予防のためには，まず採血者自身が感染源とならないよう，採血前に手指を石鹸と流水で十分に洗っておくことが必要である．採血に用いる用具はすべて滅菌済みのディスポーザブル器具を用いる．採血前には穿刺部位の確実な消毒を行う．

4）皮下血腫，止血困難

穿刺した血管から血液が漏出し皮下または体外に出血するもので，通常は穿刺後の圧迫を確実に行うことにより防止できる．しかし，出血性疾患を有する場合やワルファリンなどの経口抗凝固剤，アスピリンなどの抗血小板薬を服用している場合にはおこりやすいので，特に注意が必要である．採血実施前に既往や服薬を確認する．

5）アレルギー

採血に使用する針，手袋，消毒薬などすべてがアレルギー反応の原因になるが，消毒薬であるエタノールと手袋のラテックスに対するアレルギーの頻度が高い．重症例では全身に発疹を生じたり，咽頭浮腫やアナフィラキシーショックをおこす例もある．

事前にこれらに対するアレルギーの有無を確認し，その使用を避けることで予防する．

2. 採血時の患者の状態と血液検体の取り扱い上の留意点

a. 検査値に影響を及ぼす採血時の患者の状態

採血時の患者条件が，測定値の大きな変動につながる検査項目も多い．医師からの指示により採血を行う臨床検査技師であっても，採血条件による検査値の影響については基礎的な事項を知り，不適切な採血を行わないように努めなければならない．採血時に問題となる患者の背景因子としては，生理的変動，採血部位による変動，薬物による変動などがある．

1) 生理学的変動

患者の生理学的な条件で影響を受ける検査項目には，ホルモンのように著明な日内リズムを呈する項目や，食事・運動などによる変動を示す項目がある（図1，表1）．

また，採血時の体位も検査結果に大きく影響する．立位・座位では重力のため，下肢の毛細血管圧が仰臥位に比して上昇する．その結果，水分が血管内から間質に移動し，健常人では血漿量が約10％減少する．このため，蛋白質，脂質や細胞成分などの血液中の成分は座位のほうが仰臥位に比べておよそ10％高値となる．また，循環血漿量の変化は血圧や体水分量の調節にかかわるホルモン分泌にも影響を与える．

生理学的変動因子の影響が最も少ないのは早朝空腹時であり，ほとんどの臨床検査項目に最適の採取条件である．患者の都合などで採血時間がずれた場合や，食後採血となった場合などは，このことを依頼医に確実に伝えるようにする．また，採血条件により著しく影響を受ける項目では採血の可否を依頼医に確認する．

2) 採血部位による変動

動脈血，毛細血管血，静脈血には，測定値に差が認められる検査項目（表2）がある．小児などで静脈採血が困難で毛細血管採血となる場合は，その可否を依頼医に確認するとともに，採血法を記録しておく．

3) 点滴（輸液）や薬物による影響

患者に投与された薬物が臨床検査成績に影響を与えることも多い．特に問題になるのは，患者が点滴静注を受けている場合である．輸液にはカリウムやグルコースを高濃度に含むものがあり，点滴部位の中枢側で採血すればこれらの項目は著明な偽高値となる．また，他の薬剤の影響により思わぬ検査結果となることもあるので，採血の可否を慎重に判断しなければならない．

b. 血液検体の取り扱い上の留意点

血液検体の取り扱いのうち，採血時に注意すべき点としては，抗凝固剤などの添加物の選択，溶血の防止，検体からの感染の防止がある．

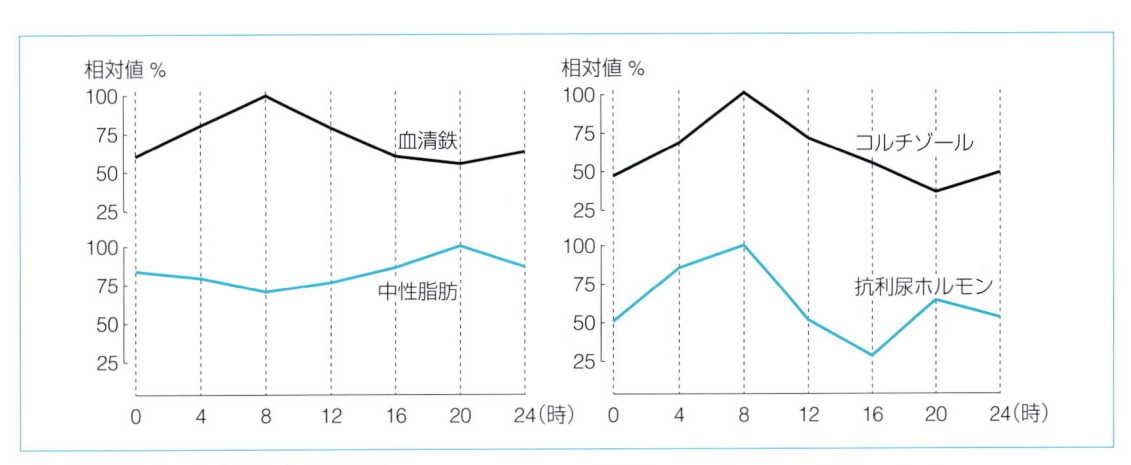

図1　血中濃度日内変動の著明な項目

表1 生理的変動の大きい検査項目

	項目	日内変動	食後	運動後	立位
蛋白質	総蛋白	＋（昼高夜低）	↓	↑	↑↑
含窒素成分	尿素窒素	＋（夜高昼低）	↑	↑	－
	クレアチニン	－	－	↑	－
	アンモニア	－	－	↑↑	
電解質	ナトリウム	－	－	－	↑
	カリウム	＋＋（昼高夜低）	－	↓のち↑	－
	カルシウム	－	－	－	↑
	リン	＋（夜高昼低）	↓↓	↑	↑
	鉄	＋＋（朝高夜低）	－	－	－
糖質	グルコース	＋	↑↑	↑↑	－
脂質	コレステロール	－	－	↑	↑
	トリグリセリド	＋＋（昼高夜低）	↑↑	↓	↑
	遊離脂肪酸	＋＋	↓↓	↑↑	↑
酵素	アルカリ性ホスファターゼ（ALP）	＋（夜高朝低）	↑	↑	↑
	AST（GOT）	－	－	↑↑	↑
	ALT（GPT）	－	－	↑	↑
	LDH	－	－	↑↑	↑
	クレアチンキナーゼ（CK）	＋？	－	↑↑↑	↑
内分泌	コルチゾール	＋＋＋（朝高夜低）		↑↑	
	アルドステロン	＋＋＋（朝高夜低）		↑↑	↑↑
	抗利尿ホルモン（ADH）	＋＋＋（朝高昼低）	飲水で↓		↑
	レニン活性（血漿）	＋＋	飲水で↓	↑↑	↑↑↑↑
血算	ヘマトクリット	＋（朝高夜低）	－	↑	↑
	ヘモグロビン	＋（朝高夜低）	－	↑	↑
	白血球数	－	－	↑	↑

表2 採血部位による変動を認める項目

項目	部位による差
血糖値	動脈血＞毛細血管血＞静脈血
白血球数	毛細血管血＞静脈血
血液ガス pH P_{O_2} P_{CO_2}	動脈血＝毛細血管血＝静脈血 動脈血＞毛細血管血＞静脈血 静脈血＞毛細血管血＞動脈血
アンモニア	静脈血＞動脈血

1）抗凝固剤と凝固促進剤

血液は，体外に採取されて異物に触れると凝固が開始する．全血または血漿を用いる検査では，適切な抗凝固剤を検体容器中にあらかじめ準備しておき，採血直後に血液と混和する．

抗凝固剤は，その作用機序から①脱カルシウム（Ca^{2+}）作用によるもの，②抗トロンビン作用によるもの，の2つがある（表3）．検査の目的に応じて適切な抗凝固剤を選択して用いる．生化学項目では，表4のような検査項目が抗凝固剤の添加で検査不能となるので注意しなければならない．

一方，血清を材料とする検査では，迅速に血液を凝固させ，遠心分離までの時間を短縮することが検査の迅速化につながる．現在，採血用試験管として使用されるプラスチック（PET）製試験管は異物としての凝固活性化作用が弱く，ガラス試験管に比べると凝固完了までに長時間を必要とする．このため，血清採取用試験管には凝固促進剤として乾燥状のトロンビンを内壁に塗布したものや，シリカ樹脂コーティングを行ったものが汎用されている．

表3　抗凝固剤の種類と使用法

作用機序	種類	使用法・量	目的	注意点，欠点など
脱 Ca^{2+} 作用	EDTA 塩（Na, K 塩）	血液 1 mL に 1 mg	血球計算 アンモニア測定	脱 Ca^{2+} 作用強く凝固検査に不適 多くの血清酵素活性を阻害
	クエン酸 Na	3.13% 水溶液 1 容＋血液 9 容 3.8% 水溶液 1 容＋血液 4 容	…凝固検査 …赤血球沈降速度	血算・生化学に不適（希釈されるため）
	フッ化 Na	血液 1 mL に 10 mg（乾燥粉末，通常他の抗凝固剤と併用）	血糖（解糖阻止剤として使用）	血糖検査以外に不適（EDTA／ヘパリンと併用）
抗トロンビン作用	ヘパリン（Na, Li 塩）	血液 1 mL に 0.01～0.1 mg（多くは溶液で使用）	血液ガス測定 緊急生化学検査	溶液使用で希釈，高価 遺伝子検査に不適（PCR 反応を妨害）

表4　抗凝固剤添加により測定困難となる項目

抗凝固剤	測定不能となる項目
EDTA 塩	Ca, Mg, アルカリホスファターゼ, アミラーゼ（低下）Na 塩；Na, K 塩；K（高値）
クエン酸 Na	ほぼすべての項目が 10% 低下．Na 高値．Ca, P, アルカリホスファターゼ, アミラーゼ
フッ化 Na	Na（高値），アミラーゼ（低下）など
ヘパリン Na ヘパリン Li	膠質反応，脂質，多糖類，Na または Li（高値）

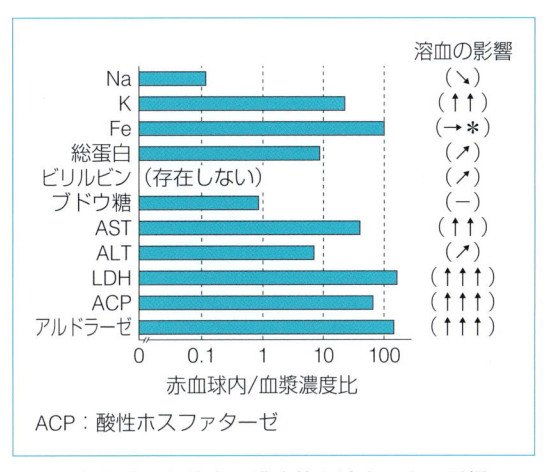

図2　赤血球・血漿中の濃度比と溶血による影響
＊鉄は赤血球内にはヘモグロビン鉄として存在するが，現在利用されている血清鉄測定法はトランスフェリンと結合した鉄のみと反応し，ヘモグロビン鉄を計り込まない．このため溶血の影響は少ない．

2）溶血の防止

血清や血漿を用いる検査では，採血時の操作による溶血が測定値に大きな影響を与える．溶血とは赤血球の破壊により赤血球中の成分が，血清・血漿中に溶け出すことである．溶血がおこると，図2のように赤血球中に高濃度に含まれ，血漿中には比較的低濃度しか含まれない成分が極端な高値となる．また，赤血球中に大量に含まれる生体色素であるヘモグロビンが血清（血漿）中に流出することにより，比色測定を行う検査項目に対し直接妨害を及ぼすことになる．

溶血は表5のように採血手技や検体の取り扱いを粗雑に行うことでおきやすいので，採血操作や検体の取り扱いはていねいに行って予防する．

表5　溶血の原因と予防法

原因	予防法
水との接触	消毒薬は完全に乾いてから穿刺する
泡立ち	注射器のすり合わせ，針の接合を確認する 太めの針を用いてゆっくりと吸引する 試験管に分注する際にはできれば針をはずす 注射器内の気泡を分注しない
物理的衝撃	抗凝固剤との混和はゆっくり行う 凝固開始後の全血試料は混和しない 輸送時の振とう，衝撃を避ける 採血量不足の真空採血管は針を刺して陰圧を解除する 全血で放置しない

3）血液検体からの感染予防

血液はウイルスをはじめとする多様な病原体の感染源となりうる．すべての血液検体が感染源であるという認識をもち，採血から分析，廃棄の全

過程を通じて慎重に取り扱う．特に採血時には，使用後の針で採血者の手指を刺傷することが多いため，十分な注意が必要である．採血後の針は他の物品と区別し，医療廃棄物として適切に廃棄する．

また，血液中の病原体にはB型肝炎ウイルスのように口腔粘膜や角膜から感染するものがあるので，採血を行う部屋での飲食，コンタクトレンズの着脱，化粧などは行うべきではない．

D 採血の部位と手段

1. 毛細血管採血

a. 採血用具

1）穿刺用具（図3）

尖刃メスまたはディスポーザブルのランセットが用いられる．ランセットは刃先の大きさによって穿刺の深さが一定となる利点がある．メスは熟練者では自由度が大きいが穿刺の深さが一定せず，危険度が高い．メスの使用には心理的な抵抗感をもつ患者も多いため，替え刃式メスの刃先だけを用いることもある．

2）採血容器

専用の微量採血管が用いられる．抗凝固剤が添加されているものといないものがあるので，検査目的により選択する．

3）その他の用具

手袋，消毒用アルコール綿，滅菌ガーゼ，医療廃棄物容器など．

b. 採血部位と手順

採血部位は耳朶，指頭，足蹠が用いられる．穿刺部位にはチアノーゼ，浮腫，うっ血，感染創などがないことを確認してから採血を行う．

1）耳朶採血

耳朶下縁部は毛細血管に富み，穿刺による痛みも少ないことからわが国ではよく用いられてきた．穿刺部位は図4のaの色部分である．あまり辺縁を穿刺すると血液がすぐ下方へ流れ，採取しにくいので注意する．耳朶は血管に富んでいても血流はあまりよくないので特に寒冷期などはあらかじめよく揉んで血流をよくしておくとよい．

【採血手順】

① あらかじめ必要な用具をすべて手元に準備する．頭髪をまとめ耳を露出し，患者の襟から肩にかけてガーゼなどを置き，アルコールや滴下した血液が付着しないようにする．

② 耳朶下縁部を消毒用アルコールで清拭し，アルコールが完全に乾くのを待つ．完全に乾燥していないと，血液が溶血したり希釈したり

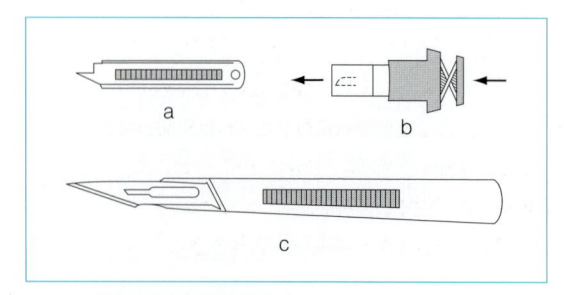

図3 毛細血管採血用穿刺用具
a：ディスポーザブル・ランセット　b：安全ランセット
c：メス

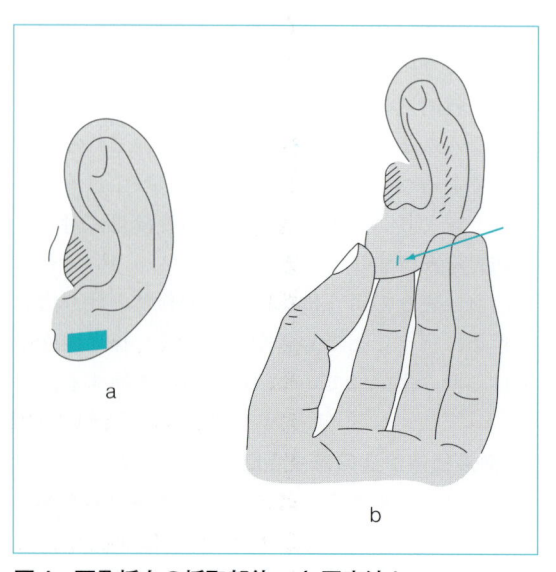

図4 耳朶採血の採取部位aと固定法b

するためである．

③ 採血者は手袋を装着し，左手人差し指を耳朶の裏面に当て，親指と中指で耳朶を伸展させるようにして保持し（図4b），ランセットあるいはメスで穿刺する．メスを用いる場合は深さ2mmくらいが適当な深さである．深く刺しすぎて採血者の指を穿刺する，逆に浅すぎて血液が得られない，といった状況が生じないよう十分注意する．

④ 湧出してくる血液の最初の1～2滴は組織液が多く混入しているので，ガーゼで拭き取る．

⑤ 以後の血液を検査目的に応じて適切な容器に採取する．血液の湧出がよくないときは指で周囲から軽く圧迫するようにすると血液が流出してくる．だだし，あまり強く絞るようにすると組織液が混入し，検査結果に影響が出る．あくまで自然に流出する血液をとる．

⑥ 血液の採取が終了したら，滅菌ガーゼで穿刺部位を拭いてきれいにし，必ず止血を確認して採血を終わる．止血がわるいときは，創口に滅菌ガーゼを当て耳朶を挟むように軽く圧迫すればまもなく止血する．

2）指頭採血

指頭は耳朶に比して血流量が豊富であり，組織液の混入の比較的少ない検体を得ることができる採血部位である．現在，糖尿病患者の自己血糖管理用の採血部位としてよく用いられ，針が一定の深さにスプリングで飛び出すようになった自動ランセット（図5）を用いた自己採血が行われている．なお，自動ランセットには穿刺部周囲に血液が付着する可能性のある個人使用専用のものと，血液付着部を完全に交換できるもの，単回使用のディスポーザブル（使い捨て）製品とがある．個人使用専用のものは複数患者に使用してはならない．

採血部位は示指（人差し指），中指，薬指の末節部の側面がよい．掌側面（指の腹）は血管網が少な

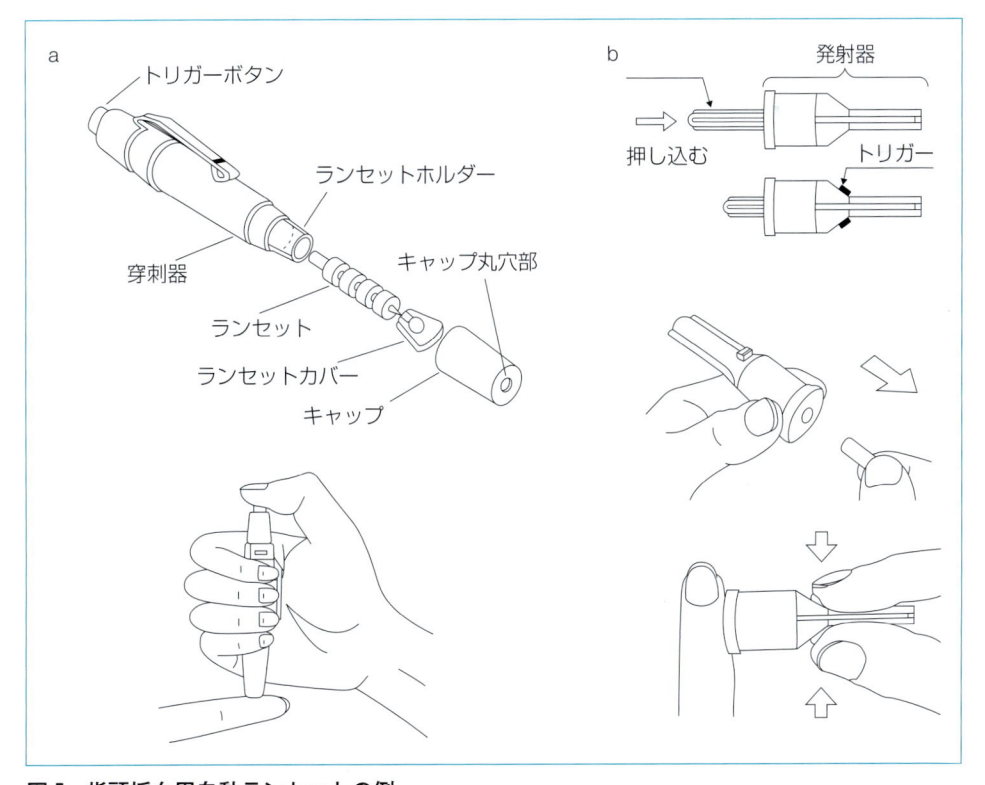

図5 指頭採血用自動ランセットの例
aは個人使用専用タイプ，bは単回使用ディスポーザブルタイプ

く，痛みの割に採血量が確保し難く，穿刺後の創口が汚染する可能性が高い．ただし，爪周囲を穿刺すると爪周囲炎をおこすことがある．

【採血手順】
① 穿刺器に採血用ランセット（針）をセットする．
② 手指を石鹸でよく洗い，乾燥させるか消毒用アルコールで消毒し乾燥を待つ．
③ ランセットを穿刺部に当てボタンを押すと針が飛び出し穿刺される．
④ 穿刺後は手首から指先へ適度な圧力で撫で（絞り出してはいけない）指先に血液をため，この血液を測定プローブや専用採取管にとり検査を行う．
⑤ 採血後は清潔なティッシュペーパーかアルコール綿で穿刺部位を拭き，軽く押さえて止血する．

指頭では，穿刺した指の付け根を軽く圧迫することにより，静脈還流を妨げて採血量を増やすことができる．

3）足蹠採血

新生児と歩行開始前の小児では足蹠の皮膚が柔らかく，また歩行による創口の汚染がないので，足蹠穿刺による毛細血管採血が行われている．

穿刺部位は図6のaの色付きの部分で，足底中央部および彎曲部は大きい血管の損傷，骨への障害，皮膚の肥厚による歩行障害などの原因となるため，穿刺しない．

【採血手順】
① 患児を仰臥位とし，患児の足を採血者の母指，示指，中指で図6のbのように固定する．
② ランセットで斜線部を穿刺する．ランセットは刃先の長さが2.4 mm以下のものを使用するのが安全である．
③ 湧出する血液の初めの1〜2滴は滅菌ガーゼで拭き取り，続いて湧出してくる血液を採取する．血液の湧出のわるいときは固定している指で軽く絞るようにすると出血量が増える．
④ 採血が終了したら穿刺部位を滅菌ガーゼで拭き，止血を確認する．

2. 静脈採血

a. 採血用具

1）注射器と注射針

静脈採血には注射器と注射針を組み合わせて使用する場合と，注射器と検体容器が一体となった真空採血器が用いられる場合とがあり，近年，後者が汎用されるようになっている．いずれもプラスチック製で消毒済みのディスポーザブル製品で

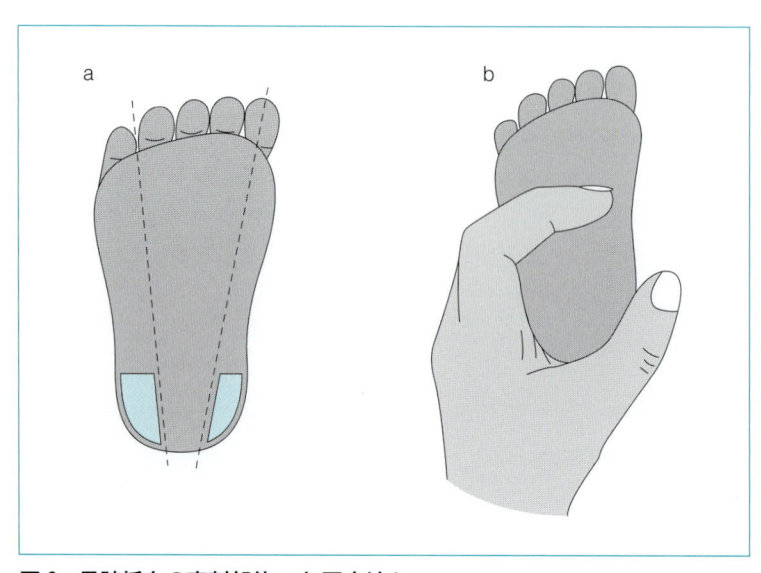

図6 足蹠採血の穿刺部位aと固定法b

あり，1回のみ使用できる．

注射器は 2.5 mL，5 mL，10 mL，20 mL などの容量があり，採血量より若干大き目のものを選ぶ．

注射針はその太さが G(ゲージ)で，長さがインチで表示されている．ゲージとは英国で用いられる針金の太さの表示法であるが，ゲージ数が大きくなるほど径が細くなる(図7)．注射針としては 14〜26 G のものがあり，G の大きい(針が細い)ほうが患者の痛みが少なく穿刺もしやすいが，穿刺時間が長くなり，また検体凝固や溶血による再採血が必要となる場合が増えるなど，あまり細い針ではかえって患者に負担になる．通常の採血用としては 21〜22 G (外径 0.9〜0.7 mm)で，長さ 1½ インチ (38 mm) のものが用いられる．

注射器を用いる場合は，採血開始前に図8のように注射器の切り口と目盛りを合わせ，連結部の確認をするとともに採血量を見やすくしておく．また，注射器のピストンを押し引きして内外筒の擦り合わせを確認し，最後に注射器内の空気を排出しておく．

真空採血器は専用の注射針とホルダー，採血容器(真空採血管)を組み合わせて使用する(図9)．試験管型の採血容器は内腔が陰圧になっており，注射針を静脈に穿刺したのち，ホルダーにセットした採血容器を押すと一定量の血液が吸引される仕組みになっている．採血容器がそのまま試験管として使用できるので，採血後の検体の移し変えが不要で，余分の血液を吸引することもなく，また血液を分析まで密閉状態で搬送できる，など多くの利点をもつ．しかし，異なる抗凝固剤を必要とする場合などは複数の採血容器を差し替えて採取しなければならない．また，吸引力の調節ができないので，静脈の虚脱しやすい患者や小児には不向きである．

2) 検体容器

検査目的に応じて適切な検体採取容器(採血管)を準備しておく．

3) その他の用具

手袋，消毒用アルコール綿，医療廃棄物容器のほか，静脈採血では駆血帯と腕枕が必要となる．

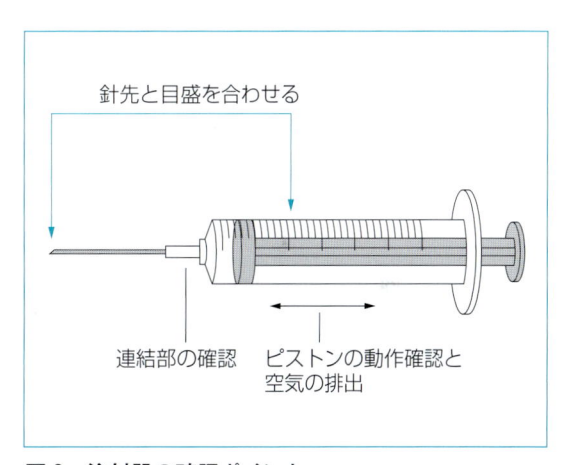

図8 注射器の確認ポイント

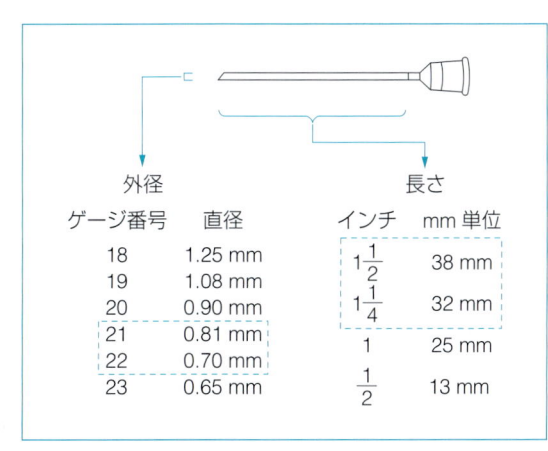

外径		長さ	
ゲージ番号	直径	インチ	mm 単位
18	1.25 mm	1½	38 mm
19	1.08 mm	1¼	32 mm
20	0.90 mm		
21	0.81 mm	1	25 mm
22	0.70 mm		
23	0.65 mm	½	13 mm

図7 注射針の種類
採血用注射針としては図の点線内のものが一般的．

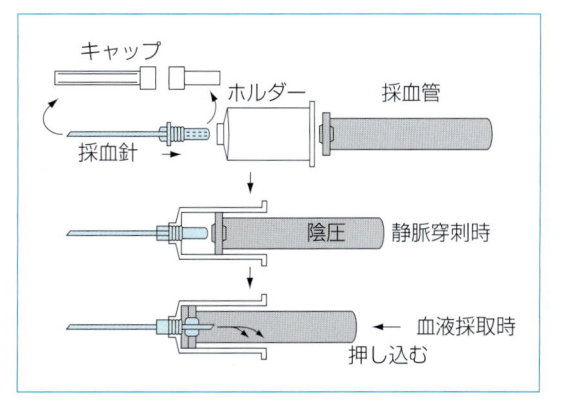

図9 真空採血器と使用法

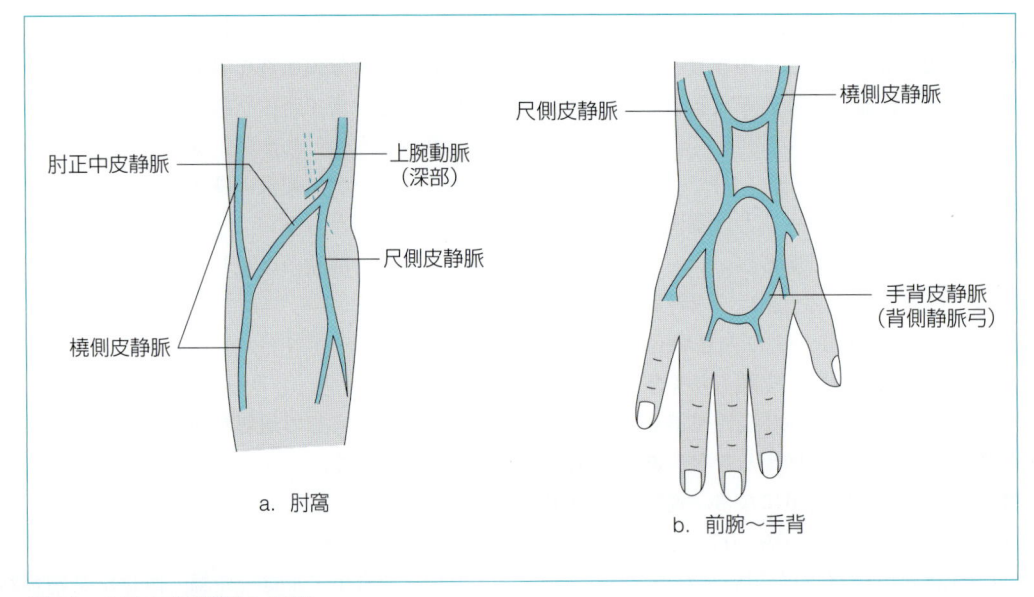

図10　上肢の皮静脈（右上肢）

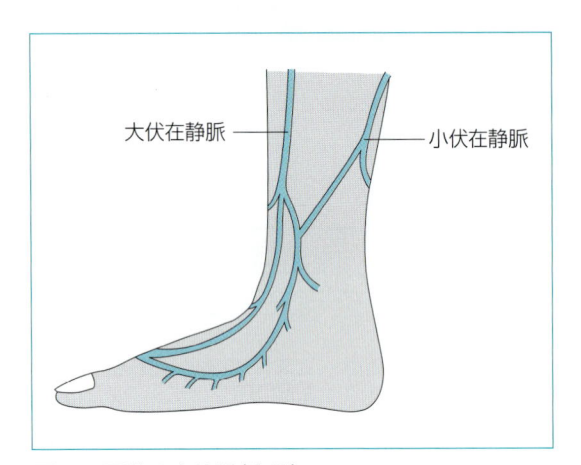

a. 肘窩

b. 前腕〜手背

図11　下肢の皮静脈（右足）

b．採血部位の決定

臨床検査技師に許されている静脈採血は四肢の皮静脈であるので，対象となる部位は限られ，肘窩〜手背の皮静脈（図10）と下腿〜足背の皮静脈（図11）が採血部位となる．

通常，肘窩部の血管が第一選択となるが，左右の肘窩部に同等の血管がある場合は神経損傷などの可能性を考えて利き腕でない腕を選択する．ただし，患者の要望があり，医学的，技術的に問題がない場合はそれを優先する．

肘窩部の皮静脈走行には個人差が著しいが，肘正中皮静脈，橈側皮静脈，尺側皮静脈のうち，太さ，深さ，弾力性などの観点から最も採血に適した血管を選択する．肘窩部の尺側深部には上腕動脈が走行し，その周辺（正中〜尺側）には正中神経も走行しているため，深い穿刺は動脈穿刺や重度の神経損傷をきたすおそれがあり，十分な注意が必要である．尺側皮静脈を選択する場合は，前もって上腕動脈の拍動を触れて位置を確認しておく．

採血を避けるべき部位としては以下がある．
① 火傷や重度のアトピー性皮膚炎のある部位
② 血腫や感染のある部位
③ 乳房切除を行った側の血管（リンパ流うっ滞を生じる可能性があるため）

サイドメモ：クレンチング（clenching）

血管を怒張させるために手を握ったり，開いたりを繰り返すことをクレンチングという．クレンチングは血管を同定しにくい患者で血管を怒張させる方法としてよく用いられてきた．しかし，駆血下でクレンチングを繰り返すと筋肉からカリウムが放出され血清カリウムが偽高値を呈する例があるため，なるべく行わないほうがよい．

④ 輸液が行われている部位の中枢側の血管
⑤ 透析用シャントのある腕の血管

また，高齢者では下肢の血管は血栓形成の可能性があるため避けるべきとされる．

良好な血管が見いだせないときは前腕をマッサージしたり，40℃程度に暖めた濡れタオルをビニール袋に入れたものなどで穿刺部付近を暖めることで対応する．

c. 採血の手順

1）必要事項の確認

患者は検査指示を受けた本人であることを確認し，食事摂取制限など採血条件が守られていることを尋ねるほか，合併症予防のために，以下の事項は必ず確認する．

① 消毒薬，ラテックスなどに対するアレルギーの有無
② 血管迷走神経反射の既往
③ 経口抗凝固剤の服用や出血性疾患の既往

また，採血を希望しない部位についても確認しておく．

2）体位

患者は座位または仰臥位とするが，衣服を上腕まで腕まくりする．この際，上衣の袖口が上腕を締めつけていると採血後の止血がわるいので注意する．次いで肘を採血用腕枕に載せて伸展する．肘が十分伸展していないと，前腕に対して注射針を浅い角度で穿刺しても上腕側では針が深部に至る可能性があり危険である．

また，真空採血管では後述のように採血操作のいかんにより採血管から血管へと血液の逆流がおこる可能性があるため，肩より手首を下げた姿勢（アームダウン）がとれる工夫を行うことが望ましい．

3）駆血

駆血は腕からの静脈還流を妨げることによって皮静脈を怒張させ，静脈の同定と穿刺を容易にする目的で行う．駆血帯は専用に作製されたものもあるが，ゴム管を用いて図12のように巻くと，圧力が容易に調節でき，また採血後は片手で取りはずせるのでよい．駆血帯は肘窩から5 cm程中枢側に巻き，その圧力は理論的には動脈からの流入を妨げない圧力（最低血圧）とされるが，一般には被採血者が痛くなく静脈血の還流がある程度阻止できれば十分である（40 mmHgが標準とされる）．

駆血帯を巻いてから被採血者に親指（拇指）を中にして軽く手を握ってもらう．親指を中にするのはあまり強く筋を収縮させると穿刺自体が困難となり，またクレンチングと同様に筋からのカリウム放出が生じるためである．

駆血帯による駆血時間は2分間を超えないのが望ましい．長い駆血は血液中の水分を組織中に移動させ血液性状の変化をきたす．血管が容易に探せないときは一度駆血帯をはずして，数分後に再び駆血をするようにする．

図12　ゴム管を使用した駆血帯の巻き方

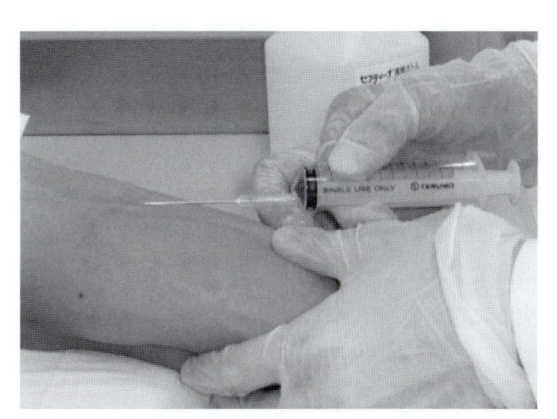

図13　静脈穿刺の角度と左手による血管の固定

4）穿刺

アルコール綿で穿刺部位を十分に清拭・消毒し，アルコールが乾いたのちに穿刺を行う（図13）．注射器（または採血ホルダー）は利き手で保持し，反対側の手で穿刺する血管の5cmほど末梢側の皮膚を手前に引くようにすると穿刺しやすく，また血管が皮下で逃げにくい．

皮膚を穿刺する際は，皮膚と注射針の角度を15〜20度程度として一気に穿刺する．穿刺角度を30度以上とすると深い穿刺となり，採血合併症の危険性が高くなる．皮膚の穿刺点は静脈の穿刺点の10mm程度末梢側とし，皮膚穿刺後注射器の角度を少し鋭角にして中枢側に進めると針が血管を破る感触があり，注射器では先端に血液の逆流を確認できる．その後，針の角度を皮膚と平行にして2〜3mm進めると針が十分に血管内に挿入されて固定される．

5）採血

注射器を用いる場合には図14のように穿刺したほうの手で注射器をしっかり固定し，反対側の手で内筒をゆっくり引き，必要量まで血液を吸引する．この際，強く引きすぎると血液が泡立ち溶血の原因となる．初心者では内筒とともに外筒も手前に引いて針先が抜けやすいので，注射器の固定に注意する．

真空採血管の場合には図15に示すようにホルダーをしっかり保持し，注射器を押すように採血管を押し入れると，陰圧により血液が吸引される．一定量の血液が吸入されると流入が止まるので，採血管を抜去する．複数の試験管への採血が必要な際には，採血管を取り替えて同じ操作を繰り返す．真空採血管ではスリーブ内の針に付着した抗凝固剤などの添加物があとの採血管に混入する可能性がある．このため，他項目への影響が少なく，他の添加物の混入で影響を受けやすい凝固用試験管（クエン酸ナトリウム入り）を最初に採取することが推奨されている．

6）抜針

採血が完了したら，まず駆血帯をはずし，アル

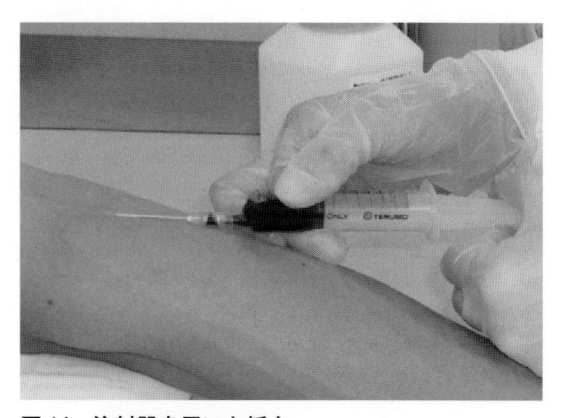

図14　注射器を用いた採血
利き手で注射器をしっかり保持し，内筒をゆっくりと引く．

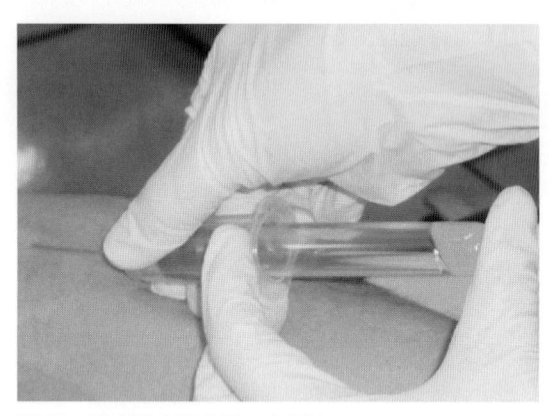

図15　真空採血器を用いた採血
ホルダーをしっかり保持し，注射器を押すように採血管を挿入する．

コール綿を穿刺部位に当てた状態で注射針を抜く．駆血帯をはずしてから針を抜かないと穿刺孔が塞がらず血腫ができ，また止血しにくい．穿刺部位はそのままアルコール綿を当て圧迫し止血する．確実に止血したことを確認して採血を終了する．

なお，アルコール綿による穿刺部位の圧迫は刺激があるため，乾燥滅菌綿やガーゼによる圧迫を行う施設もある．

真空採血器の場合，必ず採血ずみ試験管をホルダーから抜去したのちに駆血帯をはずす．採血後の真空採血管の内圧は駆血によって上昇した静脈圧まで上昇している．採血管を刺したまま駆血帯

をはずすと，静脈圧が急速に低下するため，採血管から血管内への血液の逆流（バックフロー現象）がおこりうるからである．バックフローが生じると採血管内の添加物による有害事象を惹起しうるだけでなく，感染リスクを増大させる危険性がある．採血管からの逆流を予防するためには，採血管底部に血液をためるよう肩より手首を下げた姿勢（アームダウン）での採血を行うのが望ましいとされている．

7）採血後の処理

注射器を用いて採血した場合は，検査目的に応じた試験管にただちに分注する．細い針を付けたまま分注すると溶血する可能性があるため，理想的には注射器から針をはずし，キャップをはずした採血用試験管にゆっくり分注していくのがよい．しかし，近年では真空採血管が広く用いられており，開栓すると分注量が不正確になり，適切な再栓が困難になる，などデメリットも大きくなった．このため，施設により真空採血管に針を刺して注射器から分注していく方法も用いられている．この方法で分注を行う場合には採血用試験管を試験管立てに確実に固定しておき，個別の試験管は手で持たないなど，針刺し事故を予防する工夫を行う必要がある．また，真空採血器と同様，試験管内の血液に針が触れると添加物のコンタミネーションが生じうるので，必ず垂直に立てた状態で分注する．

真空採血器を使用する場合には分注は不要であるが，いずれの場合も抗凝固剤など混和が必要な採血管は，採取・分注直後に**図16**のように5～6回以上ゆっくり転倒混和する．なお，凝固促進剤入り試験管は採血（分注）直後に転倒混和を行うが，凝固が開始したあとは溶血の原因となるので混和しない．

注射器，真空採血器のいずれの場合でも，採血後の針はリキャップせずそのまま鋭利器材用廃棄容器に廃棄する．採血者が自分の指を刺してしまう針刺し事故の多くはリキャップ時に生じるため，リキャップは行うべきでない行為とされている．その他の血液付着物は医療廃棄物容器に廃棄

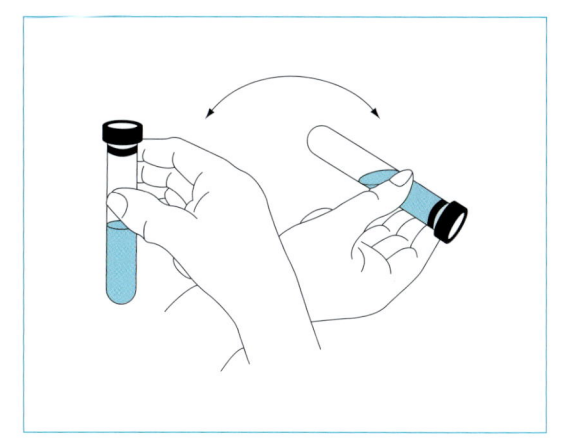

図16　抗凝固剤などとの混和法（転倒混和）

する．余分に採取してしまった血液は注射器ごと廃棄するが，決して患者の前で捨てるべきではない．

E 乳幼児の採血

乳幼児，特に新生児や乳児は体型的，生理的に成人とは大きな差異があり，また患児の協力も得られないため採血にあたっては特別の注意が必要となる．

まず，新生児・乳児では全血液量が少なく，成人と同一量の採血が循環血液量の数パーセントに及ぶ失血状態をもたらすことに注意しなければならない．また，新生児・乳児では感染に対する抵抗力が弱いため，成人・年長児以上に感染防御に留意する必要がある．新生児室への入室に際しては十分な手洗いと消毒を行い，マスク・清潔な上着を身に着ける．また，複数の患児から採血する際にはそのつど手洗いまたはアルコールによる消毒を行い，手袋も患児ごとに替える．

1. 乳幼児の毛細血管採血

乳幼児の毛細血管採血では新生児～歩行開始前の乳児では足蹠穿刺による採血が，歩行開始後の幼児に対しては手指，耳朶の穿刺による採血が行われる．手順は前述したとおりであるが，皮膚か

ら骨までの間隔が短い部位があるため,適切な部位を選んで穿刺深度も深すぎないよう細心の注意をもって行う.

2. 乳幼児の静脈採血

乳幼児では皮下組織が相対的に厚く,血管が細いため皮静脈の走行を確認することが困難で,かつ確認できたとしても虚脱しやすく十分に血液を採取できないことが多い.学童直前の年長児であれば,肘静脈からの採血も可能であるが,その際には母親など付き添いの人に十分説明し,体の固定などの協力を得るとよい.小児では痛みのため何回もの穿刺はできないので,十分熟練した者が行わなければならない.検査のために静脈血が必要な場合は外頸静脈や大腿静脈からの採血が医師により行われる.

採血の手技とその実施に必要な知識についてまとめた.今日,採血は医療機関における臨床検査技師の重要な職務の1つとなっている.静脈採血は正しく実施すればきわめて安全な行為であるが,一方で患者にさまざまな合併症をおこしうる行為でもある.正しい知識に基づいて確実に実施できるようシミュレーターや臨床実習を通じた技術の習得に努めていただきたい.

参考文献
[静脈採血法や合併症についての総合的資料]
1) 標準採血法ガイドライン GP4-A2:日本臨床検査標準化協議会(JCCLS),2011
   ※わが国における標準採血法を提示したガイドライン
2) Medical Technology 38巻1号:特集「採血の安全管理」,2010
   ※安全に採血を行うための知見がまとめられている

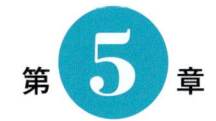

第5章
検体の取り扱い方

学習のポイント

❶ 検体採取（サンプリング）は臨床検査の重要な部分であり，検査結果に大きな影響を及ぼす．そのため，適切な採取法を行うことが非常に重要である．また，検体保存も検査結果に大きな影響を及ぼしうるため，適切に行うことが重要である．
❷ 一般検査領域の検体採取は，尿，便など患者に採取してもらう必要がある検体が多い．そのため，患者に適切な検体採取をしてもらえるように医療従事者が指導を行うことが必要である．
❸ 医師が採取を行う検体についても，検査結果の解釈のために，どのような方法で採取される検体なのか，知識を得ておく必要がある．

本章を理解するためのキーワード

❶ **サンプリング（sampling）**
臨床検査を行うための検査材料（検体）を採取する．検体採取の別名である．広い意味では検体の保存まで含めて，実際に検査を開始する前の過程（キーワード❷参照）という意味をもたせる場合もある．

❷ **測定前の（プレアナリティカル，preanalytical）問題**
検査室側で検体を受け取り，測定を開始する前の過程（これをプレアナリティカルという）において発生する検査値に影響を与えるような種々の因子（問題）のことをいう．

❸ **中間尿採取（midstream urine catch）**
尿検体の採取で最も多くのケースで推奨される方法．尿の出始めの部分を捨ててから採尿を開始し，最後の部分も捨てる．尿路系由来ではない外尿道口付近由来の混入物を減少させる効果がある．

❹ **便表面擦過法（stool surface brushing method）**
便潜血反応における推奨される採取法であり，大腸癌由来の血液は便の表面のごく一部に限局して付着している場合があるため，便の表面をできるかぎりまんべんなく擦過して採取することで，限局して付着した血液を漏らさず検出できるようになる．また，便をトイレ水に接触させることは，血液が流出するため避けるべきである．

A 検体採取・取り扱いの一般的注意

1. 検体採取

検体採取は臨床検査の結果を大きく左右する影響をもつ，検査の重要なステップの1つである．その重要性は，（一般的にいう）精度管理（内部精度管理，外部精度管理）が進歩して施設間差の是正がされつつある今日において，「依然，残された問題」として重要性が増している．

検体採取は，その別名をサンプリング（sampling）ともいう．本項では一般検査のサンプリングを主として取り上げ，検体が採取されたあとの保存なども含めて検体の取り扱いとして（本項で）扱う．

サンプリングに関連する問題は，測定前の問題（preanalytical problems）とも呼ばれる．これは文字どおり，検査室で検査材料（検体）を受け取っ

て測定を開始する前の過程(pre-analytical, 測定前)で出現し，検査値の変動要因となる．「プレアナリティカル」などと簡単に呼ばれることもある．

2. 歴史と現在の活動

サンプリングは，臨床検査領域のなかでも従来からあまり精度管理の対象として重要視されてこなかった経緯がある．いまでこそ臨床検査技師が採血などで患者と直接対面し，検体採取に積極的に携わるようになっているが，以前は検査室の中で検体を受け取ってからが責任範囲というような考え方が大勢を占めていたこともサンプリングが重要視されなかった理由の1つであろう．また，検査室外では検体採取がどのように行われているかを把握するのは難しく，精度管理の対象としては扱いが軽くなりがちであった．

そのようななかでも，サンプリングの重要性を認識する検査関係者が主体となって「サンプリング研究会」という研究会を立ち上げ，長年にわたって事例・研究報告，講演など，活発に活動が行われ，問題点の啓発を担ってきた．現在は日本臨床検査医学会(JSLM)の学術集会において毎年，ワークショップという形で活動が継続されている．活動内容は種々のサンプリングの注意点，サンプリング時の影響によって異常値を呈した症例の報告や，その原因究明の結果，またサンプリング器材を作る側の企業からの問題点の報告と改善事例などが紹介され，サンプリングの問題点を啓発している．サンプリング研究会の発表については毎年小冊子が作成されていたが，今日では入手困難となっている．一方，日本臨床検査医学会のワークショップでの内容は雑誌『臨床病理』に掲載されているので読むことが可能である．

3. 一般検査のサンプリング

サンプリングの対象として，血液，尿，便，痰，髄液，関節液など多くの生体由来試料がある．

一般検査におけるサンプリングの特徴は，患者自身が担当者であることが多いということである．しかも，検体数が最も多い尿や便はトイレという「密室内」で採取されることがほとんどであり，検査結果を左右するサンプリングというステップが患者に委ねられているということになる．

たとえば一般検査の代表的な検体である尿を例にとると，中間尿採取などが正しく行われるか否かは患者自身にかかっている．糞便も同様である．一方，脳脊髄液，関節液などの穿刺液は必ず医師によって採取される．

最終的な検体採取の担当者が患者自身であることが，一般検査のサンプリングの難しさの原因となっているが，さらにこのサンプリングの説明を担っている看護師への教育にも問題がある．看護教育のカリキュラムには通常，臨床検査の内容は含まれておらず，卒前教育の機会がないのが現実である．そのため，正しい検体採取法の教育に，臨床検査技師が関与することが求められる．

B 検体別の採取法，取り扱い方

1. 尿検体(図1)

尿(urine)は無侵襲で得られる検体であるため，古くギリシア・ローマ時代から臨床検査に利用されてきた．

しかし，無侵襲という利点をもつ一方で，尿は条件による変化が大きい弱点がある．たとえば，

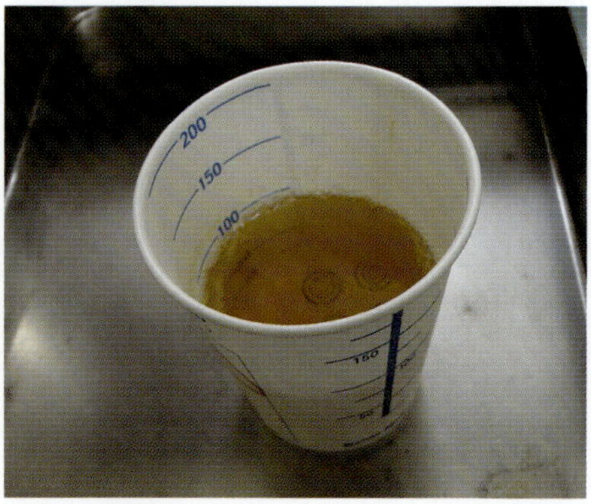

図1　尿検体

多量の水を飲むと希釈尿が生成し，尿中の種々成分は低濃度となる．このとき，骨格筋由来の成分であるクレアチニン（creatinine）は時間あたりにして，一定量が尿中に排泄されると考えてもよく，同時にクレアチニンの濃度を測定し，クレアチニン1gあたりの濃度とすることで尿の濃縮，希釈の影響を軽減する方法がよく用いられる．また運動や立位によって尿蛋白や尿潜血が陽性になる場合もあるなど，変動要因が多い．また，尿中の有形成分（血球，上皮など）は時間経過に伴って崩壊しやすいため，これらの検査に保存尿を使用することは問題がある．またケトン体のように揮発性の成分は時間経過とともに陰性化するため，採尿後に時間を置かずに検査する必要がある．このように尿検査はサンプリングが重要なステップとなっている検査である．

a. 採尿法と尿の分類

尿は表1～3のように採尿時間，採尿法，採尿条件により分類できる．一般的には早朝尿の中間尿採取が多くの尿検査において理想的であるが，たとえば，病院の検査室に隣接するトイレで採尿が行われる場合，その日の第一尿ではあったとしても起床時尿ではなく，自宅から病院への移動に運動が伴い尿成分の変動要因が入り込む．この採尿方法は理想的ではないが，実際上よく用いられる．

尿は採取される時間によりいくつかの種類に分類される（表1）．

1）採尿時間による分類
a）早朝尿（起床時第一尿）
就寝時に排尿させて，早朝時，起床してから1

表1 採尿法と尿の分類

①採尿タイミングによる尿の分類	
早朝尿（起床時第一尿）	早朝に朝起きて最初に採取された尿
随時尿	早朝尿以外のタイミングで採取された尿
蓄尿	1日の尿を貯めたもの
時間尿	一定時間にできた尿
②採尿方法による尿の分類	
自然排尿	自然な排尿により採取された尿
中間尿	
全尿	
分杯尿	
初尿	
カテーテル採取尿	尿道カテーテルなどによって採取された尿
膀胱穿刺尿	膀胱の直接穿刺によって得られた尿
③採尿条件による尿の分類	
安静時尿	
負荷後尿	

表2 負荷尿

項目	負荷の方法	採尿法
糖負荷試験	経口で75gブドウ糖を負荷　血糖，尿糖を測定	負荷前，および負荷後1，2時間で採尿
PSP試験	排尿後PSPを静注	負荷後，15，30，60，120分後に全採尿
フィッシュバーグ濃縮試験	検査前日夕食に乾燥食摂取，その後飲水禁止	翌朝覚醒時，臥床のまま1時間後，起床して1時間後に全尿採取
イヌリン，PAHクリアランス	イヌリン，PAHを静注	静注後，時間尿採取
PFD試験	完全排尿後，経口でPFD溶液を負荷	負荷後6時間の尿を全量採取

表3 尿の保存による影響

項目	影響	原因
外観	混濁増加	細菌繁殖，結晶析出（冷所保存）
蛋白（試験紙法）	↑	尿pHのアルカリ化による偽反応
糖	↓	細菌増殖による消費
ビリルビン	↓	光線による分解，空気中O_2によるビリベルジンへの酸化
ウロビリノーゲン	↓	空気中O_2にウロビリンへの酸化
ケトン体	↓	アセトン，アセト酢酸の揮発
亜硝酸塩	↓	細菌繁殖
尿沈渣		
赤血球	↓	pH，浸透圧変化による溶血
白血球，上皮	↓	上記および自己溶解
円柱	↓	pH変化による溶解
細菌・真菌	↑	混入微生物の繁殖

番目の尿である．安静，空腹時の状態を反映した尿であり，尿検査に適した検体として広く用いられる．たとえば，22時に排尿後就寝し，6時に起床して採尿したとすれば，8時間の睡眠安静時に生成した尿が得られる．また，就寝中は水分摂取がないので濃縮傾向となり，また夜間の低換気傾向を反映して血液，尿のpHが酸性側に傾くため，化学成分，沈渣成分の保存状態もよいとされる．従来から早朝尿という名称が用いられるが，ライフスタイルの変化が著しい現代においては，早朝でなくとも起床時の尿であればよいと考える．入院患者では朝6時などのタイミングで起床時第一尿は採取し速やかに検査できるが，外来の場合は，自宅などで早朝に採取したしたとしても，これを医療機関まで運ぶために時間を要することになる．

b）随時尿

起床時以外のタイミングで採取された尿をいう．外来患者の採尿は，病院のトイレで採尿するという状況から随時尿が多い．随時尿には食後の検体もある．そのため尿糖が陽性の場合もあり，正しい判断をするためには食後の随時尿なのか，空腹時の随時尿なのかを知る必要がある．尿糖は血糖値がおおよそ180 mg/dLを超えると尿細管の再吸収能力を超えるため，尿中に漏れ出るとされているが（腎の糖閾値），食後高血糖傾向の人は食後に採取する随時尿における尿糖が食後高血糖状態を示唆する指標になる可能性もある．

c）蓄尿（24時間蓄尿）

蛋白質や電解質，ホルモンなど1日の尿中排泄量を知る必要がある場合に，蓄尿，すなわち1日の尿を貯めることが選択される場合がある．これは自宅では難しいので入院患者に行われるが，蓄尿瓶，あるいは使い捨ての蓄尿バッグが用いられる（図2）．簡単に例をあげると，排尿可能な患者は，毎回の尿をカップにとり，自分の蓄尿瓶に貯めていってもらう．これを，たとえば朝6時に排尿してもらい，それから次の日の朝6時までに排尿された尿を集めて1日尿とする．検査室には，この貯められた尿の一部分（部分尿）が提出される．ホルモンなど変性しやすい成分の場合は，瓶

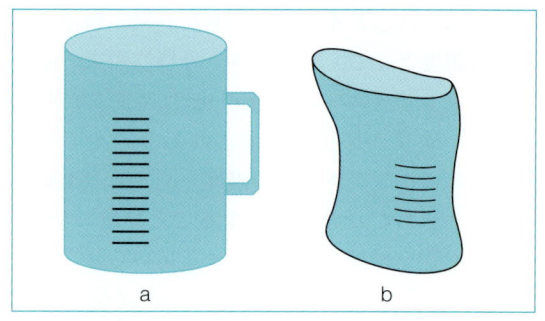

図2　蓄尿瓶
a．プラスチック製蓄尿瓶
b．ディスポーザブル蓄尿バッグ

ごと冷蔵庫内に保管される場合もある（冷蓄とも呼ばれる）．

蓄尿は，従来から単に入院患者の1日尿量を知って病気を管理したい，という場合に行われており，検査室に提出されない蓄尿が多いことも記憶されたい．また，1日尿量を把握するために患者個人ごとの蓄尿瓶の代わりとして，尿の投入口は同じであるが，ある患者のボタンを押すことにより，患者ごとの尿量を積算し，一部分のみ貯めるという蓄尿装置が病棟で使用されている施設がある（図3）．蓄尿は耐性菌の伝播など，感染対策上の問題があり，検査以外の蓄尿は控えることが望ましい．

d）時間尿

一定時間の間に生成された尿を採取することをいう．最初に排尿してもらい（これは廃棄する），その後，一定時間経過後に生成した尿を排尿し，測定する．これは，外来患者に対するクレアチニンクリアランス検査でよく行われる方法である．外来では1日蓄尿ができないため，排尿後に飲水負荷を行い，その1時間後にまた排尿してもらい，1時間あたりの尿量と尿中へのクレアチニンの排出量によりクリアランスをみるものである．

2）採尿方法による分類

a）自然排尿（自排尿）

患者の意志により，通常の排尿過程によって排出された尿である．最も自然で，最もよく用いられる検体である．

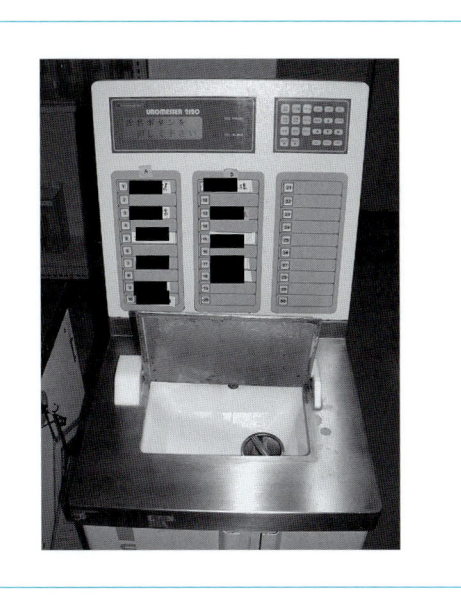

図3 蓄尿装置
中央部が患者さん共通の尿投入口である。自分の名前のボタンを押すことによって自分の1日尿量の合計が計算される。また、尿の全量ではなく一部分のみが貯められるので、省スペースが図られるが、ホルモンなど1日排泄量を測定する場合に、多少誤差が生じる可能性がある。

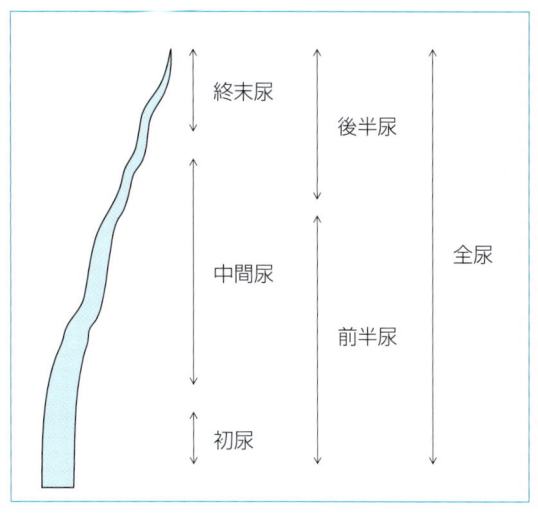

図4 自然排尿の分類

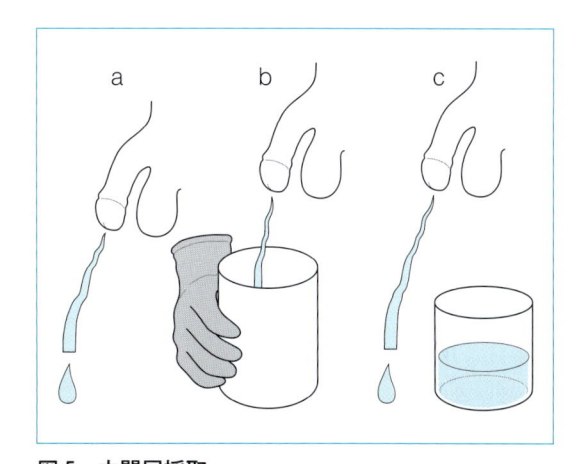

図5 中間尿採取
a. 「いち、に」とカップにとらないで、トイレに捨てる。
b. 「さん」で取り始める。
c. カップに十分量とったら、あとはまた捨てる。

さらにこの場合、尿の採取する部分によって中間尿採取、全尿採取、分杯尿採取に分類する。（図4）

(1) 中間尿(midstream urine)採取（図5）

多くの尿検査にとって優れているとされる尿である。尿を出始めの部分（初尿）と出終わりに近い部分（終末尿）、およびその中間部分（中間尿）に分類して、その中間尿だけを採取する方法である。

尿の出始めの部分（初尿）は採取せずに捨ててもらう。たとえば尿が出てから1、2、3と数えてもらって「3」のタイミングでカップに採取してもらうことで最初の出始めの尿を捨てることができる。カップに十分量の尿を採取したら、残りは採取しないで捨てる。こうすると尿の中間部分だけを採取することになるので中間尿と呼ばれる検体が得られる（図5）。

尿沈渣を見ると、尿の出始めの部分は尿の出口（外尿道口）付近の混入物、たとえば扁平上皮などが多くみられる。いわゆるこれらの汚染の要因が除かれるだけで検査の精度が向上することになる。女性の場合、外尿道口付近の解剖学的構造により混入が多くなりやすいので、海外においては尿採取の前に清浄綿などで外尿道口付近を拭ってから尿を採取するように患者に教育がなされる場合がある。本来はそれが理想である。

(2) 全尿採取

24時間蓄尿や時間尿の採取に用いられる方法で、出る尿のすべてを漏らさず採取することが重要となる。たとえば一部分を捨ててしまうと、成分の1日排泄量が不正確となる。

(3) 分杯尿採取

　トンプソンの2分杯試験が有名である．これは尿の前半2/3を第一カップに，後半1/3を第二カップに採取してもらうという方法で，大ざっぱには尿の前半部，後半部の採取でもよい．たとえば，血尿が前半部分のみであれば尿道由来と考え，後半のみであれば膀胱由来，前半にも後半にもみられれば腎臓由来と考える．

(4) 初尿

　淋病など尿道炎では病変が尿の出口に近いので，尿の最初の部分に所見がみられ，尿の出始め（初尿）が検体として優れている．

b) カテーテル採取尿

　外尿道口から尿道カテーテルを挿入して得られた尿検体である．外尿道口由来の細菌の混入を避ける目的で検査用にカテーテルが挿入される場合もあるが，ほとんどは高齢，意識低下，術後など自分で排尿しにくい状況で，患者の管理のためにカテーテルが留置される．カテーテルは外尿道口からではなく，拡張した腎盂に体外から直接挿入される場合もある．長時間留置されたカテーテルからの尿はカテーテルによる粘膜損傷，カテーテル先端に溜まった尿中の細菌繁殖などがあり，たとえ新鮮な尿を採取できたとしても，種々の影響が避けられない検体である．

c) 膀胱穿刺尿

　膀胱に直接針を穿刺して得られた尿である．外尿道口由来のカテーテル挿入が困難な場合，あるいは厳密な細菌学的検査を目的とする場合に行われることがある．

3) 採尿条件による分類

a) 安静時尿

　早朝尿のように一定時間の安静を保ったのちに採取された尿である．運動などの影響を減らすことができる．

b) 負荷後尿

　なんらかの負荷をかけたあとに，採取される尿である．種々の薬物を負荷する検査が知られている（表3）．その他運動，体位（立位），扁桃マッサージ，前立腺マッサージなどの負荷もある．

b. 採尿容器

a) 早朝尿，随時尿（自然排尿）

　早朝尿，随時尿などの自然排尿を得る採尿容器としては，紙製，プラスチック製のディスポーザブルの採尿容器（尿カップ）が広く用いられる．検体取り違えを防ぐために採尿ラベルなどが添付されて患者に提供される．病院における採尿の場所は，外来採尿室，病棟トイレなどであるが，トイレが検査室と直結してないと採尿後にカップが放置されやすい．尿カップは空気中のごみ，花粉などが混入しないよう蓋ができれば理想的である．

b) 蓄尿

　ガラス製，プラスチック製の蓄尿容器（瓶）が用いられてきたが，今日ではディスポーザブルの蓄尿バッグが利便性が高いため，よく用いられる（図2）．蓄尿中は蓋をして用いる．蓄尿の一部が混和後に試験管に分取され，検査に供される．利便性を考えて複数の患者が用いる自動蓄尿装置が使用されることもある（図3）が，感染制御の視点からはあまり望ましくないという意見もある．

c. 尿の保存の影響

　尿定性（あるいは半定量）検査，および尿沈渣検査では，尿を保存せずに，なるべく早く検査を行うべきである．その理由として，尿は保存により成分の変化が生じやすいこと（表3），また中間尿採取を行っても，少数の細菌の混入は避けられず，保存により細菌，真菌などの繁殖がおこりやすいこと，また尿中の有形成分（沈渣）は崩壊しやすいことがあげられる．ケトン体陽性の尿は，数時間の放置で偽陰性化する．

　尿の放置による成分変化について表3にまとめた．

　尿定量検査を行う場合で，検体採取後にやむなく保存が必要な場合は，2～3時間なら冷所保存，それ以上であれば凍結が必要である．尿を冷却すると塩類が析出するので40℃くらいに加温して，塩類を溶解させてから成分の測定を行うことになる．

　細菌検査用の尿検体の保存は低温が望ましい

表4 蓄尿の保存剤

項目	影響	使用法
トルエン（キシレン）	電解質，糖，蛋白，クレアチニン，ホルモンなど	蓄尿瓶に2〜3 mL添加（尿表面に浮遊する）
塩酸	カテコールアミン	蓄尿瓶に6N塩酸10〜20 mL添加（Ph1〜3）
ホルマリン	細胞診	尿100 mLに対し0.5 mLを添加

が，淋菌（*Neisseria gonorrheae*）による尿道炎が疑われる検体は淋菌が低温に弱いので，原則として室温で保存する．

d. 蓄尿の保存

蓄尿は検査の前に長時間放置されるため，必要に応じて保存剤が使用される．保存剤を表4に示す．

2. 糞便

糞便（feces）については一般検査では便潜血反応（fecal occult blood test；FOBT）を行うために採取される場合と虫卵検査などのために採取される場合がある．便潜血反応では利便性の観点から，各種専用採便容器が用いられている．虫卵検査では便がそのまま提出されることが多い．

便潜血反応は便中の微量な出血を検出する検査であり，大腸癌をはじめ消化器腫瘍からの出血を発見することを目的として行われることが多い．

便潜血反応では，大腸癌などからの出血が糞便に不均一に分布することがあるため，便の表面をまんべんなく擦り取ることが推奨されている（擦過法，図6）．大腸癌ではS状結腸や直腸など下部に病変がある場合が多いが，その場合は便が硬くなっているので，表面のほんの一部分に付着することが多くなる．一方，上行結腸や横行結腸に病変がある場合は，便がまだ柔らかいので便中に均一に分布しやすくなる（図7）．

下部大腸癌由来の血液は，便表面の一部分に局在することが多いため，採便時に便とトイレ水と

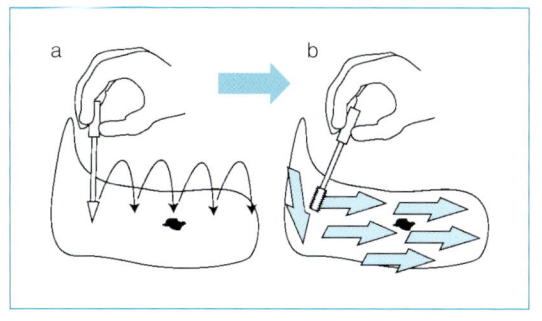

図6 採便法（表面擦過法）
a. 複数個所を刺してとるのは表面の一部分に潜血が局在する場合見逃しやすい．b. 表面をまんべんなく擦過することで潜血が局在しても検出しやすくなる．

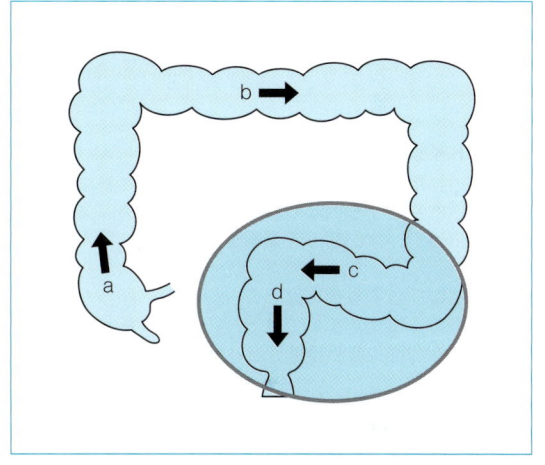

図7 大腸癌の部位と潜血の分布
a. 上行結腸．潜血は全体に分布（便＝軟）．b. 横行結腸．潜血は全体に分布（便＝軟）．c. S状結腸．潜血は便表面に分布（便＝硬）．d. 潜血は便表面に分布（便＝硬）．円内大腸癌多い．

の接触が便潜血反応の偽陰性をもたらす原因になるということであり，採便時に注意が必要である．

便とトイレ水を接触させないために，種々の方法がとられている（図8）．現在ではトイレ水の上に浮くような，そして時間が経つと溶けてトイレ水とともに流せるような採便用シートが使用可能であり，非常に便利である（図9）．

採便に関する患者への説明は，理解が難しい部分があるため，採取容器の配布時にパンフレットを用いて行うことが望ましい．

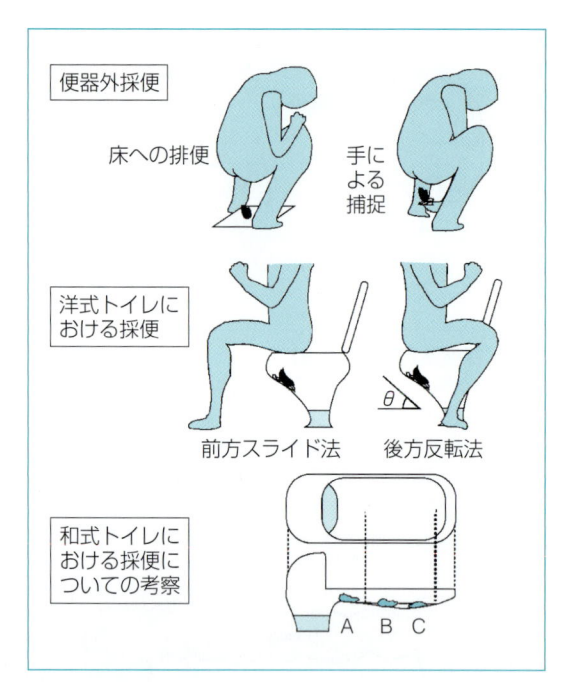

図8　トイレと採便
便とトイレ水を接触させない方法としてトイレ以外で採便することが考えられる(便器外採便)．一方，洋式では水がたまっていない前方の傾斜面(流水面)に落下させるとよい．
それにはいつもより前に座るか，逆向きに座るかという方法がある．和式トイレではB，Cへ落下させると水没するのでAの部位なら接触を避けられるであろう．

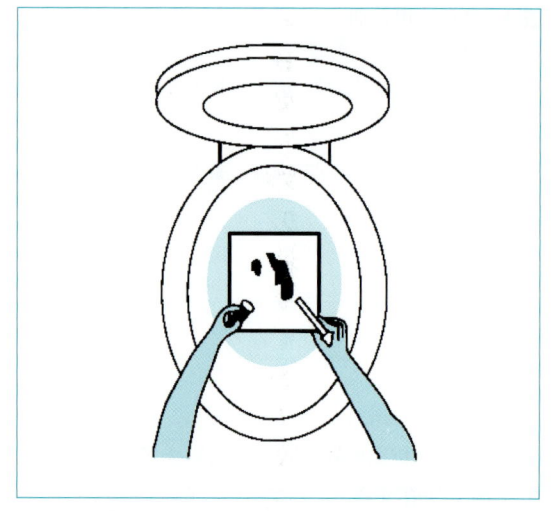

図9　採便シート

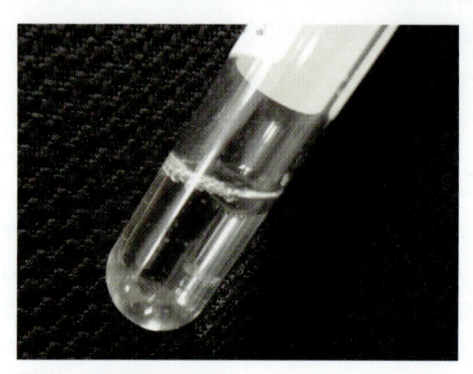

図10　脳脊髄液検体

3. 脳脊髄液(図10)

　脳脊髄液(cerebrospinal fluid；CSF)は，従来よりリコール(脳脊髄液をラテン語でいうときのliquor cerebrospinalisの略)とも呼ばれる．脳および脊髄の周りのスペースに存在する液体であり，第三脳室にある脈絡叢で産生される．脳脊髄液の採取は侵襲的であり，医師により行われる．
　多くの場合，脳脊髄液は腰椎穿刺(lumbar puncture)によって採取される．この場合は，腰の部分の脊椎の間から針を刺して髄液腔まで到達させ，脳脊髄液を採取する(図11)．また，髄液腔へのアプローチとして脳室などに手術的に直接アクセスされる場合もあり，また水頭症などでチューブが留置される場合は脳室などから脳脊髄液が採取される．脳脊髄液は脳から脊髄まで，換言すれば頭部から腰部までのスペースを循環して

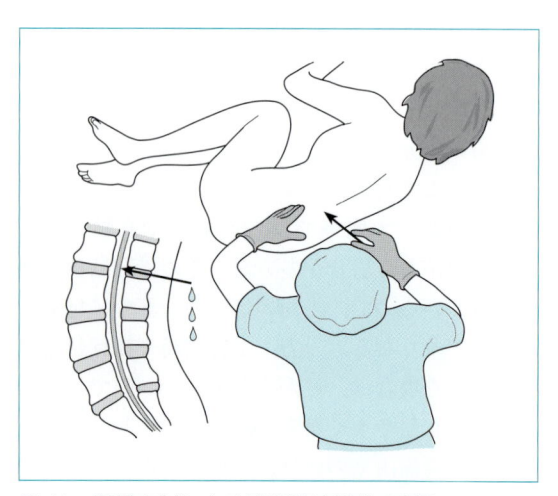

図11　腰椎穿刺による脳脊髄液検体の採取

おり，どの部位から採取されても成分に大きな違いはないと考えてよい．

脳脊髄液の採取時に，穿刺に伴う出血で赤血球が混入する場合がある．また，細胞を観察する場合は，細胞の崩壊を避ける目的で，速やかに検査する必要がある．

髄液検査では，生化学検査も併せて行われる．微生物学的検査は別に採取されることが多いが，髄膜炎菌が起炎菌と疑われる検体を保存する必要がある場合は，室温で保存する．

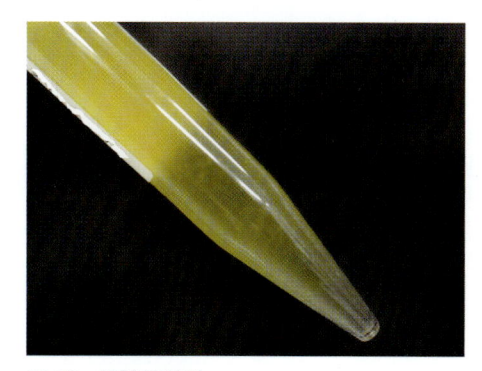

図12　関節液検体

4. 関節液（図12）

関節液（synovial fluid）は関節内の滑膜細胞により産生され，侵襲的に膝関節など種々の関節腔を穿刺することにより得られる液体である（図13）．穿刺は医師によって行われる．関節液の採取は，関節リウマチ，変形性関節症など関節の疾患において，関節の腫脹，痛みなどの症状がある場合に多く行われる手技である．多くは関節液を排出することで症状を緩和する目的で行われ，検査に提出されることは少ない．また手術的に関節を開けることにより得られる場合もある．関節液には穿刺に伴い赤血球が混入する場合がある．また粘度が高い場合があり，細胞の観察や成分の分析が難しい場合もある．

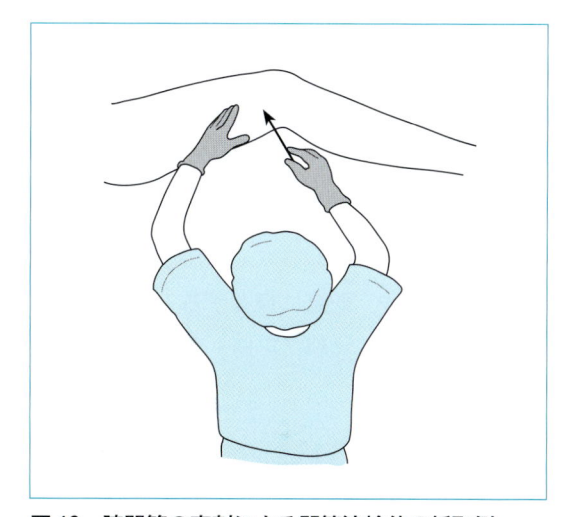

図13　膝関節の穿刺による関節液検体の採取例

5. 腹水・胸水・心囊液（図14）

通常は体液の貯留がほとんどない部位に体液の貯留が著しい場合，医師がそれを穿刺，採取して検査に供される場合がある．腹腔に貯留した体液を腹水（ascites，腹膜細胞により産生される），胸腔に貯留した体液を胸水（pleural effusion，胸膜細胞により産生される）（図15），心囊腔に貯留した体液を心囊液（pericardial effusion，心外膜細胞により産生される）と呼んでいる．腹水は，腹膜腔の炎症や肝臓機能低下に伴う低アルブミン血症などに伴って，胸水は肺，胸腔の炎症，肺水腫などで，また，心囊液は心膜の炎症などで出現する．いずれも超音波検査装置を用いて穿刺，採取される．

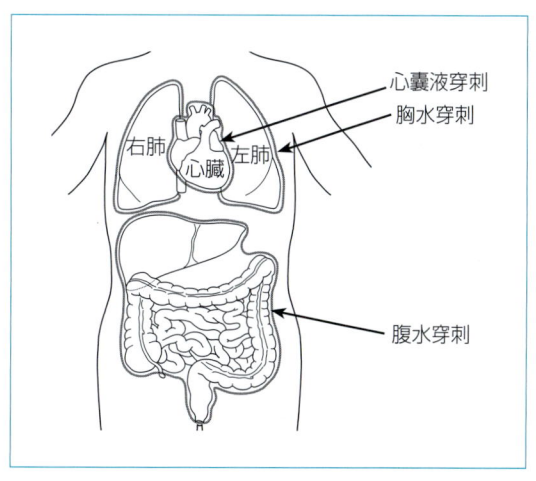

図14　胸水・腹水・心囊液

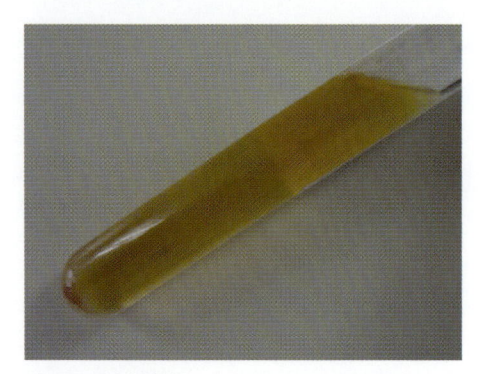

図15　胸水検体

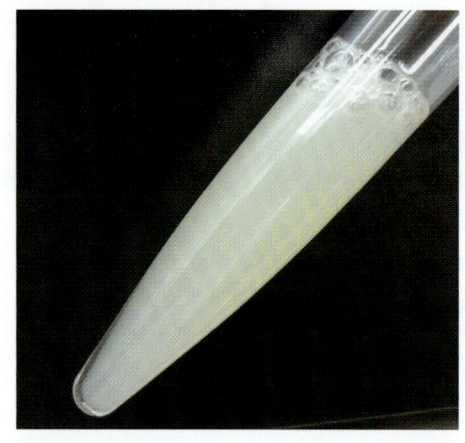

図16　精液検体

6. 精液(図16)

精液(spermatic fluid)は精子の状態の検査などの目的で採取される．精液には細胞成分として精巣由来の精子(sperm)，また液性成分として前立腺(prostate)その他生殖腺からの分泌物を含む．精液の採取は患者自身の自慰行為によって用手的に行われる．

精液は採取後，低温に保存すると精子へのダメージを及ぼし，運動性が低下するので37℃で保存する．

7. 持続携行式腹膜透析排液(図17)

腹膜透析(continuous ambulatory peritoneal dialysis；CAPD)は，腎不全に対する血液浄化法の1つである．血液を直接浄化する血液透析(hemodialysis)は血管の穿刺など必ず病院で行う必要があるのに対して，腹膜透析は透析機(dialyzer)のない自宅などで自分自身で血液浄化を行うことができる方法である．具体的には腹腔内にチューブを留置して清浄な透析液を体外から入れ，本来腎臓から体外に排出すべき物質を腹膜細胞から腹腔内に排出させ，体外に回収する．このCAPD排液は腹膜による透析機能がなされているかどうかの検査に用いられ，また細菌検査などの目的で検査に供される場合がある．

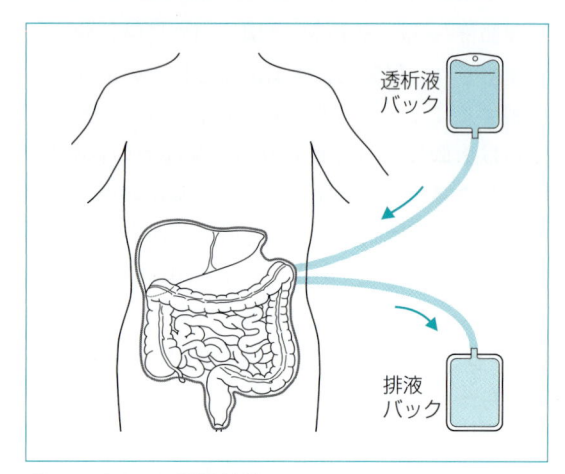

図17　CAPD排液検体

8. 喀痰(図18)

喀痰(sputum)は細胞診あるいは微生物検査に用いる目的で採取されることが多い．良質な痰とは肺の中の状態を示すものであり，良質でない痰は唾液など上気道，口腔由来の成分の割合が多い検体である．グラム染色で見ると扁平上皮が多いことは質がわるい痰の指標であり，白血球が多いことは質がよい痰の指標である．

理想的な痰の採取法として，上気道の成分(上皮，細菌)のコンタミネーションを避けるために気管支鏡(broncho-fiberscope)を通じて採取する吸引する方法があるが，侵襲的であるため，通常は患者の協力のもとに口から喀出された痰を採取

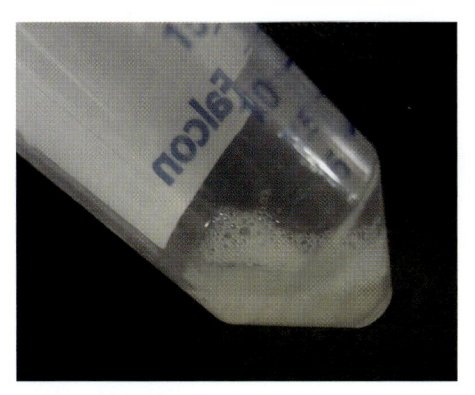

図18 喀痰検体

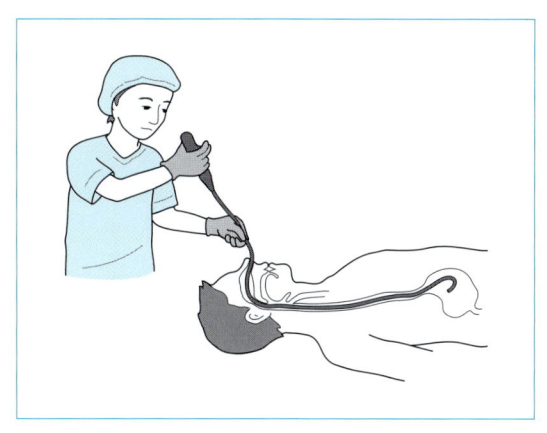

図19 胃液検体の採取

する．

　良質の痰の採取は患者の協力なしにはできない．良質な痰の採取は，採痰前にうがいをして痰に混入してくる口腔内常在菌を極力減らし，咳き込んでもらって肺の中にある痰を出してもらうことによってなされる．患者が咳をしているなど感染症が疑われる場合は，陰圧個室に設計された採痰ブースで行われるのが望ましい．

9. 胃・十二指腸液(図19)

　胃液(gastric juice)は胃で産生された液体であり，胃液は経鼻あるいは経口的に胃までチューブ(胃管，gastric tube)を挿入して採取する．胃管は食物の経口摂取が難しい患者の栄養補給の目的でもよく用いられる(経管栄養)．吸引された胃液のpHは胃酸の影響で低いので，吸引された液体のpHをチェックすることは正しく胃管が胃に入っていることを確認するのに有用である．

　十二指腸液(duodenal fluid)は肝臓で産生され，胆道系を経由してくる胆汁と，膵臓で産生され，膵管を経由してくる膵液が，ファーター(Vater)乳頭部手前で合流して十二指腸内に分泌されたものである．経口的あるいは経鼻的にチューブを十二指腸まで進め，液体を吸引する．

　上部消化管内視鏡の先端を十二指腸に進めて，内視鏡中を通してチューブを目視化にファクター乳頭内に挿入すると純粋な胆汁，あるいは膵液が得られる．

10. 気管支肺胞洗浄液(図20)

　気管支肺胞洗浄液(bronchoalveolar lavage fluid；BALF)は，肺の内視鏡検査である気管支鏡検査時に気管支内に注入した生理的食塩水を回収して得られる，いわば洗浄液である．気管支鏡では侵入できない，肺胞を含めた細い末梢気道内部の様子を知ることができ，かつ咽頭，口腔など上気道のコンタミネーションなしに検体を得られる優れた方法である．

11. 鼻汁

　鼻汁(nasal discharge)は鼻粘膜で産生される体液であり，患者の協力のもとに採取される．アレルギー性疾患において好酸球など細胞の確認，および成分の測定が行われる．インフルエンザウイルス抗原検査では鼻汁を検体とすることが可能なものもある．

12. 羊水(図21)

　羊水(amniotic fluid)は羊膜上皮で産生される液体であり，子宮内において胎児を包む羊膜腔に分布し，胎児の周囲の環境を形成している．分娩時には羊膜が破れて羊水が漏れる(破水)が，陣痛がくる前になんらかの異常で破水がおこることがある(早期破水，premature rupture of mem-

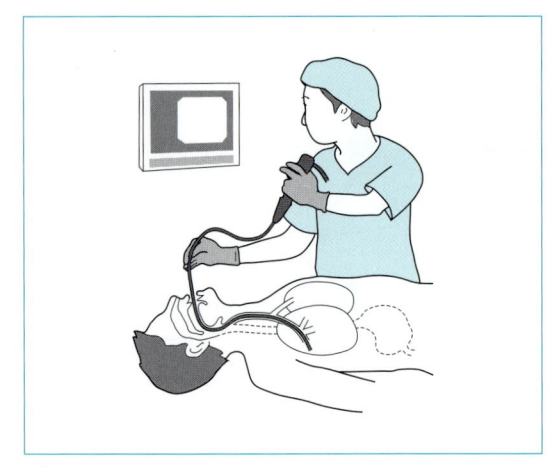

図20 BALF検体の採取

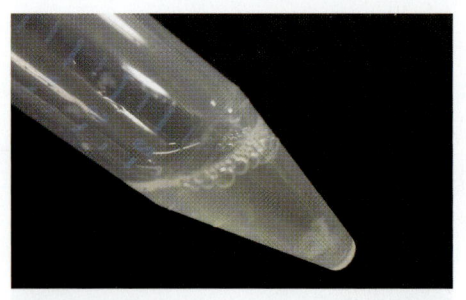

図21 羊水検体

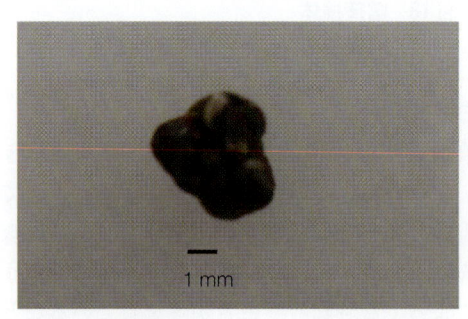

図22 結石検体

brane；PROM）．妊娠後期に腟から液体が漏れてきてPROMが疑われる場合，この液体が羊水かどうかの検査が行われる．妊娠後期は胎児を含む子宮の容積が急増し，膀胱への圧力が高まることにより尿が漏れる場合もあるので，鑑別する必要がある．

　羊水は細胞検査，遺伝子・染色体検査のために採取されるが，その採取には羊膜腔の穿刺という侵襲が伴うため，医師により行われる．

13. 結石（図22）

　成分解析のために結石（stone）が検査に供される場合がある．結石は胆嚢，胆道系に生じる胆石（gallstone）と尿路系に生じる尿管結石（urinary stone）が主である．胆石は手術的に採取されたものが検査に供される．尿管結石は手術的に採取される場合のほか，排尿とともに体外に排出され，これが検体として供される場合もある．

14. 腟分泌液

　腟分泌物は腟粘膜より産生される液体であり，医師により採取される．腟分泌液（vaginal excretion）はB群溶連菌のチェックなど微生物学的検査のために採取されることが多いが，ほかに月経周期に伴う腟粘膜細胞形態の変化など種々の情報

を含んでいる．

15. 涙

　涙（lacrimal fluid）は涙腺（lacrimal gland）から産生される液体であり，目を保護する働きがある．涙の分泌不足はドライアイ（dry eye）として知られる．自己免疫疾患の1つであるシェーグレン（Sjögren）症候群のように，自己免疫機序により涙の産生が低下してドライアイが発生した場合，涙の分泌量自体の計測が重要な意味をもつ（シルマー試験，Schirmer's test）．

16. その他の分泌物（膿，乳汁，唾液，汗，粘液など）

　膿（pus）は外部より侵入，増殖した細菌とこれに対処すべく動員された白血球（好中球主体，崩壊したものも含む）からなる．生体のいずれの部分にも発生しうるが，比較的浅い傷口（創部）から出てくることもあれば，深部で被膜（カプセル）を

形成して膿瘍（abcess）の形をとることもある．後者の場合，抗菌薬が到達しにくくなるので，外科的な切開・排膿が必要となることが多い．膿瘍の穿刺は医師によってのみ行われる．

乳汁（milk）は，乳腺（mammary gland）から産生される液体であり，新生児，乳児に栄養を与えるものである．乳汁の採取は患者が自分で用手的に絞り出すこともあれば，搾乳機（ポンプ，手動，自動）などを使用する場合もある．医療者によって採取される場合もある（図23）．

唾液（saliva）は唾液腺〔salivary gland，実際には次の3つ，すなわち耳下腺（parotid gland），顎下腺（submandibular gland），舌下腺（sublingual gland）から構成される〕から産生される液体である．消化液であり，S型アミラーゼ（amylase）を含む．患者の協力のもとに採取される．無侵襲的に採取できるため，血液の代わりとして，たとえば血中薬物濃度モニタリング（therapeutic drug minitoring；TDM）など，今後種々の用途に用いられる可能性を有している．

汗（sweat）は皮膚の汗腺〔sweat gland，エクリン腺（eccrine gland）とアポクリン腺（apocrine gland）の2種類がある〕から産生される液体である．エクリン腺はヒトでは全身の皮膚に分布して発汗による体温調節を担っている．アポクリン腺は腋窩など限られた部位に存在する．汗は患者の協力のもとに採取される．

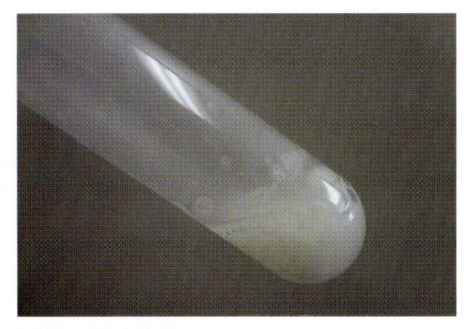

図23　乳汁検体

粘液（mucus）は粘膜から分泌される液体である．種々部位の粘膜から医療者によって採取されることが多い．

参考文献

1) 伊藤機一，他：検体検査のサンプリング　検査前誤差防止のために．臨床病理（臨時増刊），1996
　※サンプリングについての知見をまとめた集大成的な特集号である．その内容は各種分野の多岐に及び，オリジナルな知見なども多く紹介されている一冊であり，これを読むとサンプリングが非常に身近なテーマでありながら奥深いことがわかるであろう

2) 吉田　浩：臨床検査検体サンプリングを科学する．臨床病理 49：211-218，2001
　※サンプリングについての種々のテーマについて科学的な考えに基づいて研究をすすめた成果が紹介されている．この論文ではサンプリングは検査の実際的な重要なテーマであるだけでなく，研究的なテーマとしても非常に興味深いことを知らせてくれる貴重な論文である

第6章 一般臨床検査

A 尿検査

学習のポイント

❶ 腎の働きと尿の生成
❷ 尿検査概略
　尿試験紙項目の反応原理・使い方,尿の一般性状
❸ 尿の化学的検査の原理と目的
　尿蛋白,尿糖,ケトン体,潜血反応,ビリルビン・ウロビリノゲン,亜硝酸塩,白血球反応,ポルフィリン体,ポルホビリノゲン,肺炎球菌の尿中抗原検査
❹ 尿を用いた腎機能検査の原理
❺ 尿中有形成分分析装置の原理

本項を理解するためのキーワード

❶ **尿の一般性状**
尿量(多尿,乏尿,無尿),尿 pH,尿比重(高比重尿,等張尿,低比重尿)などの所見からネフロンや尿細管など腎臓の働きや全身状態を推定できる.

❷ **尿試験紙法**
尿の一般定性検査である尿蛋白,尿糖,ケトン体,潜血反応,ビリルビン・ウロビリノゲン,亜硝酸塩,白血球反応などの項目をこの方法で実施し,腎疾患,尿路感染症,代謝性疾患など全身状態のスクリーニング検査ができる.採尿時の留意事項や保存方法と各項目での偽陽性・偽陰性に注意する必要がある.

❸ **尿の化学的検査**
ジアゾ反応,エールリッヒアルデヒド反応,グリース反応などを用いた検査により尿異常の有無を調べることができる.

❹ **尿沈渣検査**
遠心操作によって得られた尿中成分を顕微鏡下で成分分析する検査である.血球類,上皮細胞類,円柱類などの成分鑑別により血尿の確定や腎尿路系の病態推定が可能である.

❺ **尿中有形成分測定装置**
尿中の有形成分を自動で測定する装置である.尿沈渣検査の自動化ではなく,尿中有形成分という情報を客観的に得ることができる.

❻ **尿中抗原検査**
尿試料を用いた感染症迅速診断検査であり,肺炎球菌などで実施されている.

1. 腎臓の働きと尿の生成の基本的な考え方

a. 腎臓の構造(図1)

腎臓はソラマメの形をした臓器で腹腔のすぐ後ろに位置している.左右1個ずつ合計2個あり,1個の重さは約100gである.腎臓には少しくぼんだ部分があり,そこから尿管や血管が出ている.このくぼみから腎臓の内側の部分が空洞になっている.この空洞を取り囲む実質部分の内側を髄質,外側を皮質という.

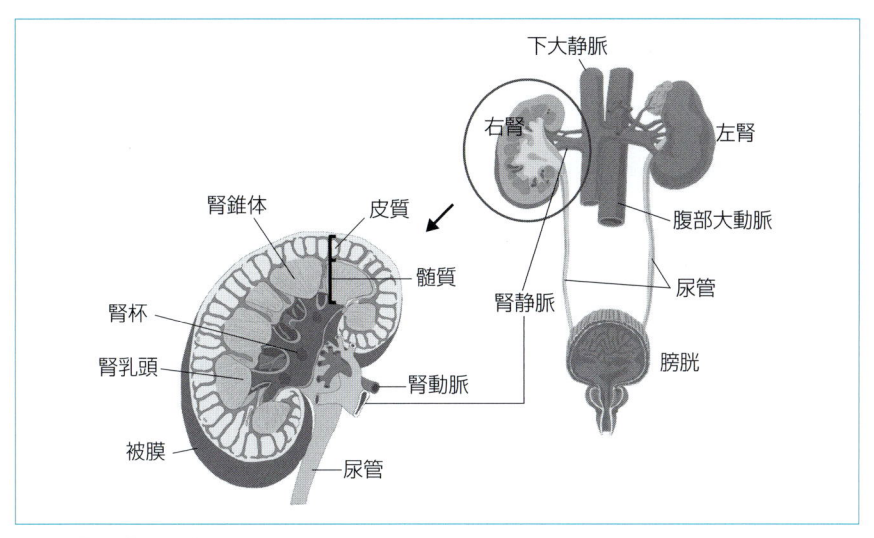

図1　腎の位置と断面

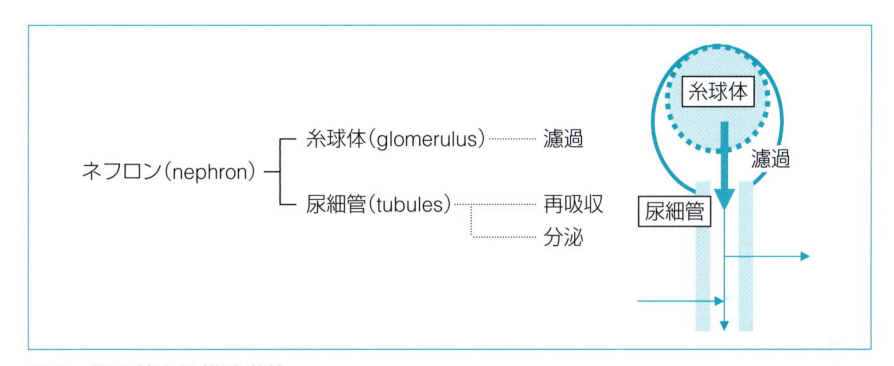

図2　腎の基本的構造単位

　皮質の中には腎小体という球形の小体が片方の腎臓に約100万個存在している．腎小体にはボーマン嚢があり，その中に糸球体という毛細血管がある．ボーマン嚢からは1本の尿細管という管が出ている．尿細管は初めのうちは皮質の中を通り，近位尿細管という．皮質を通っていた尿細管は髄質のほうへ下がり，再び皮質のほうへ戻ってくる．この髄質部分を通る尿細管をヘンレループ（ヘンレの係蹄）といい，髄質から戻って再び皮質を通る尿細管を遠位尿細管という．遠位尿細管は集合し，太い集合管となる．

　腎小体から遠位尿細管までが腎臓の最小機能単位といえる．これをネフロンという（図2）．

b. 腎臓の働き

　腎臓の主な働きとは尿をつくり，それを体外に排出することである．尿は尿管，膀胱，尿道を通って排出される．この尿の生成，排泄にかかわる器官を泌尿器系という．

　それによって次の調節がなされている．
① 尿の生成によって老廃物を体外に排出
② 体内の水分や電解質の調節
③ 造血ホルモンと血圧調節するホルモンを分泌
④ ビタミンDの活性化

　このように多様な役割を担っているため，腎機能が低下すると重篤な障害をきたすことがある．

　腎機能の把握の第一歩は，腎への血液の流れと腎臓における尿生成の仕組みである（図3）．腎へ

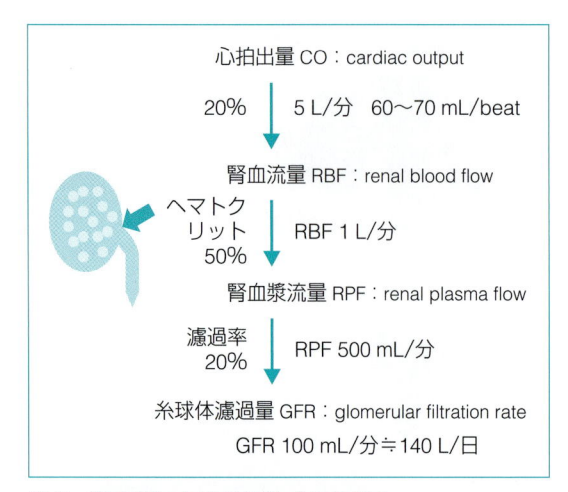

図3　腎内部における尿生成の仕組み

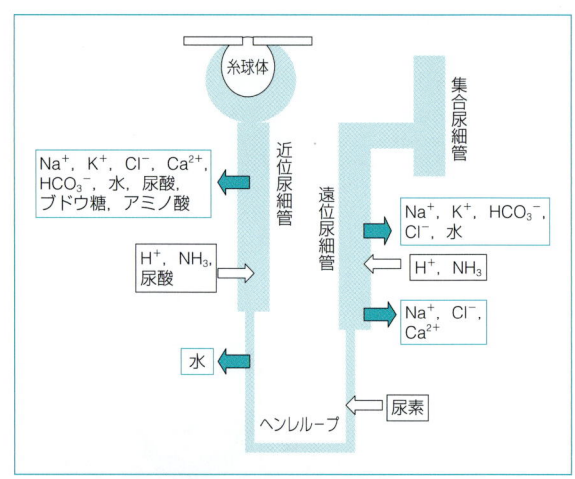

図4　尿細管における再吸収と分泌

は心拍出量の約20%(毎分約1L)の血液が流れ込む．この量を腎血流量(renal blood flow；RBF)と呼び，体循環血液量が低下する出血や下痢などによる脱水があるとRBFが低下し，腎機能低下がおこる(腎前性の要因)．

毎分約1LのRBFを，血漿成分のみの量で考えたものが腎血漿流量(renal plasma flow；RPF)であり，仮にヘマトクリット(Ht)値を50%とすると，毎分500 mLとなる．糸球体に流れ込んだ血液は糸球体基底膜で選択的濾過が行われる．この濾液が原尿で，濾液の量を糸球体濾過量(glomerular filtration rate；GFR)と呼び，一般にRPFの20%程度で毎分100 mLとなる．このGFRは残存ネフロンの数(機能)を反映し，腎機能を表現するときの基本となるものである．

腎小体で濾過された尿の大部分は尿細管で再吸収される(図4)．再吸収される物質は水分，糖質，アミノ酸，Na^+，Cl^-などで，尿細管の場所によって再吸収される物質が異なっている．

糖質，アミノ酸，Na^+，Cl^-の多くは近位尿細管で吸収され，ヘンレループでは水分が吸収される．遠位尿細管では副腎皮質ホルモンの1つであるアルドステロンの作用によってNa^+の再吸収が促される．同時にNa^+と交換でK^+が尿中に排出される．また，NH_3やH^+も遠位尿細管で排出される．

集合管までくると，下垂体後葉ホルモンの1つ

表1　尿中の病的物質の出現機序

	出現機序	関与するもの	代表的なもの
1	オーバーフロー	血中濃度	アミラーゼ，ミオグロビン，ヘモグロビン，ベンズ・ジョーンズ蛋白
2	基底膜障害	糸球体基底膜の透過性	尿蛋白(アルブミン)
3	再吸収障害	尿細管機能(尿細管異常)	低分子蛋白，ブドウ糖
4	尿細管障害	尿細管機能(尿細管障害)	N-アセチル-β-グルコサミニダーゼ(NAG)

であるバソプレシンの働きによって尿中の水分が吸収され，尿が凝縮される．

c. 尿検査の意義

尿には，主に糸球体で濾過され尿細管で再吸収されない物質と，糸球体濾過とは無関係に尿細管より分泌される物質の2種類の化学的物質が含まれている．では，種々の病的な物質の出現の意義とその機序はどのように考えるべきか．ポイントは尿中に排出された物質の量は，その血中濃度・糸球体基底膜の透過性，糸球体濾過量および尿細管機能が総合的に関与して決まるということである(表1)．

多くの物質が尿の成分に含まれている．これら

の成分や量は，気にかかると変化することが多く，尿を検査することによって自覚症状のない病気の早期発見や疾病の原因の追求，経過観察に役立つことが多くある．尿検査は被検者になんら侵襲を加えることなく，繰り返し行えることから臨床検査のなかでは最も一般的に使用されている．

2. 尿検査の一般的注意事項

a. 尿検体の採取法

1) 採尿時期による尿の種類

尿の採取方法として次のものがある．

a) 早朝第一尿

前夜就眠前に排尿し，それ以後一切の飲食せず，朝起きがけ一番に採尿した尿である．早朝第一尿は酸性に傾き，濃縮され，成分の安定性が高く，定性・半定量検査，沈渣検査に適している．また，起立性蛋白尿を除外できるので学校集団検尿にも適している．亜硝酸塩検査は尿が膀胱内に最低4時間貯留していることが必要であるので，この尿が検体として最も適している．

b) 早朝第二尿

朝起きがけに排尿した尿（早朝第一尿）は捨て，次に膀胱内に貯留した尿を採取したものである．主として定性検査に用いられ，学童の二次検尿にも用いられている（登校後採尿）．比較的活動時である日常の腎・尿路系の状態を示している．

c) 随時尿

任意の時間に採取した尿である．外来患者や職場の定期検診に用いられる．尿は希釈傾向にあり，陰性を呈しやすいが，スクリーニング検査に広く用いられている．

d) 負荷後尿

運動負荷後尿で，負荷後の結果を安静時所見と比較するために用いられる．実生活に即した腎・尿路系の状態が反映され，尿pH，尿蛋白，尿潜血反応が主に実施され，起立性蛋白尿の有無を知るための採尿もこれに含まれる．

e) 時間尿

ブドウ糖負荷試験で血糖測定に並行して採尿し，検査に用いる．負荷前と負荷後（または高糖質食摂取後）2時間後の尿が重要である．

f) 24時間尿（蓄尿）

24時間尿は冷暗所保存や，防腐剤や保存剤を添加して蓄尿し，特定成分の1日総排泄量定量検査に主に用いる．原則として尿定性検査には使用しない．

2) 採尿方法による尿の種類

a) 自然尿

自然に排尿される尿である．

(1) 全部尿（全尿）：自然排尿で蓄尿を目的として全量採取した尿である．

(2) 部分尿：自然排尿の一部を採取した尿である．

　(a) 初尿：最初に放尿された部分尿で，尿道炎の検査などに用いる．

　(b) 中間尿：排尿時，初尿および後尿を採取せず，排尿途中に採取した尿である．尿定性試験としてはこの尿が最も適している．

b) カテーテル尿

尿道から膀胱あるいは尿管にカテーテルを挿入して採取した尿である．

c) 膀胱穿刺尿

膀胱穿刺により採取した尿である．

d) 分杯尿

目的に応じて分割採取した尿である．

e) その他

回腸導管術などの尿路変更術後尿など．

b. 採尿方法での留意事項

1) 尿の種類および採尿方法（特にカテーテル採尿，全部尿，尿路変更術後尿など）を明記する．

2) 採尿前に尿道口を清拭することが望ましい．

3) 防腐剤は添加しないことが望ましい．24時間蓄尿では，検査目的により防腐剤や保存剤を使用することがある．

4) 採尿時間を記載することが望ましい．

5) 尿検体を採尿後速やかに検査室に提出する．

6) 確認試験も考慮して最低10 mLの尿を採取する．

7) 女性被検者が生理中の場合は，必ずそのことを検査室に連絡する．

表2　尿放置による成分変化（一般的試験紙法による検査項目）

項目	主な変化	備考
蛋白	ほぼ一定	比較的長時間安定
ブドウ糖	陰性化	主に細菌による消費
潜血反応	軽度陽性化その後陰性化	溶血が進むほど促進するが，時間が経つと酵素が失活し陰性化
白血球反応	ほぼ一定その後陰性化	比較的長時間安定，時間が経つと酵素が失活し陰性化
亜硝酸塩	軽度陽性化その後陰性化	細菌による亜硝酸の還元促進，長時間経つと分解（$NO_2 \rightarrow NO$）して陰性化
ウロビリノゲン	陰性化	酸化されてウロビリン体に変化
ビリルビン	陰性化	酸化されてビリベルジンに変化または光線による化学分解
ケトン体	陰性化	アセトン・アセト酢酸の揮発（特に酸性尿で顕著），細菌による消費
pH	アルカリ化	細菌増殖による尿素分解でアンモニアを生じる
比重	軽度増加	水分の蒸散

8）服用薬剤および造影剤が使用された場合はそのことを検査室に連絡するように依頼者に周知する．

9）尿検査に最も適した尿を使用することが望ましい．一般に早朝第一尿が適しているが，外来などでは随時尿が用いられる場合が多い．ブドウ糖検査には食後2～3時間後の尿が最も適している．また，ウロビリノゲン検査には午後2～4時の尿が最も適しているとされる．

c. 尿検体の検査時間と保存

1）尿の検査は，すべて採取直後の新鮮なもの用いる．尿は放置により成分が変化しやすいからである．採尿直後に実施できない場合には冷蔵し，4時間以内に行うことが望ましい．

2）室温に数時間放置された尿検体は，細菌の繁殖による尿素分解の働きで尿素が分解してアンモニアになり，アルカリ化がみられる．ブドウ糖を含有する尿では，細菌がブドウ糖を消費するため尿糖値が低下することがある．赤血球はアルカリ性でかつ低張尿の場合に溶血しやすく，尿潜血と尿沈渣検査結果との乖離がみられることがある．ウロビリノゲンとビリルビンは光に不安定であるので，採尿後1時間以内の検体を用いることが望ましい．一般的試験紙法による検査項目での尿の放置による成分の変化について**表2**に示す．

d. 尿試験紙法の概要

尿検査での一般定性検査は，現在では尿試験紙法が主体であるのでその取り扱い方法と自動分析装置の概要を解説する．

1）尿試験紙について

a）使用方法

1）添付文書に記載された用法に従って使用する．試験紙の使用者は測定操作に習熟する．

2）添付文書に記載された用法および使用目的以外での使用は，測定値の信頼性を保証されない．

3）製品が異なると操作法（用法）が異なる場合があるので，十分に注意する．

4）各試験項目の判定時間は，使用する製品の添付文書に従う．

5）肉眼判定には秒測定できる時計を使用する．

6）試薬の溶出を避けるため，試験紙は完全に尿中に浸し，ただちに取り出すこと．試験紙部分を尿中に長く浸していると，試薬が溶出して正しい結果が得られない．

7）使用する試験紙の各項目についての感度，特異度などの性能を確認しておく．

8）尿中には化学反応に干渉する物質が多く存在し，偽陽性あるいは偽陰性の原因となることがある．これらの干渉物質の影響に関しては製品の添付文書を参照する．

b) 取扱い方法
1) 使用期限を過ぎた試験紙は使用しない．
2) 試験紙は使用直前に容器から必要な枚数だけを取り出し，ただちに密栓する．一度取り出した試験紙は容器に戻さない．
3) 試験紙は短時間でも直射日光・湿気にさらされると劣化し，誤った検査結果を生じることがある．
4) 変色した試験紙は使用しない．
5) 容器中の乾燥剤は取り出さない．
6) 試験紙部分に直接手を触れないようにし，使用時まで汚染されないようにする．特に揮発性薬品や酸性・アルカリ性薬品による汚染を避ける．
7) 尿検査と同じ検査室内で揮発性物質（有機溶剤など），酸，アルカリを取り扱っているときには尿試験紙の判定に影響を及ぼすことがある．
8) 試験紙を切断して使用すると正確な結果が得られない．

c) 保存
1) 試験紙の保存は添付文書に従って行い，他の容器に移し替えてはならない．試験紙を他の容器に移し替えると試験紙の品質が劣化したり，反応性が低下することがある．
2) 室温との温度差により瓶の中に水滴ができるので，冷蔵庫などでの保管は避ける．ただし，長期保存のためやむを得ず冷蔵庫に保存した場合は，必ず室温に戻してから開封する．
3) 試験紙の感度が低下しないように，湿気，直射日光，熱を避けて密栓して保存する．
4) 容器中の乾燥剤は取り出さない．
5) 開封後はできるかぎり早く使用する．一度開封した場合には，使用期限内であっても試験紙が劣化する可能性がある．

d) 目視による判定法（図5）
1) 目視による尿試験紙の判定方法は，尿に試験紙を浸したのち，過剰尿を容器の縁で取り除き，決められた判定時間内に比色表と比較して判定する．判定時間は厳守する．目視判定の場合は検者間にある程度の個人差がある．試験紙を色調表に近づけ，適切な光線（自然光）下で判読する．

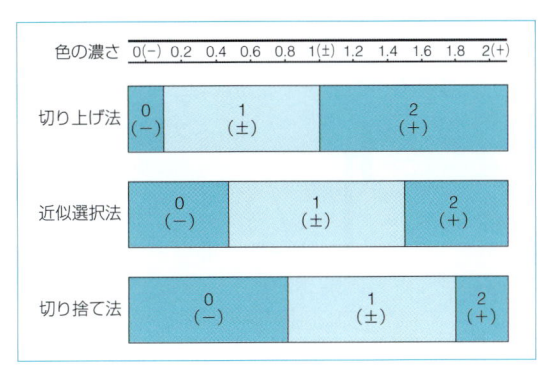

図5 目視法による判定方法

2) 試験紙の呈色の判定方法には次の方法がある．どの方法を採用するかは検査の目的によって定める必要がある．
(1) 近似選択法：試験紙の呈色により近い色調表の色枠を選択する方法
(2) 切り捨て法：試験紙の呈色が色調表の色枠に達しない場合には切り捨て，濃度の低い色枠として判定する方法
(3) 切り上げ法：試験紙の呈色が色調表の色枠よりも少しでも濃い場合には，濃度の高い色枠として判定する方法
3) 目視判定の場合には，照明条件により差異が生じる．目視判定は約1,000ルクスの光源下で判定する．
4) 試験紙の浸し方や過剰尿の切り方によって判定結果が異なることがある．使用する試験紙の添付文書の記載に従って実施する．

e) 測定上の留意点
1) 試験紙には偽陽性・偽陰性がある．特に問題視されるのは，アスコルビン酸（ビタミンC）の大量摂取による負の誤差である．アスコルビン酸によって影響される検査には，ブドウ糖，潜血，ビリルビン，亜硝酸塩などである．アスコルビン酸を大量に摂取した疑いがもたれた場合には摂取をやめ，日時を変えて採尿し，再検査する必要がある．
2) 尿の性状により試験紙の反応性が異なる．尿試験紙は尿の性状（pH，比重など）によって反応が亢進したり，抑制される．

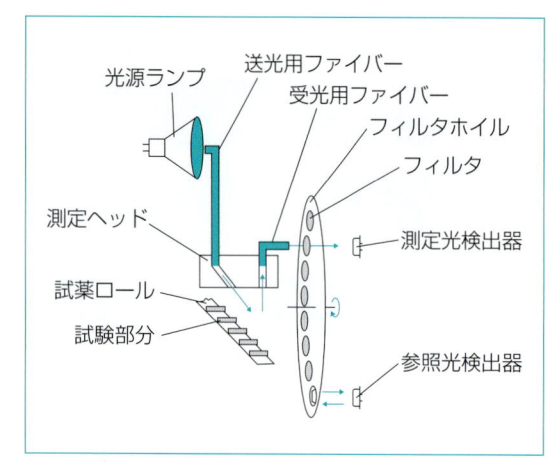

図6 尿分析装置の仕組み

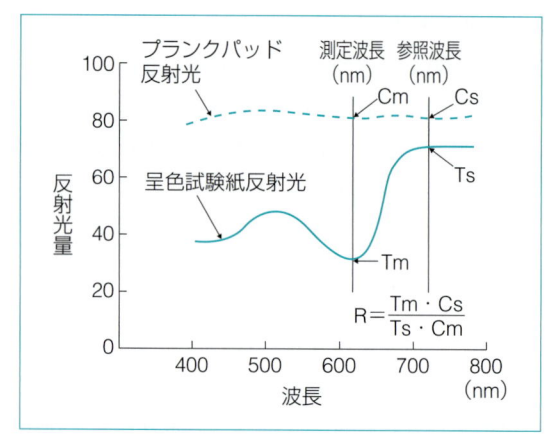

図7 反射率測定法の考え方

3) 着色尿や薬尿による結果の誤認がある．尿試験紙は，試験紙上の呈色を目視判定や機器における反射率を測定するため，着色尿の影響を受ける．薬尿の疑いがある場合には，薬剤の投与を中止したのち検査する必要がある．

4) 尿試験紙法は定性・半定量検査であり，得られた結果は定量値ではない．尿試験紙の測定結果には幅があり，判定結果の解釈には注意が必要である．

2) 尿分析装置について (図6)

尿分析装置の測定原理は反射率測定法による (図7)．光源からの光が尿試験紙に照射され，試験紙の呈色に応じた光量が吸収され，残りが反射される．反射光は干渉フィルタなどを通して検出器で受光し，電気信号に変換されたのちに演算され，臨床的な数値や値で表示される (表3)．

測光部の構造は，光源に白熱ランプを用いて積分球により平滑化された反射光を干渉フィルタや分光フィルムを用いて分光する方法が古くから用いられている．最近では光源に複数の波長の異なる発光ダイオード (LED) を用いて，小型化，軽量化が進んでおり，ポケットサイズの装置も出現している．色調変化の測定にカラーCCDカメラを使用する装置もある．

表3 尿試験紙項目と反応原理

項目	反応原理
pH	複合指示薬法
比重	高分子電解質共重合体のpKa値変化
蛋白	pH指示薬の蛋白誤差
糖	ブドウ糖酸化酵素法
潜血	ヘモグロビンのペルオキシダーゼ様反応
ケトン体	ニトロプルシドナトリウム反応
ビリルビン	アゾカップリング反応
ウロビリノゲン	エールリッヒアルデヒド反応
	アゾカップリング反応
亜硝酸塩	グリース反応
白血球	エステラーゼ反応
アスコルビン酸	インドフェノール法
アミラーゼ	carboxymethyl starch (CMS) 法
食塩	塩化銀法

3. 尿の一般的性状

a. 尿量

健常成人男子では平均 1,000〜1,500 mL の尿が排泄され，女子はそれより 200〜300 mL 少ない．1日尿量が 2,000 mL 以上を多尿 (polyuria)，500 mL 以下を乏尿 (oliguria)，100 mL 以下となった場合を無尿 (anuria) という．

1日で産生されて尿として排泄すべき代謝産物の総量は約 400〜600 mmol ある．腎で生成される最大濃縮尿は約 1,200 mOsm/kg・H_2O であり，尿 1,000 mL あたり 1,200 mmol の溶質除去が可能である．したがって，1日尿量が約 500 mL 以下

表4 病的状態における尿量の変化

多尿	糖尿病，尿崩症，萎縮腎，滲出液や浮腫の消退期，熱性疾患の回復期，腎盂腎炎，精神的影響，利尿薬使用時などの場合にみられる．
乏尿	急性腎炎，ネフローゼ症候群，急性熱性疾患（腎盂炎，膀胱炎を除く），滲出液・漏出液・浮腫などの貯留期，激しい下痢，嘔吐，心筋梗塞，心不全などの場合にみられる．
無尿	腎毒性物質，高度の腎虚血，腎炎・ネフローゼ症候群の重症な場合にみられる．ただし，前立腺肥大，尿路結石，尿道炎，腫瘍の後腹膜腔浸潤，神経因性膀胱などで，腎障害がないのに尿が物理的に出ない場合は無尿とはいわず尿閉という．

表5 色調の表現とその主な要因

色調	要因
黄色調（淡黄色調）	正常（ウロクロム色素）
無色調	多尿，乏尿
赤色調	血尿，ヘモグロビン尿，ミオグロビン尿，ポルフィリン尿
血性調	血尿
褐色調	ビリルビン尿
乳白色調	細菌尿，白血球尿，脂肪尿

では代謝産物の排泄が不十分となり，たとえ腎機能が正常であったとしても体内環境が維持されず，高窒素血症などが出現する．このように乏尿とは，理論上，溶質の排泄が低下し体内に蓄積する尿量とされている．また無尿は，1日尿量が100 mL以下の状態を示し，尿の産生や排出の完全なる欠如として取り扱われる場合が多い．なお，尿量が0 mLの場合は完全無尿という（表4）．

尿量の病的な減少は，腎不全状態の発症と直結した病態である．乏尿は，その発症機序から，①腎への灌流圧の低下による腎前性乏尿，②腎実質の障害に起因する腎性乏尿，③尿管・膀胱・尿道の閉塞などが原因となっておこる腎後性乏尿，の3群に分け，検討することが病態の理解に有用である．

b．色調

色調や混濁が病態把握のうえで役立つ情報となることがあるので，尿検査では必ず最初に注意深く観察して的確に表現する必要がある．色調は，尿の濃縮の程度や摂取した食物および薬剤などの影響により変化する．

1）色調の基本と病的状態（表5）

a）黄色（淡黄色）調

正常尿の色調は黄色（淡黄色）調を示す．これは，尿路系で産生されるウロクロムという色素によるもので，濃縮の程度により濃淡は変化する．

b）無色調

水様にみえる場合である．飲水過剰になると希釈された尿となり，水様に近い淡黄色になる．無色の尿は，尿崩症や糖尿病などで病的に多尿があるときにみられることが多い．重篤な腎機能障害でも，乏尿で無色の尿がみられることがある．

c）赤色調

赤ブドウ酒様の色調を示し，病的な場合が多い．血尿，ヘモグロビン尿，ミオグロビン尿，ポルフィリン尿などでみられる．血尿の場合は尿を混和すると混濁がみられ，遠心すると上清は黄色（淡黄色）になる．潜血反応は陽性で，尿沈渣では赤血球の確認が大切である．ヘモグロビン尿の場合は尿を混和しても混濁はなく，遠心しても上清は赤色調である．尿沈渣で赤血球はみられず，ヘモジデリン顆粒がみられることがある．ミオグロビン尿の場合はヘモグロビン尿と同様に尿沈渣では赤血球はみられない．ポルフィリン尿は，先天性ポルフィリン尿症や鉛中毒などでみられ，潜血反応は陰性である．

d）血性調

肉眼的赤血球の沈殿を確認できることがある．血尿は腎・尿路の炎症や腫瘍などの原因が考えられる．

e）褐色調

褐色調の場合は，ビリルビン尿やメラノーゲン尿などが考えられる．ビリルビン尿では，泡沫は黄染していることがある．肝細胞性黄疸，閉塞性黄疸でみられる．

f）乳白色調

細菌，白血球，塩類，脂肪などにより乳白色調

表6　薬剤の影響による色調の変化

色調	薬剤
赤色調（アルカリ性尿）	フェノールスルホンフタレイン（腎機能検査用試薬），アスピリン（解熱剤），アンチピリン（解熱剤）
橙黄色調	ラキサトール，大黄，センナ（いずれも下剤）
青色調	メチレンブルー，インジゴカルミン，アズール
黄色蛍光調	ビタミンB_2，ビタミンB_{12}

表7　混濁尿の鑑別

	変化	推定成分
加温	透明	尿酸塩
10%NaOH 数滴	透明	尿酸塩または尿酸結晶
3〜5% 酢酸数滴	透明	リン酸塩
	気泡＋透明	炭酸塩
エーテル・アルコール混合液	透明	脂肪
遠心（濾過）	透明	細胞成分
	変化なし	細菌

を示す．尿路感染症では白血球と細菌がみられ，乳白色を示し膿尿と呼ぶ．アルカリ性尿では無晶性リン酸塩や無晶性炭酸塩が析出し，白濁してみられることがあるが，病的ではない．

脂肪尿は，フィラリア症の場合などにみられ，リンパ管に障害がおこり脂肪が尿中に出現して白く混濁してみえる（乳糜尿）．尿沈渣をズダンⅢ（Ⅳ）染色すると，脂肪が赤色に染色され確認できる．

2) 薬剤による尿の色調

薬剤や栄養剤などの服用によって，赤色調，橙黄色調，青色調など多彩な色調を示すことがある（表6）．しかし，服用薬剤の確定は困難な場合が多い．

c. 混濁・臭気
1) 混濁

排尿直後の多くの尿は透明であるが，時間の経過とともに細菌の増殖や塩類の析出によって混濁してくる．これらは多くは病的ではないが，腎尿路系の炎症によって白血球や細菌を多く含む膿尿は病的である（表7）．

2) 臭気

(1) 正常尿：わずかに特有の芳香臭がある．アルコール類の摂取後の尿では特有の臭気がある．
(2) 細菌尿：尿路感染症や古い尿では，細菌によって尿素が分解され，アンモニアが生じた結果，アンモニア臭を生じる．
(3) 重症糖尿病尿：ケトン体の多量排泄時には，甘酸っぱいアセトン臭を生じることがある．
(4) アミノ酸代謝異常症尿：フェニルケトン尿症では，ネズミ尿臭（特有の強い芳香臭）を生じる．

d. pH

生体の血液 pH は，正常では 7.40 ± 0.05 の範囲に調節されている．これは，体内代謝により負荷がかけられても，酸・塩基調節機構が正常であるかぎり体内の pH は一定に保たれているためである．糖，脂質の代謝によって産生される 15,000 mmol/日の炭酸は，肺から CO_2 として排泄され，蛋白質の代謝によって産生される硫酸，リン酸などの非揮発性の無機酸（50〜100 mmol/日）は，腎臓から排泄される．

1) 尿 pH の生理的変動

健康人の尿 pH は，酸性域から弱アルカリ性域まで広範囲に変動するが（pH 5.0〜8.5），平均 pH 6.0 前後の弱酸性である．また，日内変動があり，睡眠中には換気低下による呼吸性アシドーシス傾向になるため尿は酸性に傾き，通常，早朝空腹時は pH 6.0 以下である．食後1時間以内に尿 pH が高くなる現象も知られている．また，肉類の過剰摂取により酸性尿になり，野菜・果物類の過剰摂取でアルカリ性に傾く．

2) 尿 pH の病的変化の原因
a) 尿 pH が酸性を示す場合
① 代謝性アシドーシス：生体内で有機酸が病的

に増加するとHCO_3^-が消費されて，相対的にH^+が増加し，尿中にもH^+の排泄が増加する．

② 呼吸性アシドーシス：肺換気の低下によりCO_2が体内に蓄積するため，炭酸，H^+の増加がおこる．腎では代償的にH^+の排泄増加がおこる．

③ 尿細管性アシドーシス：先天性，後天性の原因で尿細管細胞からのH^+の分泌障害により，H^+が体内に蓄積してアシドーシスに陥る．しかし，尿では生体内での変化とは対照的にH^+が低値のため，強い酸性尿にはならない．

④ 酸性食品の摂取：肉類など動物性食品を多量に摂取すると，有機酸などの増加によって尿は酸性化する．

⑤ 薬剤の投与：塩化アンモニウム，アルギニン塩酸塩，馬尿酸などの投与で尿は酸性化する．

b) 尿pHがアルカリ性を示す場合

① 代謝性アルカローシス：生体内にHCO_3^-が増加する病態である．外因性にアルカリを過剰に注入したり，胃腸障害（嘔吐，胃液吸引），腎不全などでH^+が体外に失われ，相対的にH^+が減少するためにおこる．尿は腎での代償作用によりアルカリ性となる．

② 呼吸性アルカローシス：過呼吸によりCO_2が過剰に体外に失われると，HCO_3^-が相対的に上昇し，アルカローシスとなる．腎ではH^+の排泄減少とHCO_3^-の排泄増加の代償作用で調整される．

③ アルカリ性食品の摂取：野菜，果物類のアルカリ性食品の過剰摂取によって尿はアルカリ性となる．

④ 薬剤の投与：重炭酸ナトリウム（重曹），クエン酸カリウムなどのアルカリ塩類の投与でも尿はアルカリ化する．

⑤ 細菌尿：腎尿路細菌感染症では原因となる細菌によっては，尿中の尿素を分解してアンモニアを産生するため，尿はアルカリ化する．

3）pH測定方法

a) ガラス電極法

pHメーターを用いて電気的に測定する方法で，最も正確に測定できる．着色混濁液，酸化剤，還元剤を含む溶液，または蛋白を含む溶液にも障害なく使用できるが，操作が煩雑なため，日常検査法としては実用的でない．

b) 試験紙法

pH試験紙は，尿中H^+が試験紙に含まれる複数のpH指示薬と反応した呈色変化を利用している．pH指示薬としてはメチルレッド，ブロムチモールブルーなどが用いられている．pH 5～9を1単位ごとに測定するものが多いが，一部pH 5.0～8.5を0.5単位ごとに測定するものがある．機器測定ではpH 4.5～9.0を0.5単位ごとに測定することも可能である．

採取後長時間経過した尿は，細菌増殖によりpHがアルカリ性になることがある．検査室内で，揮発性の酸やアルカリを取り扱っていると，判定に影響を及ぼすことがある．試験紙の尿への浸漬後，過剰尿が残っている場合，pH試験紙に隣接する試験紙の試薬が判定に影響を及ぼすことがある．

e. 尿比重

尿比重は尿中に溶けている全溶質の濃度（重量）を示す指標である．尿比重の測定は尿の濃縮能・希釈能を知るうえで必須の検査で，尿量との対比から評価する．通常，尿中に存在する主な溶質は尿素，塩化ナトリウムなどであるが，病的条件では蛋白，糖などが加わる．

健常人では24時間蓄尿においての比重は1.015前後で，水分の摂取状態や喪失状態（発汗など）により1.002～1.045の間で変動する．一般に病的状態として以下のように，低比重尿，等張尿，高比重尿に分類する（表8）．

1）尿比重の検査法

尿比重の検査法には浮秤法，屈折計法，落下法，試験紙法（化学的比重測定法）などがある．現在は自動化測定に対応した試験紙法が多く用いら

表8　尿比重の分類

低比重尿 (低張尿)	1.008以下	・尿崩症などの腎の濃縮能低下による病的多尿の状態． ・水分過剰摂取や利尿薬投与時．
等張尿	常に1.010付近に固定	・腎不全の末期など腎の濃縮能・希釈能が著しく低下し，尿量の変化によっても変化しない状態．
高比重尿 (高張尿)	1.030以上	・高熱，激しい下痢・嘔吐などの脱水状態で尿量の低下した状態 ・糖尿病(尿量増加)

れている．

a) 試験紙法(化学的比重測定法)

尿定性検査は現在，ほとんど多項目の尿試験紙法により行われており，尿比重においても反応原理は種々あるが，この方法による検査が一般的である．

【反応原理】

反応原理は市販のメーカーにより異なり，下記の3つの種類がある．

1) 陽イオン抽出法：試薬中に高分子電解質とpH指示薬を含有，尿中電解質(Na^+，K^+など)によって置換された高分子電解質中のH^+の量をpH指示薬の呈色変化としてとらえる方法である．高分子電解質としては，メトキシエチレン無水マレイン酸共重合体，エチレングリコール-ビス(βアミノエチルエーテル)-N,N,N',N'-四酢酸，リン酸ジ-(2-エチレンヘキシル)エステル，また，pH指示薬としてはブロムチモールブルーが用いられている．

2) リン酸緩衝液による測定法：尿中電解質とpH緩衝剤(リン酸塩緩衝剤)との反応により生じるpHの変化を，増感剤としての界面活性剤の存在下でpH指示薬の呈色変化として検出する方法である．ブロムチモールブルー，チモールブルーが用いられている．

3) メタクロマジーを利用する方法：メチレンブルーとデキストラン硫酸ナトリウムとの変色反応(メタクロマジー)により，尿中陽イオン濃度に応じて呈色する．

【感度】

1.000～1.030まで0.005間隔の7段階で測定できるものと，1.000～1.040の9段階測定できるものとがある．

【特異性】

尿中の陽イオン(Na^+，K^+など)に特異的に反応するが，非電解質(尿素，クレアチニンなど)には反応しない．

【偽陽性と偽陰性】

1) 偽陽性：尿中の陽イオンが極端に多い場合は，実際の比重よりも高めに判定されることがある．

2) 偽陰性：高度に緩衝されたアルカリ尿では低めに判定されるので，0.005を加えて補正する方法が用いられる場合がある．メタクロマジーによる方法ではこの影響を受けない．非電解質成分(糖，蛋白など)が多量に存在した場合には低めに判定されることがある．

【注意事項】

・屈折計法などの物理的測定法では，尿中に含まれるすべての溶質を反映した測定値を得るのに対して，試験紙法では尿中陽イオン濃度を測定することによって，二次的に尿比重を算出している．そのため，陽イオン以外の非電解質成分(尿素，クレアチニンなど)が多く含まれる尿では，低値となる．

・屈折計法では，検体温度，糖，蛋白，および有機ヨード血管造影剤やデキストランなどの高分子物質の影響を受け，正誤差を生じるが，試験紙法はこのような影響を受けない．

b) 浮秤法(尿比重計)

比重計の浮秤に対する尿の浮力の大きさから比重を測定する方法である．

【方法】

尿が50mL以上入り，比重計がガラス円筒壁に触れない十分な大きさのガラス円筒(シリンダーなど)を用意する．これに尿を入れ，比重計を浮かせる．比重計がガラス円筒壁に触れず中央部で静止したときの尿の液面と接触する最上部の目盛りを読む．

【注意事項】
・測定前に15℃の水に比重計を浮かべ，1.000であることを確認する．
・尿の状態により補正の必用な場合がある．
  ① 蛋白補正
     尿比重＝測定値－［0.003×蛋白（g/dL）］
  ② 糖補正
     尿比重＝測定値－［0.004×糖（g/dL）］
  ③ 温度補正
     尿比重＝測定値＋$\dfrac{尿温度-15℃}{3,000}$

c）屈折計法

尿の屈折率が尿比重とほぼ相関することを利用してノモグラムにより屈折率から尿比重を求める方法である．1979年に日本臨床病理学会標準化委員会が示したJSCPノモグラムが日常検査で使用されている（図8，表9）．

【方法】

屈折計の試料面に蒸留水を1～2滴落とし，蓋をして接眼鏡をのぞき，明暗の境界線を尿比重1.000の目盛りに合わせる．蓋を上げ，ガーゼで水を完全に拭き取る．被検尿を同様に1～2滴落とし，蓋をして明暗の境界線の目盛りを読みとる．

【注意事項】
・温度補正は必要ないが蛋白・糖補正が必用である．
  ① 蛋白補正
     尿比重＝測定値－［0.003×蛋白（g/dL）］
  ② 糖補正
     尿比重＝測定値－［0.004×糖（g/dL）］

d）落下法

落下法には落下液滴法，浮遊法，比重勾配法があるが，いずれも現在はほとんど用いられていない．

① 落下液滴法：尿と混じり合わない溶媒（シリコンオイルやキシレンとブロモベンゼンの混合液など）に尿を落下させ，一定区間の落下速度が尿の比重と比例することから比重を求める方法である．以前は一部の自動尿定性検査測定装置に用いられていた．

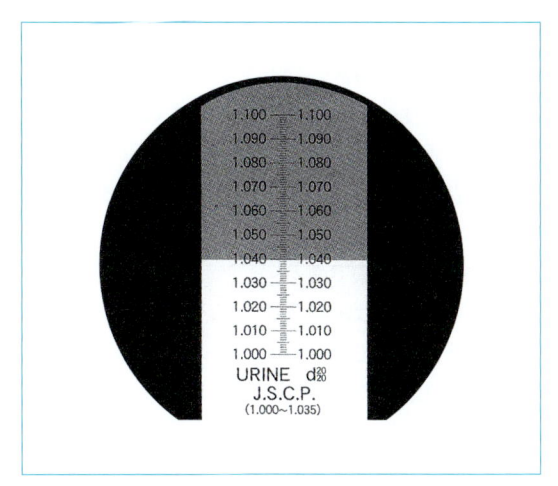

図8　尿のJSCPノモグラム

表9　尿の屈折計法

比重	屈折率	比重	屈折率
1.000	1.3330	1.018	1.3390
1.001	1.3333	1.019	1.3393
1.002	1.3337	1.020	1.3396
1.003	1.3340	1.021	1.3400
1.004	1.3343	1.022	1.3403
1.005	1.3347	1.023	1.3406
1.006	1.3350	1.024	1.3410
1.007	1.3353	1.025	1.3413
1.008	1.3357	1.026	1.3416
1.009	1.3360	1.027	1.3420
1.010	1.3363	1.028	1.3423
1.011	1.3367	1.029	1.3426
1.012	1.3370	1.030	1.3430
1.013	1.3373	1.031	1.3433
1.014	1.3376	1.032	1.3436
1.015	1.3380	1.033	1.3440
1.016	1.3383	1.034	1.3443
1.017	1.3386	1.035	1.3446

② 浮遊法：比重の異なる水不溶の有機溶媒系列をつくり，尿を落下させて浮くところを測定する．

③ 比重勾配法：比重の異なる2つ水不溶の有機溶媒を混合して，下ほど比重の高い比重勾配のある液柱をつくり，滴下した尿が静止する距離から比重を求める方法である．

f．尿浸透圧

尿浸透圧は浸透圧現象をもたらす溶質の数量（モル数）で示した指標である．浸透圧とは半透膜

（溶質は透過しないが水のみを透過する膜）を介して濃度の異なる溶液が接していると，水分は低濃度から高濃度の溶液に拡散する．この拡散によって生じる圧が浸透圧である．尿浸透圧の測定は，蛋白や造影剤などの高分子化合物の影響を受けないため，腎の濃縮力や希釈力を知るうえで最も理論的に優れた方法である．

浸透圧の単位は浸透圧を生じうる粒子数の濃度をモル単位で表し，mOsm/kg・H_2O（1 kgの水に存在する粒子のモル濃度）を用いる．

健常人では尿比重と同様に，水分の摂取状況により，50～1,300 mOsm/kg・H_2O と変動する．200 mOsm/kg・H_2O 以下が続く場合は希釈尿，850 mOsm/kg・H_2O 以上は濃縮尿である．

【反応原理】

一般的には氷点降下法が用いた自動測定機器が用いられている．試料を急冷したのち，穏やかに冷却していくと0℃を過ぎても氷結しない過冷却状態となる．この状態で振動などの凍結刺激を与え氷結させる．このときの温度は氷点まで上昇し，数分一定に維持する．この氷結形成温度より浸透圧値を求めることができる．

氷点降下度（℃）と浸透圧の関係は次式で示される．

$$浸透圧 = \frac{1,000 \times 氷点降下度（℃）}{1.858} \text{（mOsm/kg・}H_2O\text{）}$$

4. 尿の化学的検査

A）尿蛋白

a. 尿蛋白の測定

蛋白尿とは1日に150 mg以上の蛋白が尿中に排泄されている場合をいう．糸球体基底膜での血液の濾過では，一部のアルブミンは濾過され，原尿として尿細管へ流れ込む．このアルブミンは近位尿細管でほとんど再吸収され，健常人の尿では1日50～100 mg程度排泄されている．しかし，この程度の蛋白量では通常の一般検査定性検査ではほとんど検出されない．

蛋白尿は生理的蛋白尿と病的蛋白尿に大別され，病的蛋白尿はさらに障害部位および発生機序から腎前性蛋白，腎性蛋白尿，腎後性蛋白尿に分類される（表10）．尿蛋白測定は腎疾患のみならず全身状態の把握として重要な検査であり，2009年に日本腎臓学会が公表した「慢性腎臓病（CKD）診療ガイドライン」では，尿蛋白定性検査が診断のための重要な項目とされている．

1）尿蛋白測定方法

一般検査においては，通常，定性検査（半定量検査）が実施され，陽性を疑う場合や陽性の程度を知るために定量検査が実施される．定量検査は蓄尿により1日あたりの総排泄量を求めることが多い．

表10 蛋白尿の分類とその成因

分類			成因
生理的蛋白尿	機能性蛋白尿		運動後，入浴後，発熱時
	体位性蛋白尿		起立性，前彎性
病的蛋白尿	腎前性蛋白尿		ヘモグロビン尿，ミオグロビン尿，ベンスジョーンズ蛋白，心不全，甲状腺機能亢進症，貧血など
	腎性蛋白尿	糸球体性	糸球体腎炎，ネフローゼ症候群，腎硬化症，膠原病，アミロイド腎，妊娠高血圧症候群
		尿細管性	ファンコーニ（Fanconi）症候群，ロウ（Lowe）症候群，ウィルソン（Wilson）病，重クロム酸・水銀・カドミウム中毒，腎毒性薬剤による腎障害
	腎後性蛋白尿		尿管，膀胱，尿道の炎症・結石・腫瘍

【基準値】
定性検査：陰性
定量検査：100 mg/日以下

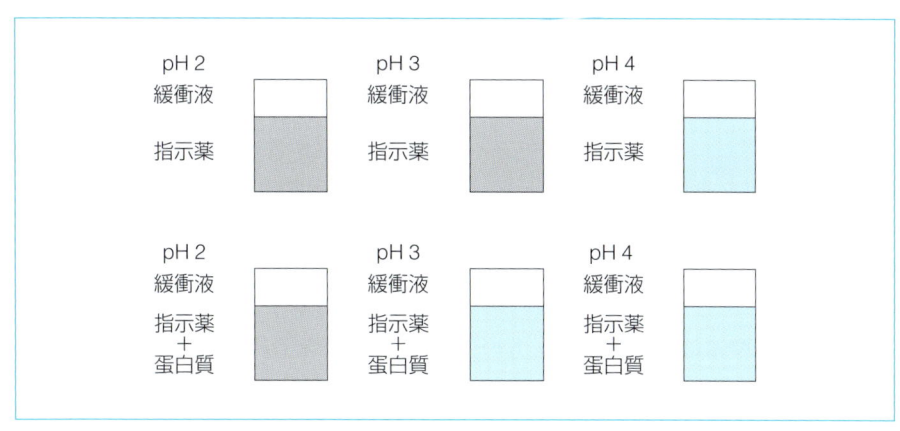

図9 pH指示薬(TBPB)の蛋白誤差現象

a) 定性検査

(1) 尿蛋白試験紙法

【原理】 「ある種のpH指示薬は，溶液の真のpH値よりも高いpH値の呈色を示し，そのpHのずれは溶液中に含まれる蛋白の量に比例する」という現象をpH指示薬の蛋白誤差現象と呼ぶ.

尿蛋白試験紙の反応原理はこのpH指示薬の蛋白誤差法を用いている. スルホフタレイン系のpH指示薬の蛋白誤差反応を用いており，溶液中に蛋白が存在すると，蛋白分子中の遊離アミノ基がpH指示薬(酸化型)とイオン結合して発色することを利用している. 蛋白は，等電点以下の溶液中ではプラスに荷電しており，pH指示薬は蛋白内部に容易に取り込まれ，ここで蛋白の遊離アミノ基に触れて極大吸収がシフトし，色調が変化する. 変化した色調の程度から蛋白濃度を判定する(図9).

pH指示薬としては，ブロムフェノールブルー(BPB)，テトラブロムフェノールブルー(TBPB)，3',3",5',5"-テトラクロロフェノール-3,4,5,6-テトラブロムスルホフタレインなどが用いられている.

【感度】 尿蛋白試験紙は10〜30 mg/dLの測定感度のものがある.

【特異性】 尿蛋白試験紙は，腎障害時に排泄されるアルブミンに対して特異性が高い. 試験紙の指示薬は，分子量が比較的小さく腎障害時に排泄されやすいアルブミンに対して感度が高く，他の蛋白(たとえば，Tamm-Horsfallムコ蛋白，グロブリン，ベンスジョーンズ蛋白など)とは，高濃度でなければ反応しない.

• 偽陽性・偽陰性・異常発色

① 偽陽性：pH8以上の強アルカリ尿や高度の緩衝作用を有する尿では偽陽性を示すことがある. 血漿増量剤，防腐剤，洗剤，消毒剤が残存していると偽陽性を示すことがある. また，湿潤剤，造影剤，高分子物質(デキストラン，PVPなど)の混在によっても偽陽性を呈することがある.

② 偽陰性：pH3以下の強酸性尿で偽陰性を示すことがある. アルブミンに対して鋭敏に反応するが，その他の蛋白では陰性を示すことがある.

③ 異常発色：高比重尿では正誤差を与えることがある. 診断用および治療用の色素(メチレンブルー，ピリジウムなど)や甜菜の色素などが尿中に存在すると，蛋白質の呈色が妨害されることがある.

(2) スルホサリチル酸法

【原理】 尿中蛋白は等電点よりも酸性側においてプラスに荷電している. そこにマイナスのイオンを生じるスルホサリチル酸を加えると，両イオンが結合して不溶性の塩が形成され，白濁沈殿する. 白濁の程度は，含まれる蛋白濃度に比例するので，この程度のより半定量的に求める. 本反応は鋭敏で，痕跡程度(±)では病的とは言い切れ

ない．
【試薬】 ①3～5%酢酸溶液，②20%スルホサリチル酸溶液
【方法】
① 2本の試験管に被検尿をそれぞれ3.0 mLとる．1本は対照用とする．
② 3～5%酢酸溶液(試薬①)を両方に2～3滴滴下し，混和する．
③ 20%スルホサリチル酸溶液(試薬②)を一方の試験管に数滴加え，よく混和する．1～2滴加えて白濁が生じたときは，白濁が出尽くすまで試薬を追加する．
【判定】 黒色の背景で対照尿と比べ，白濁の度合いを判定する．
　　(−)　混濁が認められない
　　(±)　混濁がわずかに認められる(蛋白量20 mg/dL以下)
　　(+)　黒色背景がなくても混濁がわずかに認められる(蛋白量20～50 mg/dL)
　　(+)　混濁が明瞭であるが，細片状沈殿がみられない(蛋白量100 mg/dL程度)
　　(#)　強度の混濁があり，細片状沈殿が認められる(蛋白量200 mg/dL程度)
　　(##)　強度の混濁があり，塊状沈殿が認められる(蛋白量500 mg/dL)
【検出感度】 約5 mg/dLの蛋白濃度で陽性となる．
【注意】
① アルブミン，ベンスジョーンズ蛋白の検出能は高いがグロブリンは低い．
② ムチン，酢酸体，アルブモーゼ，尿酸などによっても陽性を示す．ムチン，酢酸体は酢酸を加えたのみで白濁するので，対照試験管を確認する．アルブモーゼは加熱すれば混濁は消失する．
③ X線造影剤投与後やトルブタミド，ペニシリン投与後の尿でも混濁を呈することがある．
(3) 煮沸法
【原理】 蛋白の熱変性による沈殿反応を利用している．蛋白を加熱すると，その分子を構成しているペプチド鎖が解けて陰陽の帯電部が重合し，凝固沈殿する．
【試薬】 3%酢酸溶液
【方法】
① 2本の試験管に被検尿をそれぞれ5.0 mLとる．1本は対照用とする．
② 3%酢酸溶液を両方に2～3滴滴下し，混和する(加え過ぎ不可)．
③ 1本を煮沸するか，または沸騰水浴中で加温する(酢酸は煮沸後添加してもよい)．
④ 黒色の背景で対照尿と比べ，白濁の度合いを判定する．
【判定】 白濁を認めれば陽性とする．白濁の強さによりスルホサリチル酸法と同様に陽性度を分類する．
【検出感度】 約20 mg/dLの蛋白濃度で陽性となる．

b) 定量検査
　定量検査はスルホサリチル酸法など比濁法，蛋白と色素の結合を利用した比色法などがある．近年は精度，特異性などの面から日常検査では色素法による定量検査が広く利用されている．
(1) 比濁法
(a) キングスベリー・クラーク法(K-C法)
【原理】 3%スルホサリチル酸溶液添加により沈殿して生じた濁度を660 nmで比色定量し，検量線から蛋白濃度を求める．
【試薬】 ①3%スルホサリチル酸溶液，②5%酢酸溶液
【方法】
① 2本の試験管に被検尿をそれぞれ1.0 mLとる．1本は3%スルホサリチル酸溶液を3.0 mL加え，1本は盲検用に5%酢酸溶液を3.0 mL加える．それぞれ混和し，10分間放置する．
② 光電比色計を用い660 nmで吸光度を求め，検量線より蛋白濃度を求める．
【検量線】 アルブミンまたは管理血清(ヒトプール血清)と生理食塩水を用いて100 mg/dLの蛋白濃度液をつくる．これを原液として希釈系列を作製し，作製した希釈系列から同様に測定する．
【特徴・注意】 スルホサリチル酸のアルブミンに対する反応性はグロブリンに対してよりはるかに

表11 アルブミン尿の判定基準

診断	24時間蓄尿 (mg/24時)	時間蓄尿 (μg/分)	随時尿 (μg/mg・Cr)
正常	<30	<20	<30
微量アルブミン尿	30〜299	20〜199	30〜299
顕性蛋白尿	≧300	≧200	≧300

・尿中アルブミン排泄は変動しやすいので，3〜6か月以内に再検し，3回のうち2回該当するものとする．
・24時間以内の運動，感染，発熱，うっ血性心不全，著明な高血糖・高血圧，膿尿，血尿はアルブミン尿増加の可能性あり．

高く（2〜2.4倍），そのため，標準物質をアルブミンとするか管理血清を用いるかによって定量値に大きな乖離を生じる．また，尿中蛋白の組成によっても同様の結果を生じる．また，温度と時間による影響もある．

(b) Meulemans法

【試薬】 3%スルホサリチル酸溶液-7%硫酸ナトリウム溶液

【方法】 K-C法と同様，光電比色計を用い600 nmで吸光度を求め，検量線より蛋白濃度を求める．

【特徴・注意】 蛋白の種類による差が比較的少ない．

(2) 比色法

(a) ピロガロールレッド・モリブデン錯体発色法（PR-Mo法）

【原理】 ピロガロールレッド（PR）はモリブデン酸と結合して470 nmの最大吸収のある赤色の錯体を形成する．しかし，酸性条件のもとで蛋白と結合すると604 nmの最大吸収のある青紫色に変化する．この原理を利用して600 nmで吸光度を求め，検量線より蛋白濃度を求める．

【特徴・注意】 蛋白の種類による差が比較的少ない．生成色素のセルへの吸着が少ない．

(b) ブロモピロガロールレッド・インジウム錯体発色法（BPR-In法）

【原理】 ブロモピロガロールレッドはインジウムと結合して赤色の錯体を形成する．しかし，酸性条件のもとで蛋白と結合すると長波長の最大吸収のある紫色に変化する．この原理を利用して660 nmで吸光度を求め，検量線より蛋白濃度を求める．

b. アルブミン

糖尿病患者では試験紙法による尿蛋白定性検査が陰性の病期であっても，すでに組織学的変化が進行している．この初期の病変（早期腎症）を診断する指標の1つとして尿中の低濃度のアルブミン（尿中アルブミン）を測定することが重要で，糖尿病性腎症の診断基準の1つとなっている．微量アルブミン尿を呈する症例の多くは，放置するとのちに持続性蛋白尿を呈することがあるので尿中アルブミンを測定し，早期糖尿病性腎症の有無を確認して管理・治療することが重要とされている（表11）．通常，定量法が用いられているが，一般検査領域では半定量法である試験紙法などを用いた尿中アルブミン測定が実施されている．

【原理】 試験紙法は尿蛋白と同様に，蛋白誤差反応を用いている．それ以外にラテックス凝集反応や金コロイド法，イムノクロマト法を用いた定性キットが市販されている．

c. ベンスジョーンズ蛋白（Bence Jones protein；BJP）

ベンスジョーンズ蛋白は異常構造免疫グロブリンで，単一クローン性のL鎖の二量体である．免疫電気泳動法が最も推奨される検査法であるが，ベンスジョーンズ蛋白の特有な熱凝固性をみる熱凝固試験（Putnam法）が，一般検査として用いられる場合がある．ベンスジョーンズ蛋白はB細胞腫瘍増殖性疾患，たとえば多発性骨髄腫，原発性マクログロブリン血症，アミロイドーシスなどで出現する．

【反応原理】 ベンスジョーンズ蛋白の50〜58℃加熱で白濁沈殿して，100℃で再溶解する性質を

表12 糖尿を呈する病態

高血糖を示す病態または疾病	高血糖を伴わず糖尿を示す病態または疾病
(1) 糖尿病：インスリン分泌量の不足やインスリン抵抗性によって体内でのブドウ糖利用が低下し，過血糖となる． (2) 二次性糖尿：二次的におこる高血糖性糖尿 　膵障害（膵炎，膵癌），内分泌疾患（甲状腺機能亢進症，副腎機能亢進症，下垂体機能亢進症），肝障害（慢性肝炎，脂肪肝，肝硬変），中枢神経病変など	腎性糖尿（原因不明，原発性），妊娠糖尿，ファンコーニ（Fanconi）症候群，ウィルソン（Wilson）病，多発性近位尿細管障害（慢性カドミウム中毒，イタイイタイ病）

【基準値】
　定性検査：陰性
　定量検査：200 mg/日以下

利用している．

【試薬】 2 M 酢酸緩衝液（$CH_3COONa \cdot 3H_2O$ 17.5 g に酢酸 4.1 mL を加え，イオン交換水で 100 mL とする）

【方法】
① 遠心後あるいは濾過した被検尿 4 mL に 2M 酢酸緩衝液 1 mL を加え，pH4.9±0.1 として，56℃の水浴中に 15 分間放置する．
② 沈殿または混濁が生じた場合は 100℃で 3 分間煮沸する．
③ 100℃煮沸で濁度が減少するか，または消失したら陽性とする．

【注意】 混在する蛋白質や尿 pH の影響など種々の原因により偽陽性や偽陰性を示しやすい．

B）糖

臨床検査では尿中の糖質の中でブドウ糖が重要であり，尿中ブドウ糖を一般に尿糖と呼んでいる．

健常人の尿にも微量の糖が排泄されており（2〜20 mg/dL 以下），1日量としては 40〜80 mg 程度である．これらは通常の一般定性検査では検出されない濃度である．

血流によって腎臓に運ばれたブドウ糖は糸球体基底膜を通過するが，ほとんどすべてが近位尿細管で再吸収され，血中に還流される．尿細管の最大再吸収能をブドウ糖尿細管再吸収極量（tubular maximum for glucose；TmG）と呼び，正常では約 350 mg/分（血糖値に換算すると 170〜1,180 mg/dL）である．正常な腎では血中のこの TmG 以上になったとき，尿糖が陽性となる．このときの血中ブドウ糖濃度を腎閾値と呼ぶ．

尿糖が陽性となる場合は血中ブドウ糖濃度が腎閾値を超えた場合（高血糖）と，なんらかの原因で腎閾値が下がった場合（血糖値は正常）の2つが推定される（表12）．

a．尿糖測定方法

定性検査としてブドウ糖酸化酵素を用いた試験紙法が一般的だが，ベネディクト法など還元法もある．

(1) 尿糖試験紙法

【原理】 試験紙にブドウ糖酸化酵素（GOD），ペルオキシダーゼ（POD），酸化されて呈色する還元型色原体が含有されている．尿中のブドウ糖は酸素と GOD によりグルコン酸と過酸化水素に分解され，過酸化水素が還元型色原体を POD の触媒下に酸化して呈色する．

還元型色原体としては，o-トリジン，ヨウ化カリウム，2,7-ジアミノフルオレン二塩酸塩，N-(3-スルホプロピル)-3,3',5,5'-テトラメチルベンジジンナトリウム，4-アミノアンチピリン，1-ナフトール-3,6-ジスルホン酸二ナトリウム，テトラメチルベンチジン，テトラベースなどが用いられている．

【感度】 尿ブドウ糖試験紙は 40〜100 mg/dL の測定感度を有するものがある．

【特異性】 ブドウ糖と特異的に反応する．ブドウ

糖以外の乳糖，ガラクトースなどの還元糖および他の還元物質には反応しない．
・偽陽性・偽陰性
① 偽陽性：酸化物（過酸化水素，次亜塩素酸塩，サラシ粉，ヨード化合物など）の混在で偽陽性を示すことがある．
② 偽陰性：アスコルビン酸の影響を受け，製品により低値化もしくは偽陰性化する．また，高比重尿，ゲンチジン酸およびケトン体で偽陰性を呈することがある．
③ その他：温度により反応性が異なる（検体温度が低い場合には低めに判定される）．

(2) ベネディクト法（Benedict 法）
【原理】 アルカリ溶液中で硫酸銅は青色の水酸化銅となり，糖の存在下で還元されて黄色の亜水酸化銅または赤色の亜酸化銅となる反応を利用．
【試薬】 ベネディクト試薬：結晶クエン酸ナトリウム 173 g および無水炭酸ナトリウム 100 g（結晶ならば 200 g）を 1 L メスフラスコで蒸留水 800 mL に加温溶解し，濾過して放冷する．別に結晶硫酸銅 17.3 g を蒸留水 100 mL に溶かし，これを少量ずつ前記溶液中に撹拌しながら加え，蒸留水を追加して 1 L とする．褐色瓶に保存する（長期保存が可能である）．
【方法】 ベネディクト試薬 5.0 mL を試験管にとり，被検尿 8 滴（約 0.5 mL）を加えて 2 分間煮沸したのち，放冷する．
【判定】 色調および沈殿の程度により判定する．
　（−）　無変化または少量の青白色〜白色の混濁
　（±）　緑青色に混濁，管底に少量の黄色沈殿（ブドウ糖 0.1〜0.25 g/dL）
　（＋）　緑色〜緑黄色に混濁，管底に少量の黄色沈殿（ブドウ糖 0.25〜0.5 g/dL）
　（＃）　黄色〜橙色の沈殿（ブドウ糖 0.5〜1.0 g/dL）
　（＃）　管底に橙色から赤色の沈殿，上清ほぼ透明（ブドウ糖 1.5 g/dL 以上）
【検出感度】 尿中糖濃度が約 100 mg/dL で陽性となる．
【注意】
① 煮沸後の放冷は急速に冷却してはならない．
② 濃縮尿などでは他の還元物質により，紛らわしい色調を呈し鑑別が困難なことがある．この場合，尿を 2〜3 倍に希釈して行う．

C）ケトン体

ケトン体はアセト酢酸，β-ヒドロキシ酪酸およびアセトンの総称である．肝ミトコンドリアでの脂肪酸の代謝が亢進すると，生じたアセチル-CoA の一部からケトン体はつくられる．絶食やインスリン作用不足などによって糖質からのエネルギー供給が不足すると，生体は脂肪からエネルギー産生を行う必要がある．このとき，まず脂肪分解が亢進し，血中遊離脂肪酸（FFA）が増加する．FFA は肝ミトコンドリア内で β 酸化されアセチル-CoA となる．このアセチル-CoA からアセト酢酸が生成され，さらに β-ヒドロキシ酪酸，アセトンへと代謝される．ケトン体は水溶性であり，血液中で脂肪酸のように特別な運搬蛋白質を必要としないで，アセト酢酸や β-ヒドロキシ酪酸は糖質の代わりに骨格筋，心筋，腎などで代謝されエネルギー源となる．このように血中ケトン体が増加したとき，低分子であるため尿中のケトン体も増加する（図 10）．

ケトン体の生成は糖質の不十分な供給（飢餓など），組織における糖質の利用低下（糖尿病など）により促進される（表 13）．

1）尿ケトン体測定方法
(1) 尿ケトン体試験紙法
【原理】 アセトンおよびアセト酢酸がアルカリ性下でニトロプルシドナトリウムと反応して紫色を呈するニトロプルシド反応による．
【感度】 尿ケトン体試験紙はアセトン濃度 50 mg/dL，アセト酢酸 5〜10 mg/dL の測定感度のものがある．
【特異性】 アセトンおよびアセト酢酸と反応するが，アセト酢酸のみと反応する試験紙もある．β-ヒドロキシ酪酸とは反応しない．
・偽陽性・異常発色
① 偽陽性：高度の着色尿や，フェニルピルビン酸，ピルビン酸，オキザロ酢酸，α ケトグル

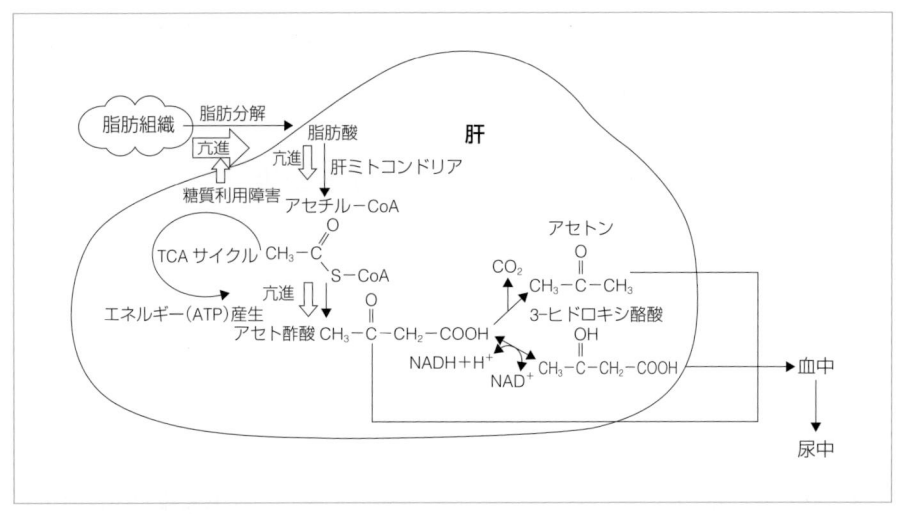

図10 ケトンの代謝

表13 ケトン体の増加を伴う病態

糖質の利用障害
糖尿病（コントロール不良状態）
糖尿病性ケトアシドーシス（DKA），糖原病など

相対的・絶対的な糖質摂取不足
脱水，絶食，飢餓，周期性嘔吐，高脂肪食，妊娠悪阻，妊娠高血圧症候群など

タル酸，PSP，BSP，フェニルケトン体，セファロスポリン系薬剤，アルドース還元酵素阻害剤，SH基を有する薬剤（カプトプリルなど），L-ドーパの代謝物が大量に存在する場合，偽陽性を呈することがある．

② 異常発色：高濃度のフェニルケトン体，フタレイン化合物，フェニルピルビン酸，ピルビン酸，オキザロ酢酸，αケトグルタル酸，PSPが存在する場合，色調表と異なる異常発色を呈することがある．

D）尿潜血反応

血尿（hematuria）は赤血球が混入している尿で，腎・尿路・泌尿器系の腫瘍，炎症，異物（結石など）など疾病のほか，全身性の出血傾向など多くの成因によっておこり，尿検査においてこの異常を見いだすことには重要な意義がある（**表14**）．血尿は尿の色調変化から本人が血尿に気づく肉眼的血尿（gross hematuriaまたはmacroscopic hematuria）と，尿潜血反応陽性で尿沈渣検査によりはじめて認識される顕微鏡的血尿（microscopic hematuria）に大別される．さらに，臨床症状の有無により，偶然の機会に実施された検尿で発見される無症候性顕微鏡的血尿と，なんらかの臨床症状を伴う症候性顕微鏡的血尿に大別される．

血尿の診断は，色調観察による尿の性状，化学的半定量法である尿試験紙法による尿潜血反応によってスクリーニングされ，陽性時は確認法ともいえる尿沈渣検査などによる赤血球数算定を実施したあとに決定される（血尿診断ガイドライン2006）．

ただし，潜血反応は血尿だけでなく，ヘモグロビン尿やミオグロビン尿でも陽性となる．

1）尿潜血反応

【反応原理】 試験紙には過酸化物と還元型色原体が含有されている．ヘモグロビンはそれの有するペルオキシダーゼ様作用（偽ペルオキシダーゼ活性）により過酸化物を分解し，活性酸素を遊離する．遊離した活性酸素は還元型の色原体を酸化して，酸化型色素を生成する．

過酸化物としては，過酸化水素クメン，ビス[4-(α-ヒドロペルオキシイソプロピル)ベンジル]エーテル，1,4-ジイソプロピルベンゼンジヒ

表14　潜血反応を生じる機序

血尿	ヘモグロビン尿	ミオグロビン尿
糸球体性血尿 　IgA腎症などの腎炎 非糸球体性血尿 　尿路感染症 　尿路結石 　腫瘍	・ヘモグロビン尿とは，血中にヘモグロビンが増加した結果，尿中にヘモグロビンが証明される場合で発作性夜間血色素尿症，中毒，火傷，異型輸血などの際にみられる． ・血管内溶血がおこると放出されたヘモグロビンは血中のハプトグロビンと結合し，網内系に運ばれて処理される．しかし，血管内溶血が急激におこった場合や持続的に続く場合，血中ハプトグロビンは完全に消費され，その結果，血中遊離ヘモグロビンは増加し，糸球体での濾過を受け，ヘモグロビン尿となる． ・尿中ヘモグロビンの一部は，尿細管上皮細胞に取り込まれてヘモジデリンとなり，その後脱落して尿沈渣中に黄褐色の顆粒状成分として観察されることがある．	・ミオグロビンは心筋，骨格筋に存在するヘム蛋白である． ・ミオグロビンは，血中から酸素を取り込み筋肉の収縮を円滑にする機能を有する． ・挫滅症候群，多発性筋炎，心筋梗塞などにより筋肉が傷害，壊死に陥ると血中にミオグロビンが放出される．ミオグロビンは低分子蛋白（分子量17,500）であり，速やかに尿中に排泄される． ・ミオグロビン尿は赤褐色を呈し潜血反応陽性であるが，尿沈渣中に赤血球はみられない．しかし，ヘモグロビン尿と類似の性質を示すため，鑑別が必要である．

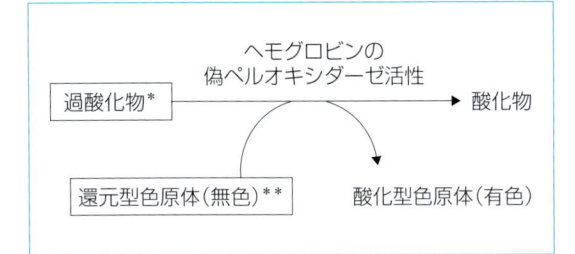

図11　尿潜血反応の原理
　＊：過酸化水素クメンなど
＊＊：o-トリジン，テトラメチルベンチジンなど

ドロパーオキサイド，2,5-ジヒドロパーオキシヘキサンなどが用いられている．還元型色原体としては，o-トリジン，テトラメチルベンチジンなどが用いられている（図11）．

【感度】　尿潜血試験紙は，ヘモグロビン0.015〜0.03 mg/dL，赤血球5〜15個/μLの測定感度のものがある．

2004年からJCCLSによる「尿試験紙検査法」JCCLS指針提案（追補版）により日本国内で市販されているすべての尿潜血試験紙がヘモグロビン濃度0.06 mg/dL，赤血球20個/μLの試料にて（1＋）を示すようになっている．

【特異性】　ヘモグロビン以外にミオグロビンとも反応する．

• 偽陽性・偽陰性

① 偽陽性：酸化物（過酸化水素，次亜塩素酸塩，サラシ粉，ヨード化合物など）の混在が考えられる．大量の精液の混入（ジアミンオキシダーゼによる），高度の白血球尿や尿路感染症患者の尿，検体保存中に繁殖した細菌などのペルオキシダーゼによる偽陽性がおこることがある．また，生理中の女性では，月経血の混入により陽性となることがある．

② 偽陰性：アスコルビン酸の影響を受け，製品により低値化もしくは偽陰性化する．カプトプリル，ホルムアルデヒド，還元型グルタチオン，ホモゲンチジン酸，尿酸，亜硝酸塩などは反応を阻害する．

③ その他：崩壊した赤血球やミオグロビンがある場合には，尿沈渣赤血球数の成績と一致しないことがある（表15）．

2）ヘモグロビン尿とミオグロビン尿との鑑別法

両者の鑑別には一般検査では硫酸アンモニウムによる塩析法（Blondheim塩析法）による鑑別法が用いられる．しかし，ある程度以上の濃度でないと鑑別は困難であり，生化学的なオグロビンの定量が実施されることも多い．

(1) Blondheim塩析法

【試薬】　3 g/dLスルホサリチル酸溶液，硫酸ア

表15 潜血反応と尿沈渣赤血球の成績による鑑別

		尿潜血反応	
		陰性	陽性
尿沈渣赤血球	陰性	異常なし	・低張尿 ・アルカリ性尿 ・ヘモグロビン尿 ・ミオグロビン尿 ・細菌のPOD過酸化物の混入 ・高度の白血球尿/細菌尿 ・精液の大量混入 　（ジアミンオキシダーゼ） ・見落とし
	陽性	・アスコルビン酸含有尿 　（その他の還元物質の存在） ・高比重尿（高蛋白尿） ・カプトプリル含有尿 ・尿の撹拌が不十分のとき ・多量の粘液成分の混入 ・誤認（酵母，白血球，上皮の核，シュウ酸，澱粉粒，油滴，脂肪球，精子の頭部など）	血尿

ンモニウム

【方法】

① 試験管に被検尿を10 mLとり，1,500 rpm，5分間遠心する．

② 上清が黄色ならばヘモグロビン尿・ミオグロビン尿は陰性

上清が赤〜赤褐色ならば上清1.0 mLに3 g/dLスルホサリチル酸溶液3.0 mLを加え，混和後濾過する．

③ 濾液が着色すればヘモグロビン尿・ミオグロビン尿は陰性

濾液が無色〜黄色となる場合は②の上清5.0 mLに硫酸アンモニウム2.8 gを加え，混和後，濾過する．濾液が着色すればミオグロビン尿，濾液が着色しなければヘモグロビン尿と判断する．

E) ビリルビン・ウロビリノゲン

老廃赤血球由来のヘモグロビンは血中のハプトグロビンと結合・複合して，脾臓などの網内系細胞に運ばれる．ここでヘムとグロビンに分解されたのちに間接（非抱合型）ビリルビンが生じる．間接ビリルビンは脂溶性で，アルブミンと結合し肝臓に運ばれ，尿からは排泄されない．

アルブミンと結合した間接ビリルビンは，肝細胞でアルブミンと離れてグルクロン酸抱合を受け，直接（抱合型）ビリルビンとなる．直接ビリルビンは水溶性で胆汁中へ排泄されるが，胆管結石や腫瘍などで胆管の閉塞がおこると血中に抱合型ビリルビンが増加し，一部が尿中へ排泄される（尿ビリルビン陽性）．

胆汁として腸管に排泄された抱合型ビリルビンは，腸内細菌によってビリルビンは還元されてウロビリノゲンとなり，次いでステルコビリノゲンとして糞便中に排泄される．腸ではウロビリノゲンの一部は腸管から再吸収されて血中に入り，そのほとんどは肝臓に戻されて再利用される（腸肝循環，図12）．一部は腎を経て尿中に排泄されるので，健常人の尿中には少量のウロビリノゲンが認められる．

尿ビリルビン・尿ウロビリノゲンの測定意義

尿ビリルビンと尿ウロビリノゲンの結果から黄疸を中心とする病態の推定が可能である（表16）．

1) ビリルビン測定方法

(1) 尿ビリルビン試験紙法

【原理】 反応原理はアニリン誘導体と亜硝酸ナトリウムから生成するジアゾニウム塩を尿中のビリルビンと反応させ，生じるアゾ色素の強度を測定

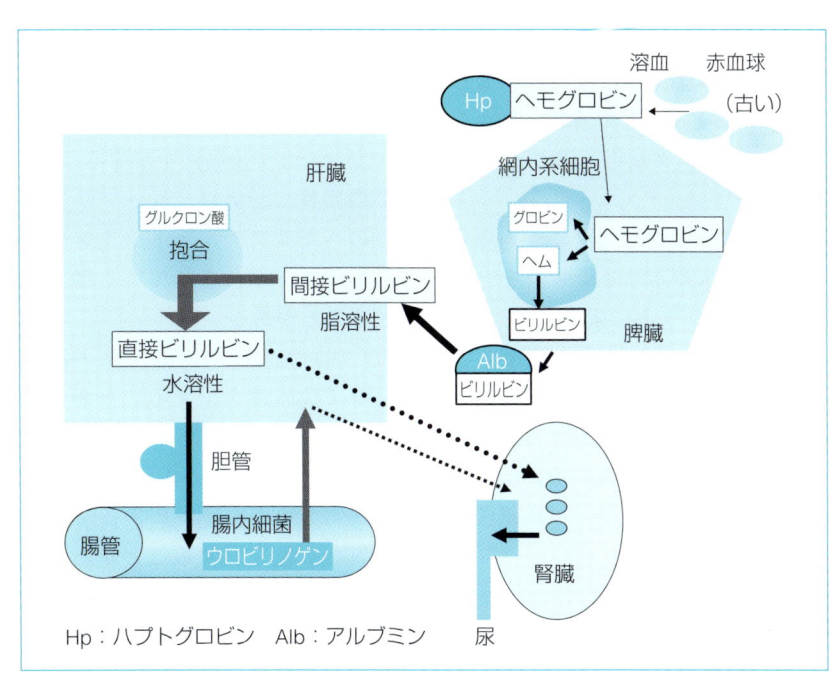

図12 ビリルビン・ウロビリノゲンの流れ

表16 尿ビリルビン・尿ウロビリノゲンの測定結果と病態

尿ビリルビン	尿ウロビリノゲン	推定される黄疸の病態
(＋)	(＋)	肝細胞性黄疸
(＋)	(±)～(＋)	閉塞性黄疸，デュビン-ジョンソン(Dubin-Johnson)症候群，ローター(Rotor)症候群
(＋)	(－)	閉塞性黄疸(完全閉塞)，肝炎の極期
(－)	(＋)	溶血性黄疸，新生児黄疸，クリグラー-ナジャー(Crigler-Najar)症候群，シャント高ビリルビン血症
(－)	(－)	ジルベール(Gilbert)病

するジアゾカップリング法を利用している．

　成分としては2,4-ジクロルアニリン，2,4-ジクロロベンゼンジアゾニウム四フッ化ホウ酸塩，2,6-ジクロロベンゼンジアゾニウム四フッ化ホウ酸塩，2-メチル-5-ニトロアニリン・亜硝酸ナトリウム，2,4-ジクロロベンゼンジアゾニウムなどが用いられている．

【感度】 尿ビリルビン試験紙は0.4～1 mg/dLの測定感度のものがある．

【特異性】 尿中のビリルビンと特異的に反応する．ビリルビン以外の着色尿で偽陽性を呈しやすい．

・偽陽性・偽陰性・異常発色
① 偽陽性：低pHで呈色するピリジウムやセレニウムのような薬物の代謝物により偽陽性となることがある．尿を赤色に着色する薬剤（フェナゾピリジンなど）で偽陽性となることがある．エトドラク製剤を服用したとき偽陽性となることがある．ウロビリノーゲンや5-ヒドロキシインドール酢酸が多量に存在すると偽陽性となることがある．
② 偽陰性：大量のアスコルビン酸や亜硝酸塩，尿酸塩を含む尿の場合，偽陰性になることがある．
③ 異常発色：アミノサリチル酸やスルホンアミド剤などのジアゾ反応製剤は，試験紙と反応して異常呈色することがある．インジカンは黄色から赤色の呈色を示すため，判定を妨害することがある．

(2) 尿ビリルビン錠剤法（イクトテスト）
【原理】 反応原理は酸性条件のもとで尿中のビリルビンがジアゾニウム塩と反応して青色〜紫色を呈するジアゾ・カップリング反応を利用している．

ビス-(2,4-ジクロロベンゼンジアゾニウム塩化物)・塩化亜鉛複合体とスルホサリチル酸を含んだ錠剤を用いる．試験用マットに尿10滴を滴下し，その上に錠剤を置き，錠剤に水1滴を落とし，5秒後にさらに水1滴を落として60秒後の錠剤周囲の試験用マットの色調を観察する．
【感度】 尿ビリルビン錠剤法は0.05〜0.1 mg/dLの測定感度で試験紙法より高感度で，試験紙法の確認試験としても用いられる．

2）ウロビリノゲン測定方法
(1) ウロビリノゲン試験紙法
【原理】 反応原理は，ジアゾ・カップリング法あるいはエールリッヒ(Ehrlich)アルデヒド法である．

ジアゾ・カップリング法ではウロビリノゲンがジアゾニウム塩とカップリング反応により，カルミン紅色素を生成する．この呈色度からウロビリノゲン濃度を判定する．ジアゾニウム塩としては，4-メトキシベンゼンジアゾニウムテトラフッ化ホウ酸塩，3,4-メチレンジオキシベンゼンジアゾニウム四フッ化ホウ酸塩，3-ニトロ-4-[4'-フロロ-3'-ニトロベンズアミノ]ベンゼンジアゾニウムテトラフロロホウ酸塩などが用いられている．

エールリッヒアルデヒド法では，ウロビリノゲンがp-ジエチルアミノベンズアルデヒドとピロレニン化合物を生成し，この呈色度からウロビリノゲン濃度を判定する．
【感度】 ウロビリノゲン試験紙は0.1〜1 mg/dLの測定感度のものがある．
【特異性】 ウロビリノゲン試験紙は，薬物などによって偽陽性・偽陰性を呈することがある．
・偽陽性・偽陰性・異常発色
① 偽陽性：ジアゾ・カップリング法では，尿を赤色に着色する薬剤（フェナゾピリジンなど）で偽陽性を呈することがある．エールリッヒアルデヒド法では，ポルホビリノゲン，インジカン，PAS，スルホンアミド，フェナゾピリジンなどで偽陽性を呈することがある．
② 偽陰性：ジアゾ・カップリング法では，大量のヘキサメチルテトラミンや高濃度ホルムアルデヒドが含まれている場合，偽陰性を呈することがある．

エールリッヒアルデヒド法では，ホルマリンで偽陰性を呈することがある．また，アゾ色素系薬剤やリボフラビンのような高度の着色尿により呈色が隠蔽されることがある．
③ 異常発色：ビリルビン強陽性尿では色調表と異なる色を呈することがある．また，高濃度のp-アミノ安息香酸で異常発色を呈することがある．

(2) エールリッヒアルデヒド法（試験管法：ワーレス・ダイヤモンド法）
【原理】 ウロビリノゲンは酸性においてp-ジメチルアミノベンズアルデヒド（またはp-ジエチルアミノベンズアルデヒド）と反応して赤色を呈する．この反応をエールリッヒアルデヒド反応という．
【試薬】 エールリッヒアルデヒド試薬：p-ジメチルアミノベンズアルデヒド2gを乳鉢中で少量の濃塩酸を加えてすり潰し，全量50 mLになるまで濃塩酸を加えたのち，蒸留水で全量100 mLにする．
【方法】
① 試験管に被検尿約10 mLをとり，これにエールリッヒアルデヒド試薬を1 mL加えて混和する．
② 室温に3〜5分間放置後判定する．
【判定】
（−）　紅色を認めない．
（±）　側面から紅色を認めず，上方から認める．
（＋）　側面から微紅色を認める．
（♯）　側面から中等度微紅色を認める．
（♯）　側面から深紅色を認める．

【注意】
① アルデヒド試薬は諸種の薬剤と反応し，判定に影響を与えることがある．
② アルデヒド試薬は諸種の内因性物質(ポルホビリノゲン，インドール，メラノゲン，5-ヒドロキシインドール酢酸)と反応し，判定に影響を与えることがある．
③ 上記の妨害物質による影響を除去する方法として，尿にアルデヒド試薬を加えクロロホルムまたはオクチルアルコールを2～3 mL加え攪拌後放置する．ウロビリノゲンは下層の有機溶媒層に移行する．
④ 細菌尿の場合，亜硝酸塩によってウロビリノゲンが酸化されて偽陰性になることがある．

F）尿亜硝酸塩

亜硝酸塩は，尿路感染症の主な起炎菌が硝酸塩還元能を有することを利用した方法で細菌の硝酸塩還元能により生成された亜硝酸塩をグリース(Griees)反応に基づく方法により検出し，間接的に細菌の存在を知る方法である．

通常，亜硝酸塩は尿中に存在しないが，硝酸塩還元能をもつ細菌(腸内細菌科に属するグラム陰性桿菌など)が存在する膀胱内で硝酸塩が亜硝酸塩に還元され検出される．しかし，細菌が硝酸塩を亜硝酸塩に還元するための菌量と時間，適量の硝酸塩が必要である．尿は膀胱内に少なくとも4時間は貯留される必要があり，貯留時間が短いときや硝酸塩を含む食事(野菜など)を摂取していない場合は検出されない．また，硝酸塩還元能のない細菌感染症(ブドウ糖非発酵性グラム陰性桿菌，真菌および溶連菌群)においても検出されない．

このため，尿亜硝酸塩を用いての尿路感染症の診断では，尿白血球反応や尿沈渣所見を総合的に考える必要がある．また，尿亜硝酸塩は偽陰性も多いため，陰性だからといって尿路感染症を否定することはできない．

(1)尿亜硝酸塩試験紙法
【原理】グリース反応に基づく反応である．亜硝酸塩は酸性条件下で試験紙に含まれるアミン化合物と反応し，ジアゾ化合物を形成する．さらにカップリング剤と反応してピンク色のアゾ色素を生成する．アミン化合物としては，アルサニル酸，スルファミン，スルファニルアミドなどが用いられている．

カップリング剤としては，3-ヒドロキシ-1,2,3,4-テトラヒドロ-7,8-ベンゾキノリン，N-(1-ナフチルアミノ)-3-プロパンスルホン酸，N-1-ナフチルエチレンジアミン二塩酸塩，N-(3-ヒドロキシプロピル)-α-ナフチルアミンなどが用いられている．

【感度】亜硝酸塩試験紙は亜硝酸ナトリウムとして0.03～0.15 mg/dLの測定感度のものがある．
【特異性】亜硝酸塩試験紙は，薬物などによって偽陽性・偽陰性を呈することがある．また，尿は膀胱内に最低4時間貯留していたものでなければならない．

・偽陽性・偽陰性
① 偽陽性：尿を赤色に着色する薬剤(フェナゾピリジンなど)で偽陽性化することがある．
② 偽陰性：アスコルビン酸の存在で低値化もしくは偽陰性化することがある．尿採取後，長時間経過したときや，高比重尿で偽陰性化することもある．亜硝酸非産生菌感染の場合や硝酸塩を含む食餌を摂取していない場合には，陰性になることがある(表17)．

G）尿白血球反応

尿路感染症のスクリーニングは尿検査にとって重要な項目である．その中で化学的方法による尿白血球検査は白血球が有するエステラーゼ活性を検出することを原理としている．尿中に出現する白血球は大部分が好中球であるため，特に好中球由来のエステラーゼに反応性が高い基質が用いられている．そのため，単球は大量に存在すれば多少反応するが好酸球，リンパ球には反応しない．尿路感染症では，一般に尿中に好中球が増加するため検出することができるが，アレルギー性膀胱炎や間質性腎炎では好酸球が，腎移植後拒絶反応時などではリンパ球が増加するため検出できない．

好中球が尿沈渣において多数を示す場合(膿尿)

表17 尿亜硝酸塩と尿沈渣細菌との乖離の原因

		尿亜硝酸塩	
		陰性	陽性
尿沈渣細菌	陰性	異常なし	・尿を赤色に着色する薬剤 ・尿沈渣鏡検時の見落とし
尿沈渣細菌	陽性	・尿の膀胱内貯留時間が短い場合 ・硝酸塩を含む食事を摂取していない場合 ・亜硝酸非産生菌や硝酸塩還元酵素活性が弱い細菌による感染症 ・アルコルビン酸含有尿，低 pH 尿 ・尿沈渣鏡検時の誤認	尿路感染症疑い

表18 尿白血球反応と尿沈渣白血球との乖離の原因

		白血球反応	
		陰性	陽性
尿沈渣白血球	陰性	異常なし	・白血球の崩壊 ・着色尿 ・古い尿 ・アルカリ性尿，低比重尿 ・ホルマリン含有尿 ・尿沈渣鏡検時の見落とし
尿沈渣白血球	陽性	・尿の膀胱内貯留時間が短いとき ・高ブドウ糖尿や高シュウ酸尿の場合 ・トリプシンインヒビター含有尿 ・抗生物質(セファロスポリン系，テトラサイクリン系など)による反応阻害 ・好中球以外の白血球の存在 ・試験紙の劣化，鏡検時の誤認	白血球増加

は，感染症などで尿中に増加するトリプシンインヒビターの存在により白血球反応が阻害され，試験紙法が偽陰性となる場合がある．

(1) 尿白血球試験紙法
【反応原理】 白血球の有するエステラーゼ活性に基づいている．試験紙に含まれている基質が白血球エステラーゼによって加水分解され，それが試薬部分のジアゾニウム塩とカップリング反応してアゾ色素を生成する．基質としては，3-(N-トルエンスルホニル-L-アラニロキシ)-インドール，3-(N-トルエンスルホニル-L-アラニロキシ)-5-フェニルピロールなどが用いられている．ジアゾニウム塩としては，2-メトキシ-4-(N-モルホリノ)-ベンゼンジアゾニウムテトラクロロジンケイト，1-ジアゾ-2-ナフトール-4-スルホン酸などが用いられている．

【感度】 尿白血球試験紙は，白血球10～25個/μL，5～15個/HPFの測定感度のものがある．
【特異性】 尿中白血球に存在するエステラーゼと特異的に反応する．

● 偽陽性・偽陰性・異常発色
① 偽陽性：尿保存剤のホルムアルデヒドにより陽性となることがある．
② 偽陰性：500 mg/dL 以上の蛋白，3 g/dL 以上のブドウ糖，高比重尿，高濃度のシュウ酸，ホウ酸，セファレキシン，セファレチン，テトラサイクリン，ゲンタマイシンなどは反応を阻害する．エステラーゼ活性を有しない白血球には反応しないため，好酸球やリンパ球増加などでは偽陰性化し，尿沈渣結果と乖離する(表18)．
③ 異常発色：ニトロフラントインで色調表と異なる色調を呈する．ビリルビンなどの着色尿により呈色を隠蔽する．

H) ポルフィリン体・ポルホビリノゲン

ポルフィリンはポルフィリン環をもつ分子の総称で，グリシンとサクシニルCoAからヘムが生合成される過程の中間代謝産物である．

TCAサイクルによって供給されたサクシニルCoAとグリシンによりδ-アミノレブリン酸（ALA）が生成される．ALAの2分子が縮合してポルホビリノゲン（PBG）となり，さらにこれが4分子縮合してウロポルフィリノゲン，コプロポルフィリノゲン，プロトポルフィリノゲン，プロトポルフィリンを経てヘムが合成される（図13）．ウロポルフィリノゲンからプロトポルフィリンまでの成分をポルフィリン，ALA，PBGをポルフィリン体前駆物質という．

この合成は種々の細胞内で行われるが，特に肝と骨髄で活発である．肝ではP450などの代謝酵素がヘム蛋白として存在し，骨髄では赤血球ヘモグロビン中のヘムとして合成される．そのため，ポルフィリン症は肝性と骨髄性に大別され，そのなかでさらに障害される酵素によって細かく分類される（表19）．

1）尿中ポルフィリン体の簡易検査法（フィッシャーのブルッグシュ変法）

【原理】 尿からエーテルでコプロポルフィリン（CP）を抽出し（A），さらに塩酸で再抽出して塩酸層の色調と紫外線照射による赤色の蛍光を観察する．ウロポルフィリン（UP）は（A）で残った尿層から酢酸エチルで抽出し，塩酸で再抽出する．同様に観察する．

【試薬】 ①氷酢酸，②エーテル，③酢酸エチル，④2N塩酸

【方法】

(1) コプロポルフィリン（CP）抽出

① 試験管に被検尿を5 mLに氷酢酸1 mLおよびエーテル10 mL加え，よく振盪し，エーテル層を分離したのち静置する．

② エーテル層に2N塩酸3 mLを用いて，2回

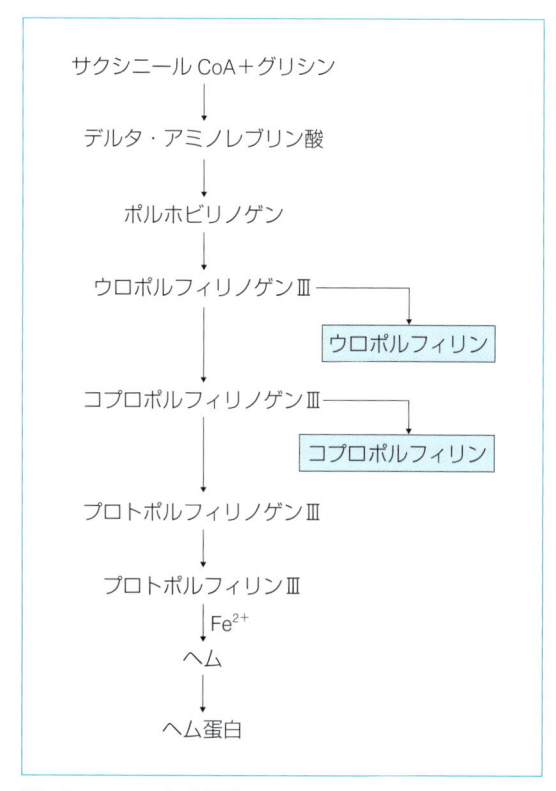

```
サクシニールCoA＋グリシン
        ↓
デルタ・アミノレブリン酸
        ↓
ポルホビリノゲン
        ↓
ウロポルフィリノゲンⅢ ──→ ウロポルフィリン
        ↓
コプロポルフィリノゲンⅢ ──→ コプロポルフィリン
        ↓
プロトポルフィリノゲンⅢ
        ↓
プロトポルフィリンⅢ
        ↓ Fe²⁺
ヘム
        ↓
ヘム蛋白
```

図13 ヘムの合成経路

表19 ポルフィリン症の分類

	ポルフィリン症	光線過敏症	ポルフィリン蓄積部位	欠損酵素	遺伝形式
骨髄性	先天性骨髄ポルフィリン症（CEP）	＋	尿，糞便，赤血球	ウロポルフィリノゲンⅢシンターゼ	常染色体劣性
	骨髄性プロトポルフィリン症（EPP）	＋	糞便，赤血球	フェロケターゼ	常染色体優性
肝性	急性間欠性ポルフィリン症（AIP）	－	－	ポルホビリノゲンデアミナーゼ	常染色体優性
	異型（多様性）ポルフィリン症（VP）	＋	尿，糞便	プロトポルフィリノゲンオキシダーゼ	常染色体優性
	晩発性皮膚ポルフィリン症（PCT）	＋	尿，糞便	ウロポルフィリノゲンデカルボキシラーゼ	家族内発症のものは常染色体優性

エーテル層からコプロポルフィリンを塩酸層に再抽出して2つの抽出液を合わせる．

(2) ウロポルフィリン（UP）抽出

① (1)の残りの尿層にエーテル10 mLを追加して振盪後，エーテル層を捨てる．同様の操作を再度繰り返す．

② 尿層に酢酸エチル10 mLを加え，振盪後，酢酸エチル層を分離する．この酢酸エチル層に2N塩酸3 mLを用いて2回酢酸エチル層からウロポルフィリンを再抽出して2つの抽出液を合わせる．

【判定】 コプロポルフィリン，またはウロポルフィリンがあるときは塩酸層が鮮やかな赤色を呈する．さらに紫外線照射による赤色の蛍光を観察する．赤色蛍光を発すれば陽性とする．

2) ポルホビリノゲンの検査法（ワトソン・シュワルツ法）

【原理】 ポルホビリノゲンはウロビリノゲンと同様にアルデヒド試薬に呈色するが，ポルホビリノゲンはクロロホルムに抽出されず水層に残るため，ウロビリノゲンと分離して検出できる．

【試薬】

① アルデヒド試薬（ワトソンの処方）：濃塩酸150 mLに蒸留水100 mLを加え，これにp-ジメチルアミノベンズアルデヒド0.7 gを溶かす（褐色瓶に保存）．

② 飽和酢酸ナトリウム溶液：酢酸ナトリウム130 gと約45℃に温めた蒸留水100 mLを振盪混和後放置し，上清を用いる．

【方法】

① 試験管に被検尿を3 mLとり，これにアルデヒド試薬3 mL加え混和後，飽和酢酸ナトリウム溶液6 mLを加え，混和する．

② これにクロロホルム5 mLを加え，振盪後静置する．

【判定】 上層（水層）が赤色を呈すれば陽性とする．

【注意】

① 下層（クロロホルム層）が赤色を呈すればウロビリノゲンである．

② クロロホルムを加えたあとの振盪が不十分であると偽陰性になりやすい．

I) 肺炎球菌の尿中抗原検査

患者検体からの病原体特異抗原の検出は，呼吸器検体による検査では口腔内常在菌の汚染が問題とされるのに対し，尿中抗原ではその可能性を否定でき，尿中への病原体抗原の排出は血中抗原の濃縮を意味するものであり，診断的意義は高いと考えられる．

尿中抗原として検出される物質は，病原体の莢膜多糖あるいは内毒素抗原で，その検出法としては，ラテックス凝集法，ELISA法，RI法があるが，最近はイムノクロマト法を用いた迅速診断キットが開発され頻用されている．

1) イムノクロマト法による肺炎球菌の尿中抗原検査

【原理】 （図14）

① 綿棒を尿検体に浸し，綿棒挿入口に挿入し，添加試薬を滴下することで，検体中の肺炎球菌莢膜抗原を抽出する．

② この抽出された莢膜抗原はテストパネルを貼り合わせることで，メンブレン試薬のコンジュゲートパッドに移動し，コンジュゲートパッドに乾燥含有されている抗肺炎球菌莢膜ポリクローナルウサギ抗体感作金コロイド粒子と抗原-抗体反応をおこして抗原-抗体複合体となり，毛細管現象によってメンブレン試薬上を展開する．

③ 抗原-抗体複合体がサンプル検出部に到達すると，サンプル検出部に固定化されている抗肺炎球菌莢膜ポリクローナルウサギ抗体に捕捉され，抗体-抗原-抗体のサンドイッチ状の結合体をつくり，サンプル検出部に赤紫色の線（サンプルライン）が出現する．一方，尿中に肺炎球菌莢膜抗原が存在しない場合は，サンプルラインは出現しない．

【検出感度】 肺炎球菌（*Streptococcus pneumoniae* ATCC49619）を検体として試験するとき，10^5 CFU/mL以上で陽性となる．ただし，検出する

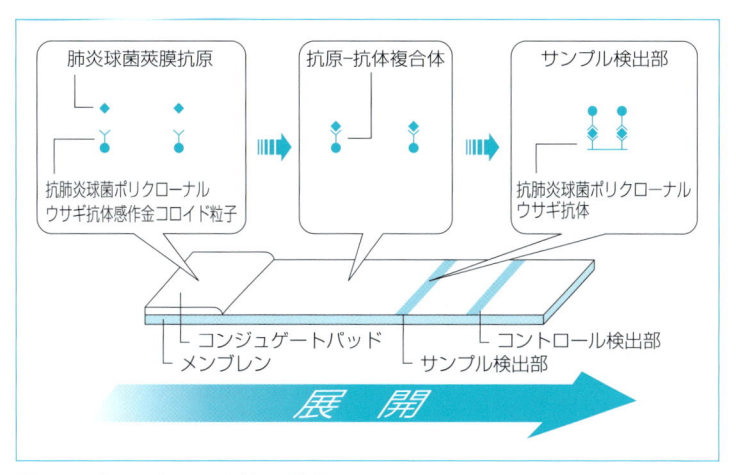

図14 イムノクロマト法の原理

肺炎球菌は菌全体ではなく，莢膜抗原の断片である．

【肺炎球菌莢膜血清型】 国内の代表的な肺炎球菌莢膜血清型別の1, 3, 4, 6B, 9N, 9V, 10A, 11A, 12F, 14, 15B, 18C, 19A, 19F, 20, 22F, 23F, 33F を検体として試験するとき，10^5 CFU/mL 以上ですべて陽性となる．

【注意事項】
① 肺炎球菌ワクチン接種が検査結果に与えるおそれがあるため，ワクチン接種後5日以上経ってから検査すること．
② 尿中の肺炎球菌莢膜抗原量が検出感度以上に達する時期は，通常では肺炎症状出現後3日目以降とされているが，症例によって異なる．また，莢膜抗原は尿中に数日から数週間にわたって排出されることがある．したがって測定結果の解釈にあたっては，既往歴や発症日，症状を十分に考慮するものとし，治療効果の判定には使えないので注意する必要がある．
③ 検体中に共通抗原をもつ菌種(*S. mitis*)が存在する場合，偽陽性を呈することがある．
④ 月齢2～60か月の乳幼児において，鼻咽頭に肺炎球菌が常在している場合には尿中肺炎球菌莢膜抗原が偽陽性を呈することがある．

5. 尿を用いた腎機能情報

1) クリアランス(clearance)

腎機能でいうクリアランスとは，腎を循環する血液中のある物質が単位時間内にどれだけ血液中から除去されるかを示す指標である．これにより腎の働き(濾過・分泌・再吸収)を知ることができる(図15)．

① 単位時間(24時間など)蓄尿し，尿量を測定する．
② 尿中の特定物質(GFR物質)に注目し，その濃度を測定する．特定物質の必要要件としては(1)血漿蛋白と結合しない，(2)糸球体で自由に濾過される，(3)尿細管での分泌・再吸収がない，(4)測定時間中，血漿濃度が一定である，ことが求められる．
③ 同特定物質の血中濃度を測定し，単位時間の尿中濃度に相当する血漿量(mL/分)を算出する．

特定物質(X)の尿中・血中濃度から単位時間における腎のクリアランス，糸球体濾過量(GFR)を求めることができる．

$$PxCx = UxV \quad \rightarrow \quad Cx = UxV/Px$$

Px：Xの血漿濃度，Cx：Xの腎クリアランス，Ux：Xの尿中濃度，V：尿量

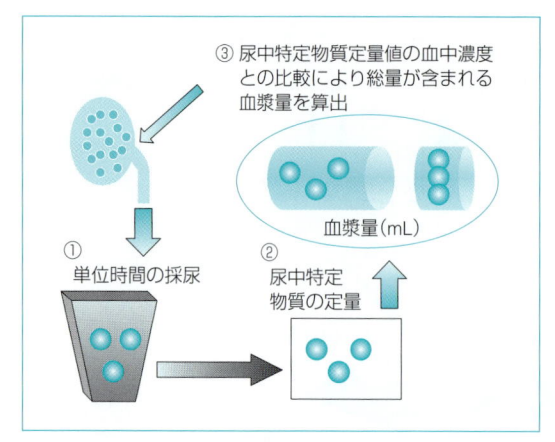

図15 クリアランスの原理

a) 臨床的に用いられている腎クリアランス測定法

腎クリアランスの測定は，特定物質（X）として何を用いるかにより分類される．現在わが国では以下の2つが用いられている．

① イヌリンクリアランス（C_{in}）

イヌリンクリアランスは国際的に標準法とされているGFR測定法であるが，わが国においては2006年にイヌリン静脈注射用製剤（イヌリード®注）が保険薬価収載され，イヌリン（フルクトース）に特異性のある測定法試薬が登場するまで日常検査としては実施されなかった．

現在は実施可能であるが，手技が煩雑で自動分析装置による測定にも課題があり，広く実施されるに至っていない．

② 内因性クレアチニンクリアランス（C_{cr}）

クレアチニンは尿細管で再吸収されることなく尿中に排泄されるため，一種のGFR物質ともいえる．しかし，クレアチニンは健常人（GFR 80 mL/分/1.73 m² 以上）でも尿細管から分泌されることから，実際のGFRに比べ1.2倍ほど高めに測定される傾向がある．特に腎機能が低下した場合（GFR 40 mL/分/1.73 m² 以下）はさらにクレアチニンの分泌量が増加し，クレアチニンクリアランスとイヌリンクリアランスの乖離はより大きくなる．

とはいえ，体外から物質を生体に投与しないで，時間決め蓄尿と中間採血のみでC_{cr}が算出可能であるため，普及しているのが現状である．問題点を正確に把握して用いることが重要である．

b) 蓄尿を必要としないGFR推算式

採尿蓄尿および尿量測定はクリアランス法における偶然誤差の最大のものである．そこで血清中の内因性物質の定量など蓄積データを基礎にしてクリアランス値を推定する方法が種々報告され，e-GFR（estimated GFR：推算 GFR）と呼ばれる式が一般的である．これらは完全採尿が困難な小児，高齢者などでは有用であるが，その推算式の精度が課題である．

日本腎臓学会慢性腎臓病（CKD）診療ガイドが示す予測式によるe-GFR

- 男性の推算値
  e-GFR（mL/分/1.73 m²）
  $= 194 \times \text{Age}^{-0.287} \times \text{Cr}^{-1.094}$
- 女性の推算値
  = 男性推算値 × 0.739
  Age：年齢
  Cr：血清クレアチニン値（酵素法）

2) フィッシュバーグ（Fishberg）濃縮試験

尿の比重測定から腎機能の低下の有無を知る検査である．水分の摂取を中止することで腎臓がどの程度，濃縮できるかをみる試験で，主に遠位尿細管の機能を調べることができる．水分の摂取を中止すると正常な腎臓であれば体内の水分量を維持するために尿を濃縮しながら少ない尿量で老廃物を効率よく排泄することができる．その結果，尿の比重が高くなる．ところが，腎臓の機能が低下した状態では尿の濃縮が十分にできない．そのため老廃物の排泄も不十分となり，尿の比重は低くなることを利用した検査が濃縮試験である．

【方法】
① 試験前日の午後6時までに夕食（蛋白質に富んだ水分の少ないもの）をとらせ，その後，絶飲・絶食とする．
② 就寝前排尿し捨てる．夜間に排尿したものも

捨てる．
③ 翌朝，覚醒とともに第1回の採尿を行う（第1尿）．
④ 安静横臥し，1時間後に第2回の採尿を行う（第2尿）．
⑤ 起床，横臥を自由とし，さらに1時間後に第3回の採尿を行う（第3尿）．
⑥ 各尿について正確に尿比重もしくは尿浸透圧を測定する．

【判定】
　3回の尿のうち1回でも尿比重が1.025以上または尿浸透圧が850 mOsm/kg・H_2O以上であれば，尿濃縮力は正常である．ただし，老人の場合には一般に濃縮力は低下している．3回とも1.025以下の場合は濃縮力低下，高度の腎機能不全では3回とも1.010付近に固定する（等張尿）．

3）PSP 試験

　PSP 試験は近位尿細管機能，腎血流量をみる簡易検査である．PSP（フェノールスルホンフタレイン，phenol sulfonphthalein）は赤色の色素で体内では分解されず，ほとんどが腎より尿中へ排泄される．静注された PSP の大部分はアルブミンと結合する．腎では全体の約6％が糸球体より濾過され，残りの94％は近位尿細管より排泄される．これらの尿細管腔に排泄された PSP は再吸収を受けることなく尿中に排泄される．

　尿細管機能が低下すると尿中排泄量が減少する．PSP 試験時の血中濃度は0.2 mg/dLであり，尿細管最大輸送量は約40 mg/dLであるので，尿中排泄量は RPF（腎血漿流量）の影響が大きい．

【正常参考値】
　静注後15分値25〜50％，30分値40〜60％，60分値50〜75％，120分値55〜85％
・PSP 試験の検査法

【方法】
① 排尿させ膀胱を空にしたのち，水500 mLを飲ませる（尿量を多くするため）．
② 30分後に PSP 溶液1.0 mL（6 mg/mL）を正確に静脈内に注射する．
③ 注射後15分，30分，60分および120分に採尿し，各尿の PSP 濃度を測定する．

【PSP 濃度の測定】
① 各尿を1,000 mLの有栓メスシリンダーに入れ，10％ NaOH液を数 mL 加えて発色させ，水を加えて1,000 mLとし，栓をして混合する．
② それぞれの一部をとって，水を対照として545 nmで吸光度を測定する．

6. 尿沈渣

a. 採尿法
　詳細は「第5章 B 1．尿」を参照（→ p.38）．

1）採尿方法での注意事項

　尿沈渣検査では，自然採尿の場合，早朝尿または随時尿が適しており，採尿方法は中間尿で実施する．クラミジア尿道炎の検査では，初尿を用いる．採尿前に尿道口を清拭することが望ましく，特に女性の場合，外陰部からの成分（赤血球，白血球，扁平上皮細胞，細菌など）の混入を避けるため，清拭することを含めた採尿指導が必要である．しかしながら，清拭用のガーゼや綿は高価であるため，日常検査では実施されていない施設が多い．一般的には採尿室に中間尿の採取方法の指示ポスターを貼るなどの工夫により採尿指導を行っている（図16）．自然採尿のほかには，カ

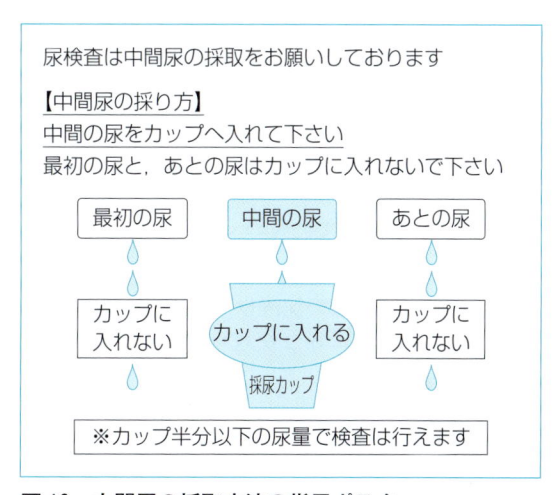

尿検査は中間尿の採取をお願いしております
【中間尿の採り方】
中間の尿をカップへ入れて下さい
最初の尿と，あとの尿はカップに入れないで下さい

最初の尿	中間の尿	あとの尿
カップに入れない	カップに入れる（採尿カップ）	カップに入れない

※カップ半分以下の尿量で検査は行えます

図16　中間尿の採取方法の指示ポスター

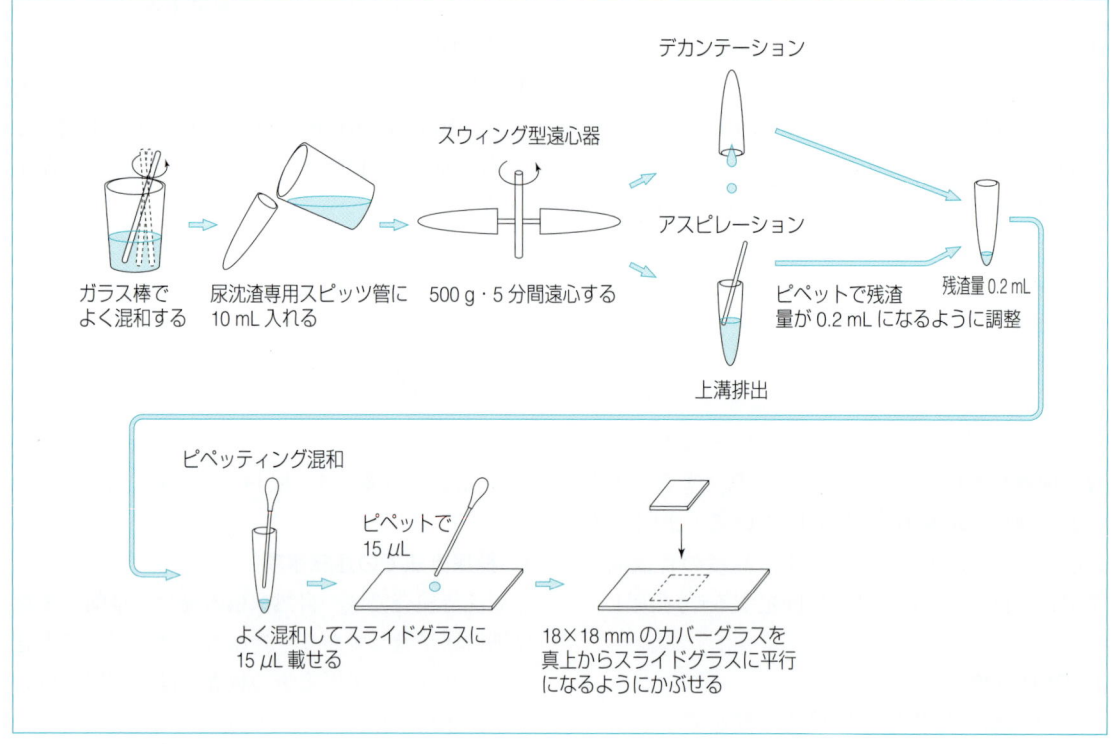

図17 尿沈渣標本作製法
(今井宣子：尿沈渣．診断と治療社，1999 より引用改変)

テーテル尿があり，カテーテル挿入による機械的な影響により赤血球や尿路上皮細胞の集塊像を認めることがある．また，膀胱癌の根治手術として回腸などを使用する尿路変更術があり，これらの尿は通常の性状とは異なり，粘性が非常に強度である．したがって，尿の種類および採尿方法(自然採尿，カテーテル採尿，早朝尿，随時尿，尿路変更術後尿など)は検査実施にあたり重要な情報である．

b. 標本作製

尿沈渣検査の精度を高めるには，尿沈渣用スピッツにとるときの尿の攪拌と分注(採取量)，遠心器の選択，遠心後の沈渣量，スライドグラスにとる検体量，カバーリングなど標本作製の統一が必要である(図17)．

1) 尿の攪拌と分注

尿をよく攪拌して沈殿物を浮遊させたのち，尿沈渣用スピッツ(10 mL および 0.2 mL に正確な目盛りの付いた先端の尖ったスピッツ型遠心管)に 10 mL 分注する．尿量が少ない場合でもできるかぎり検査を実施し，その旨を記載する．

2) 遠心器の選択

遠心器は懸垂型遠心器(スウィング型)を用い，遠心条件は遠心力 500 g で 5 分間遠心する．G とは遠心力の単位であり，遠心器の大きさ(半径)によって回転数が同じでも遠心力が異なるため，各遠心器の回転数を以下の式により算出する．

$$G = 11.18 \times (rpm/1,000)^2 \times R$$

rpm：1 分間の回転数
R：半径，中心から遠心管管底までの距離 (cm)
例：半径：20 cm → 回転数 = 1,500 rpm
　　半径：16 cm → 回転数 = 1,700 rpm
　　半径：10 cm → 回転数 = 2,100 rpm

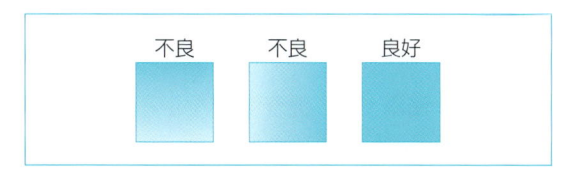

図18　カバーグラスの置き方
図の左と中は成分が一方に偏っているので不良となる．作り直す必要がある．

3）遠心後の沈渣量

遠心上清は沈渣量が 0.2 mL になるようにアスピレータ，ピペットまたはデカンテーションによって除去する．高度の血尿や膿尿などの場合は，遠心後，明らかに有形成分（沈渣量）が 0.2 mL を超えることがある．このような検体では遠心後，適切な手技で上清を除去し有形成分（沈渣成分）を可能なかぎり均等に混和して鏡検し，報告することが必要な場合もある．

4）沈渣標本作製

スライドガラスは 75×26 mm を用いる．沈渣はピペットなどを用いて均等になるように有形成分が破壊されない程度で十分混和し，スライドガラスに 15 μL 積載する．カバーガラスは 18×18 mm を用いる．沈渣が均等に分布し，カバーガラスからはみ出さないように，また気泡が入らないように真上からカバーガラスを載せる．

染色する場合には，尿沈渣 0.2 mL に染色液を 1 滴加える（沈渣量と染色液の比率が 4：1 程度がよい）（図18）．

c. 鏡検

光学顕微鏡は接眼レンズの視野数が 20 のものを使用し，明るさは開口絞りで調節し，コンデンサの位置は最上部より少し下げる程度が最適な位置である．

鏡検の順序として，弱拡大（low power field；LPF 100 倍）で全視野（whole field；WF）を観察し，円柱・細胞集塊などの確認，標本内の有形成分が均等に分布していることを確認する．硝子円柱は，明るすぎると見え難いので開口絞り，視野を暗くしてコントラストをつけて観察する．その

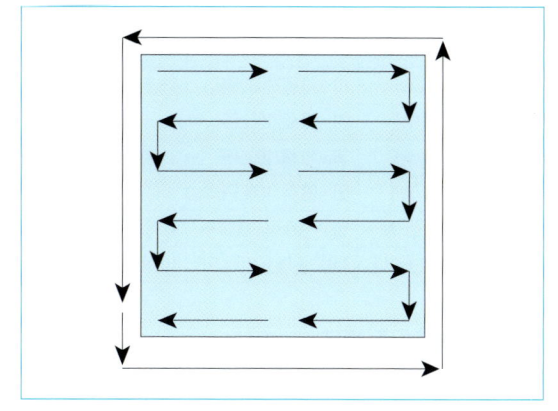

図19　全視野観察時の視点の進め方

後，強拡大（high power field；HPF 400 倍）で 20〜30 視野を鏡検する（図19）．

標本の観察は，無染色での鏡検が原則であるが，尿沈渣成分の確認および同定に際し，必要な場合は，染色法を用いる．

d. 成績の記載

検査の目的（患者集団，集団検診，診療科）により成績の記載法および異常とする数値は異なる．本書では，日本臨床検査標準協議会尿沈渣検査法 GP1-P4 の記載を提示する．

1）血球・上皮細胞類の記載法

強拡大視野（400 倍 HPF）での鏡検結果を記載する．

1 個未満/HPF，1〜4 個/HPF，5〜9 個/HPF，10〜19 個/HPF，20〜29 個/HPF，30〜49 個/HPF，50〜99 個/HPF，100 個以上/HPF

（注）　50〜99 個/HPF，100 個以上/HPF は 50 個以上/HPF とすることができる．

2）円柱類の記載法

弱拡大（100 倍）での鏡検結果を下記の基準により全視野または各視野（LPF）の概数に基づき記載する．

−	0/WF	0/100LPF	0/100LPF
1+	1〜4 個/WF	1〜4 個/100LPF	1 個/WF〜1 個未満/10LPF
	5〜9 個/WF	5〜9 個/100LPF	

（つづく）

(つづき)

	0/WF	0/100LPF	0/100LPF
−			
2+	10〜19個/WF	10〜19個/100LPF	1〜2個/10LPF
	20〜29個/WF	20〜29個/100LPF	
3+	30〜49個/WF	30〜49個/100LPF	3〜9個/10LPF
	50〜99個/WF	50〜99個/100LPF	
4+	100〜999個/WF	100〜999個/100LPF	1〜9個/LPF
5+	1,000個以上/WF	1,000個以上/100LPF	10個以上/LPF

3）微生物類の記載法

強拡大視野（400倍 HPF）での鏡検結果を下記の基準により定性表示で記載する．

−	0から数視野に散在
1+	各視野にみられる
2+	多数あるいは集塊状に散在
3+	無数

4）寄生虫類の記載法

強拡大視野（400倍 HPF）での鏡検結果を下記の基準により記号で記載する．

−	0
1+	1個/WF〜4個/HPF
2+	5〜9個/HPF
3+	10個〜/HPF

5）塩類・結晶の記載法

強拡大視野（400倍 HPF）での鏡検結果を下記の基準により記号で記載する．

なお，異常結晶は全視野に1個でもあれば記載する．

	結晶	塩類
−	0	0
1+	1〜4個/HPF	少量
2+	5〜9個/HPF	中等量
3+	10個〜/HPF	多量

e. 染色法

1）Sternheimer 染色

尿沈渣成分の全般に適応の染色法である．

【染色液】

2％ アルシアンブルー 8GS 水溶液（Ⅰ液）と 1.5％ ピロニン B 水溶液（Ⅱ液）を濾過後，Ⅰ液とⅡ液を2：1の割合で混合して使用する．

【染色法】

沈渣に1滴滴下し，混合する．

【染色結果】

赤血球は，染まらない（無染）場合や，桃〜赤紫色調を呈する．白血球のうち生細胞は，染まりにくいが，生存性の低下に伴い死滅細胞の核は青色調，細胞質は桃〜赤紫色調を呈する．上皮細胞は，核は青色調，細胞質は桃〜赤紫色調を呈する．硝子円柱は淡紅色，顆粒円柱およびろう様円柱は赤紫色〜濃紫色調を呈する．

2）Sternheimer-Malbin 染色

尿沈渣成分の全般に適応の染色法である．

【染色液】

Ⅰ液（クリスタルバイオレット 3.0 g，95％ エチルアルコール 20 mL，シュウ酸アンモニウム 0.8 g，蒸留水 80 mL）とⅡ液（サフラニン O 0.25 g，95％ エチルアルコール 10 mL，蒸留水 100 mL）を3：97の割合で混合・濾過して使用する．

【染色法】

沈渣に1滴滴下し，混合する．

【染色結果】

赤血球は，染まらない（無染）場合や，桃〜赤紫色調を呈する．白血球は，生細胞は，染まりにくいが，生存性の低下に伴い核は淡青色〜濃紫色調，細胞質は淡青色〜濃紫色調を呈する．上皮細胞は，核は紫色調，細胞質は桃〜紫色調を呈する．硝子円柱は淡紅色，顆粒円柱およびろう様円柱は淡紫色〜濃紫色調を呈する．

3）ズダンⅢ（Sudan Ⅲ）染色

卵円形脂肪体などの脂肪顆粒成分を含有した細胞の脂肪成分および脂肪円柱，脂肪球の証明のために用いられる染色法である．

【染色液】

ズダンⅢ 1.0〜2.0 g を 70％ エチルアルコール 100 mL に振とう溶解し，密栓して 56〜60℃ の孵卵器に12時間放置したのち，室温に戻す．使用時には濾過した液を使用する．

【染色法】

沈渣に2～3滴加え，室温に15～60分放置後，鏡検する．
【染色結果】
卵円形脂肪体，脂肪円柱，脂肪球は，赤黄色調を呈する．

4) Prescott-Brodie 染色
顆粒球系の白血球と小型の上皮細胞の鑑別に用いられるペルオキシダーゼ染色である．
【染色液】
Ⅰ液(2,7-ジアミノフルオレン300 mgとフロキシンB 130 mgを95%エチルアルコール70 mLに溶解)とⅡ液(0.5%酢酸20 mLに酢酸ナトリウム・$3H_2O$ 11 gを溶解し，3%過酸化水素を1 mL加える)を混和後，濾過して使用する．
【染色法】
沈渣に5～10滴滴下し，混合する．
【染色結果】
好中球，好酸球，単球などのペルオキシダーゼを有する細胞は青～黒青色調を呈し，リンパ球，上皮細胞は赤色を呈する．

5) Berlin blue 染色
ヘモジデリン(ヘモグロビン由来の鉄)顆粒の鑑別に用いられる．
【染色液】
2%フェロシアン化カリウム水溶液と1%塩酸水を使用直前に両液を等量混合する．
【染色法】
沈渣に染色液10 mLを加え，混和して放置(10～20分)後に遠心し，上清除去後，沈渣成分を鏡検する．
【染色結果】
ヘモジデリン顆粒は，青色～青藍色調を呈する．

f. 尿沈渣成分
検尿から得られる尿沈渣は被検者に苦痛を与えず繰り返し検査を行うことができ，病態を疑う特殊な成分(円柱，結晶，細菌，真菌，原虫，虫卵など)や直接的な疾患に関連する細胞成分(血球形態異常，上皮細胞，異型細胞など)の検索に優れている．尿沈渣成分の分類と出現量を解析することは，腎・尿路系疾患の診断，病期・予後の推定，治療方針の判定など臨床的にきわめて重要な手法である．

1) 非上皮細胞類
a) 血球類
(1) 赤血球(red blood cell)(図20)
腎・尿路系からの出血を示唆するきわめて重要な成分であり，健常人では男女ともに鏡検(400倍)1視野あたり4個以下である．概数を算出するには無染色で観察する．通常，直径7 μm前後のサイズでヘモグロビンを含有する淡黄色・円盤状を呈している．pH，温度，浸透圧(比重)，時間経過などの影響でさまざまな形態を示す場合がある．たとえば，高浸透圧は萎縮して金平糖状を示すことがあり，低浸透圧では膨化・脱ヘモグロビン状・無色ゴースト状などを呈するが，一般的に単純な浸透圧変化を受けた赤血球の形状は均一でそろっていることが多い．血尿発見の動機は被検者自身が尿の色調変化で気づく肉眼的血尿と，尿定性・潜血反応の陽性を指摘され鏡検下で識別される顕微鏡的血尿(5個/HPF以上)に分類される．

赤血球形態の相違により，出血部位を推定することができる．糸球体由来(変形赤血球:IgA腎症・糸球体腎炎，ループス腎炎など)は，不均等で多彩な像を示すことが多く，赤血球円柱の有無や尿蛋白量の存在なども考慮して判定する．非糸球体由来(均一赤血球:尿路感染症・結石・下部尿路の悪性腫瘍など)は，比較的均等でヘモグロビン色素に富み，互いの像に大きな差を認めない．報告については，1つの形態所見に目を奪われることなく，全体的な類型に注意してコメントすることが大切である．判定基準は，「尿沈渣検査法2010(JCCLS GP 1-P4)」ならびに「血尿診断ガイドライン」を参考にする．

赤血球と鑑別を要する成分として，脂肪球・酵母様真菌・シュウ酸カルシウム結晶・油滴などがある．脂肪球は強い屈折性があり，脂肪染色でも

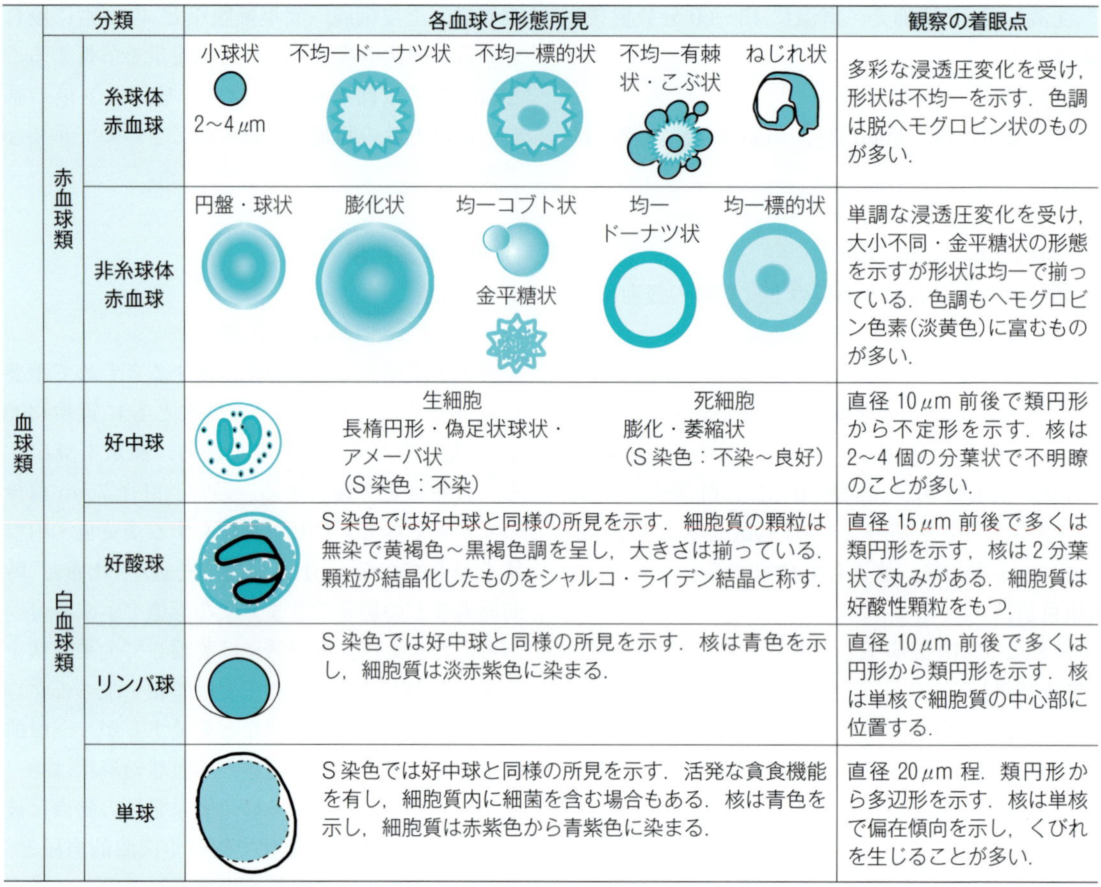

分類		各血球と形態所見					観察の着眼点
赤血球類	糸球体赤血球	小球状 2〜4μm	不均一ドーナツ状	不均一標的状	不均一有棘状・こぶ状	ねじれ状	多彩な浸透圧変化を受け，形状は不均一を示す．色調は脱ヘモグロビン状のものが多い．
	非糸球体赤血球	円盤・球状	膨化状	均一コブト状 金平糖状	均一ドーナツ状	均一標的状	単調な浸透圧変化を受け，大小不同・金平糖状の形態を示すが形状は均一で揃っている．色調もヘモグロビン色素（淡黄色）に富むものが多い．
血球類	好中球		生細胞 長楕円形・偽足状球状・アメーバ状 （S染色：不染）		死細胞 膨化・萎縮状 （S染色：不染〜良好）		直径 10μm 前後で類円形から不定形を示す．核は 2〜4 個の分葉状で不明瞭のことが多い．
	好酸球		S染色では好中球と同様の所見を示す．細胞質の顆粒は無染で黄褐色〜黒褐色調を呈し，大きさは揃っている．顆粒が結晶化したものをシャルコ・ライデン結晶と称す．				直径 15μm 前後で多くは類円形を示す．核は 2 分葉状で丸みがある．細胞質は好酸性顆粒をもつ．
	リンパ球		S染色では好中球と同様の所見を示す．核は青色を示し，細胞質は淡赤紫色に染まる．				直径 10μm 前後で多くは円形から類円形を示す．核は単核で細胞質の中心部に位置する．
	単球		S染色では好中球と同様の所見を示す．活発な貪食機能を有し，細胞質内に細菌を含む場合もある．核は青色を示し，細胞質は赤紫色から青紫色に染まる．				直径 20μm 程．類円形から多辺形を示す．核は単核で偏在傾向を示し，くびれを生じることが多い．

図 20　尿中の各種血球と観察の着眼点

確認が得られる．酵母様真菌は厚みがあり発芽していることが多く，淡緑色なこぶ状の形態を示す．シュウ酸カルシウム結晶は完全型であれば正八面体を呈しているが，不完全なものは小楕円形をしており誤認しやすいため，希塩酸（約10%）で溶解し，確認する．また，尿定性・潜血反応の結果も参考になるが尿沈渣所見との乖離もあるため，不一致となる要因を把握しておく（表20）．

(2) 白血球（white blood cell）（図20）

腎・尿路系における感染症の早期診断に有力な手がかりとなる重要な成分であり，健常人では鏡検（400倍）1 視野あたり 4 個以下である．直径 10〜15μm のサイズで形状は通常球形であるが，高浸透圧や高度な酸性尿では萎縮傾向を呈し，低浸透圧や高度アルカリ性尿は膨張化を示す．また，生細胞は球状・棍棒状・アメーバ状などの形態を呈し，死滅細胞の場合は浸透圧やpH環境で萎縮や膨張などさまざまな変化を遂げる．白血球は分葉核の好中球・好酸球と単核のリンパ球・単球に分類される．出現の大部分は好中球であるが，形態分類と形状変化をコメントすることは臨床情報として意義があり，炎症性病変（細菌感染症の診断）の動向や治療効果の判定に役立つ．

白血球と鑑別を要する成分として，死滅したトリコモナス原虫・小型尿細管上皮および深層型扁平上皮や尿路上皮（移行上皮）・裸核化した扁平上皮細胞などがある．トリコモナス原虫は，活発な運動と鞭毛の有無に注意する．小型の上皮細胞では，大きさ・核の形状・10%酢酸を滴下（白血球の核が鮮明となる）・ペルオキシダーゼ活性を利用した Precott-Brodie 染色の陰性化などを確認する．なお，尿定性・白血球反応の結果も参考に

表20　尿試験紙（潜血・白血球反応）と尿沈渣所見（赤血球・白血球出現）との乖離

		尿試験紙所見	
		陰性	陽性
尿沈渣所見	陰性	・尿潜血反応（−）・尿沈渣の赤血球出現なし：異常なし（血尿なし）	尿潜血反応の（＋）誘因： ・低比重尿/低張尿・古い尿 ・ヘモグロビン尿・ミオグロビン尿 ・強度の白血球尿/細菌尿（ペルオキシダーゼ） ・精液の混入（ジアミンオキシダーゼ）・見落とし ・過酸化剤や精液の混入・アルカリ性尿
		・尿白血球反応（−）・尿沈渣の白血球出現なし：異常なし	尿白血球反応の（＋）誘因： ・低比重尿/低張尿・古い尿・アルカリ尿・見落とし ・崩壊した白血球の存在・着色尿・検体違い
	陽性	尿中赤血球出現の誘因： ・高比重尿・試験紙の劣化・乳糜尿 ・好中球以外の白血球・尿攪拌の不十分 ・薬剤反応（アスコルビン酸，テトラサイクリング，ゲンチジン酸など多量含有量時） ・誤認（酵母様真菌，シュウ酸カルシウム，脂肪球など）	・尿潜血反応（＋）・尿沈渣の赤血球出現あり：異常あり（微血尿疑い）
		尿中白血球出現の誘因： ・高比重尿・試験紙の劣化 ・高濃度蛋白/ブドウ糖の影響（≧3 g/dL） ・抗生物質・高シュウ酸尿・エステラーゼ活性のない白血球（リンパ球など） ・誤認（小型上皮細胞，腟トリコモナス原虫，上皮細胞の裸核など）	・尿白血球反応（＋）・尿沈渣の白血球出現あり：異常あり（病的に白血球の増加）

なるが尿沈渣所見との乖離もあるため，不一致となる要因を把握しておく（表20）．

①好中球（neutrophil）

尿路感染症（膀胱炎，腎盂腎炎など）で多くみられ，活力的な遊走能と貪食能を有する．形状は球状・棒状，短冊状で，核は2〜4個の分葉状であるが不明瞭のことが多い．

S染色の態度によって，生きた淡染細胞（pale call）と輝細胞（glitter cell），そして，死滅した濃染細胞（dark cell）の3つに分類される．淡染細胞と細菌や尿路上皮（移行上皮）細胞を同時に多数認めれば，膀胱炎が疑われる．女性の尿で濃染細胞が多くみられた場合，扁平上皮細胞や細菌を同時に認めれば，腟分泌物の混入が考えられる．

②好酸球（eosinophil）

寄生虫疾患，薬剤投与によるアレルギー性膀胱炎，間質性腎炎，尿路変更術（回腸導管）などで多くみられ，細胞質に好酸性顆粒を含み，形状の多くは円形，類円形であり，核は通常2分葉状で丸みを帯びている．好酸性顆粒は小さくそろっており，色調は光沢のある黄褐色〜黒褐色で，S染色では染まらない．好酸性顆粒の結晶化したシャルコ・ライデン結晶が認められることがある．

③リンパ球（lymphocyte）

免疫応答に関与する疾患に多くみられる．腎移植後の拒絶反応，尿路リンパ管瘻による乳糜尿，尿路結核などで出現する．形状は細胞・核ともに円形または類円形である．核は単核で主に中心性に存在する．S染色で核は青色，細胞質は淡赤紫色に染まる．

④単球（monocyte）

感染症の回復期で多くみられる．壊死物質・微生物・炎症などに対して反応し，走化性により血管内から組織へ移行した場合，大食細胞となる．単球と大食細胞（結合組織へ遊走化）は同一細胞系（単核貪食細胞系）として分類されている．便宜上大きさ20μm以下を単球，それ以上を大食細胞に判別する．単球は活発な貪食能を有し，細胞質

内には赤血球や白血球などの死骸，脂肪顆粒，細菌，精子などを貪食する場合がある．形状は円形，類円形，馬蹄形で，核は切り込みやくびれを呈している．S染色では細胞質が赤紫色であるが，青紫色調を呈する細胞も多い．

⑤形質細胞（plasma cell）

リンパ球（B cell 由来）より分化し，免疫グロブリンを産生する．形状は大型の類円形や卵円形を呈し，核は偏在，核構造は凝集状を認めることから車軸様と形容されている．間質性腎炎や尿中M蛋白（ベンスジョーンズ蛋白などの単クーロン性免疫グロブリンが出現する多発性骨髄腫と原発性マクログロブリン血症などで認められることがある．M蛋白を含むろう様円柱の存在にも注意する．

⑥大食細胞（macrophage）

単球由来（組織内で成熟）で生体にとって不必要な物質を食作用で除去する細胞である．炎症反応によって出現し，殺菌作用やリンパ球T細胞に抗原提示をする免疫反応および抗原に対しシグナル分子を放出するサイトカイン産生などの機能をもつ．直径 10～30 μm で不整形な細胞である．細胞質の表面は突起や糸状仮足がみられ，核は偏在傾向で類円形から腎形を呈する．慢性炎症では大食細胞が凝集して細胞が大きくなり，多角形の類上皮細胞となる．また，処理物質がきわめて大型であれば数個から多数の細胞が融合して 100 μm に達し，異物巨細胞を形成（単核・多核）することがある．S染色では細胞質は赤紫色で，核は青紫色を呈する．

b）その他，非上皮性細胞

女性の場合，性周期・月経時に子宮体部由来の内膜腺上皮（円柱上皮）細胞が出現することがある．子宮内膜の間質細胞も同時に尿中へ混入をきたすことがある．これら，変性を伴った場合は密な集塊で出現し，低異型度群の尿路上皮（移行上皮）癌と鑑別が問題となる．また，膀胱の亀裂で腹腔と交差した場合，中皮細胞の出現を認めた報告もある．

上述の成分に関しては細胞診検査と連携し，確認することが大切である．

2）上皮細胞：巻頭カラー図譜（→ p. xvii）

尿中に出現する腎・尿路系上皮細胞の働きは，尿の産生および貯留と排泄である．腎小体から続く近位系，ヘンレ係蹄，遠位系の尿細管上皮細胞と集合管上皮細胞（腎乳頭含む）は尿の産生に関与する．腎盂・腎杯，尿管，膀胱の尿路上皮（移行上皮）細胞は尿の流通と貯留を役割とし，上部尿道，下部尿道の尿路上皮細胞（移行上皮または円柱上皮様構造含む）と扁平上皮細胞は尿の排泄を促す．このような上皮細胞は多彩で複雑な形態像を有する．なお，近隣臓器からの円柱上皮細胞や病態的な形状変化を特徴とする卵円形脂肪体および細胞質内・核内封入体細胞（ウイルス感染細胞）なども含まれる．

尿路系における剥離細胞の由来に関しては細胞質の所見（辺縁構造・表面構造・色調など）が有力な手がかりとなる．また，核クロマチンの量や構造（たとえば，微細・細・粗顆粒状および粗剛状などと均等または不均等分布など）は良性・悪性を判別するうえで大切な糸口となる．尿沈渣の背景情報とともに1つの所見に目を奪われることなく，常に他の所見に目を配ることも習熟しておく必要がある．判定困難な場合は，無理をせず分類不能細胞として画像や図解で保存し，積極的にコメントを記述して報告することに努める．

a）尿細管・集合管上皮細胞（renal tubular and collecting duct cell）

組織学的には，近位系・ヘンレ係蹄系・遠位系・集合管系の粘膜上皮より由来する．白血球よりもやや大きく 10～40 μm と小型の細胞であるが，生理機能の違いにより複雑で多彩な形態を呈する．組織上の形では立体構造をもち，刺・突起状（ヒトデ・星形）・角錐台形型・角柱状などがある．日常多く認められるものは，細胞質辺縁が鋸歯状で表面構造は顆粒状（電顕学的な暗調細胞と明調細胞の存在）である．細胞が小型であることから深層型の尿路上皮細胞（移行上皮細胞）および扁平上皮細胞との判別に困難をきたす場合がある．このような場合は，まず，上皮円柱内に同封される細胞形態を詳細に観察することが大切である．

臨床的には，進行した腎実質性疾患で高率に出現する．腎疾患以外でも重金属の曝露や抗生物質，抗癌剤，免疫抑制剤，造影剤の影響で出現する可能性がある（中毒性尿細管壊死）．また，過度の脱水や外傷性出血・産科的出血・不適合輸血による溶血などで腎血流量が減少する（虚血性尿細管壊死）ことで二次性の腎障害からも出現する．さらに，黄疸を伴う過剰なビリルビン産生の尿や筋組織破壊に伴う過剰なミオグロビン尿などの腎障害でも出現することもある．

刺激の著しい腎障害では悪性細胞と鑑別を有する反応性尿細管上皮細胞の出現をみることがある（仮説：近位尿細管分節直下部・S3に存在する標識保持細胞の存在が関連か？）．出現機序はほとんど明らかではないが，釘打ち様の細胞集塊を伴い，細胞質の性状は不均一でN/C比（核/細胞質比）増大を有する．核クロマチンは変性濃染を示し，尿路上皮癌に類似する細胞がみられることがある．また，細胞質は泡沫状ないし空胞様を有し，核は偏在性で著明な核小体を認める腺癌類似の細胞をみる．細胞は大型で長紡錘型・線維型・奇怪な細胞の出現を認め，核は変性濃染を示す扁平上皮癌類似の細胞など多彩な所見も認められることがある．

このような上皮細胞を判定するには，尿細管障害に関連する臨床情報の確認と，標本中に出現する正常の尿細管上皮細胞や各種円柱を見出し，上皮円柱内外にみられる反応性の細胞が同種のものであれば，悪性細胞を否定する所見の手がかりとなる．個々の細胞に関しても悪性細胞に比較して核クロマチンの増量に乏しく，他の尿路上皮細胞に比べて細胞質内にグリコーゲンやリポフスチンおよびヘモジデリンなどの物質を含有することも参考にする．なお，細胞診検査と連携しPAS・脂肪・鉄・免疫染色など，技術情報の共有化も合わせて鏡検することを推奨したい．

b）尿路上皮（移行上皮）細胞［urothelial epithelial (transitional epithelial) cell］

組織学的には，腎盂・腎杯・尿管・膀胱・一部尿道の粘膜上皮より由来する．上皮は2～6層と厚さが異なるものの深層型から中層型（大きさ：15～50μm），表層型（大きさ：50～150μm）細胞で構成されている．形状は類円形から洋梨，紡錘，有尾，多稜形など多彩な像を呈する．特に，表層型は多核化して洋傘様の巨細胞も出現する．臨床的には腎尿路系の炎症性病変，結石，機械的採取（カテーテル操作など），腫瘍検索のための造影剤使用など，多数の尿路上皮（移行上皮）細胞が尿中に出現する．そのなかでも集塊状でN/C比の大きな細胞を認めた場合は，異型細胞を否定する意味でも細胞診検査と連携して精査が必要となる．

c）円柱上皮細胞（columnar epithelial cell）

組織学的には尿道粘膜上皮の一部に類似由来する．その他，男性では前立腺上皮組織（小管，小室）と精嚢腺上皮，女性では子宮頸部と子宮体部などに由来する．各組織由来の違いはあるものの，大きさ15～35μmで形は立方から円柱状を示し，柵状および放射状配列の集塊で出現することがある．核は円形から楕円形で偏在傾向を示し，核クロマチンは微細顆粒状を呈する．細胞質辺縁は，スムーズで淡い泡沫状の構造を有し，一方の先端に線毛を有していることもある．臨床的には尿道カテーテル挿入，前立腺マッサージ後，各種尿道炎，前立腺肥大，前立腺炎などで出現する．また，膀胱癌治療による尿路変更術で回腸導管の腺上皮や膀胱尿路上皮が組織球様変化（腺様化生）をきたし，出現することもある．

d）扁平上皮細胞（squamous epithelial cell）

組織学的には，外尿道口の粘膜上皮に由来するが，女性の場合，大部分は外陰および腟部からの混入が考えられる．深層型・中層型（大きさ：20～70μm）では楕円形，中層から表層型（70～100μm）にかけては多稜形の構造を呈し，明瞭な核を有する．臨床的には，尿道炎（トリコモナス・細菌感染），カテーテル挿入，前立腺癌のエストロゲン療法などで出現することもある．女性の場合，腟・外陰部由来の上皮細胞・各血球・細菌と同時に混入するおそれがある．十分な採尿（外陰部の清浄と中間尿の採取）の指導が大切である．

e) 卵円形脂肪体(oval fat body；OFB)

脂肪顆粒細胞を含む細胞で尿細管上皮細胞由来と大食細胞由来がある．大きさは10～40μm，円形，卵円形，類円形，不定形などを呈し，S染色では顆粒は染まらない．臨床的には，ネフローゼ症候群，ループス腎炎，重症の糖尿病性腎症などで出現する．男性では前立腺由来の脂肪顆粒細胞との鑑別が問題となり，尿蛋白・尿糖陽性の有無や性別・年齢，尿の採取法などを確認して判定を進める必要がある．脂肪顆粒の証明には，偏光顕微鏡でマルタ十字(Maltese cross)(中性脂肪や脂肪酸は認めない)を認めるか，またズダンⅢ(Sudan Ⅲ)などの脂肪染色も参考にする．

f) 細胞質内封入体細胞(intracytoplasmic inclusion-bearing cell)

細胞質内に無構造な封入体を含む細胞の総称である．尿路系細胞に由来するが，大部分は尿細管上皮細胞や尿路上皮(移行上皮)細胞，および一部に組織球(マクロファージ)や尿路変更術後の腸上皮(腺上皮)細胞などがある．細胞の大きさは15～100μm，類円形から多辺形である．核は偏在性で濃縮，破砕，顆粒凝集状の変性所見を示し，封入体は光沢のある均一無構造で円形，類円形，馬蹄形，ドーナツ形などの多彩像を示す．臨床的には，風疹，麻疹，流行性耳下腺炎(ムンプス，mumps)などのRNAウイルス性疾患や尿路系の各種炎症，腫瘍，糖尿病やマラコプラキア(malacoplakia，軟板症)でも特徴的な封入体がみられる．しかし，詳細な由来については不明な点が多い．

g) 核内封入体細胞(intranuclear inclusion-bearing cell)

単核・多核の核内封入体を形成する細胞の総称である．大きさは15～100μmで，形状は円形から類円形である．核内構造は無構造ですりガラス様を呈する．S染色は細胞質内封入体と同様である．臨床的には，DNAウイルスとの関連が深く，多核化した細胞では核同士の圧排像もみられることもある．単核細胞では白血病，悪性腫瘍，移植後や乳児・新生児などで全身性の免疫不全によるサイトメガロウイルス(cytomegalovirus；CMV)感染(フクロウの眼：単核の巨細胞で核内封入体と封入体周囲の明暈が特徴)がある．問題となるのは，しばしば核が大型化とともに濃染し，悪性細胞と間違えやすい所見をとる場合がある．このような反応性の上皮細胞は，悪性細胞類似の「おとり細胞(decoy cell)」と呼ばれている．悪性細胞との鑑別点は，核縁のスムーズさ，まばらで透けて変性に陥った核構造，顆粒状連鎖核クロマチン所見(fish-net，魚網状)などを示す．

h) その他のウイルス感染細胞

ヒトポリオーマウイルス(HPoV)は，パピローマウイルスやSV40などとともにパピバウイルス群に属するDNAウイルスである．ヒトでは，BKとJCウイルスに分けられ，前者は小児の初期感染や成人の免疫不全状態で検出され，後者は免疫低下のみられない成人で出現することがある．腎移植後の数％にBKウイルスの腎症が認められ，移植片の拒絶反応〔グラフトロス(graft loss)〕の動向も問題となる．また，悪性細胞と鑑別を要するdecoy cellの存在に注意を要する．ヒトパピローマウイルス(HPV)は，泌尿器疾患尖圭コンジローマ(乳頭腫)を引きおこすウイルスで6，11型の感染による．男性は陰茎冠状溝と包皮内板に発症し，女性では大・小陰唇周囲・腟壁・肛門周囲に発症する．先が尖った鶏冠状の疣贅(イボ)を多数認め，この腫瘍細胞が尿中に出現することがある．腫瘍は扁平上皮で覆われ，細胞質では核周囲の大きな空洞化〔コイロサイトーシス(koilocytosis)〕が認められる．核は濃染し，2核から多核を有するものもあり，随伴して錯角化(小型表層細胞)細胞も認められる．

3) 異型細胞：巻頭カラー図譜(→ p. xvii)

異型細胞の検出は臨床的にきわめて重要であり，泌尿器系悪性腫瘍の早期発見につながる．異型細胞を検出したからといって，必ずしも悪性細胞を意味するものではなく，通常みられる良性細胞に比べ細胞形態が著しく異なっている細胞を異型細胞と称している．したがって，異型細胞がみられた場合は，必ずコメントを記載することが大

切である．

　泌尿器系の尿路腫瘍は，病理学的に98％以上が上皮性起源の膀胱腫瘍であるといわれている．その組織型で見ると，約90％が尿路（移行上皮）上皮癌で約3〜5％が扁平上皮癌および腺癌である．したがって，多くの労力は尿路上皮癌の同定に向けられる．

a) 尿路上皮（移行上皮）癌細胞［urothelial（transitional cell）carcinoma；UC］

　腎盂・腎杯，尿管，膀胱，前立腺部尿道部に発生し，これらの部位に多発することもある．尿路上皮腫瘍は内視鏡的（肉眼的）に乳頭型と結節型腫瘍に分けられるが，大部分は乳頭型腫瘍である．さらに，組織学的に細胞異型と構造異型の程度により，低異型度と高異型度の2群に分類され，さらに非浸潤性か，浸潤性か，の診断も行われている．このような病理診断の基準に対し，被検者の予後と検査精度に差があることも十分理解しておく必要がある．特に，異型度の観点から再発率と浸潤度を比較した場合，低異型度より高異型度のほうが高率である．すなわち，低異型度のほうが，予後はよい．一方，検査精度の場合，低異型度は出現率が低いことと異型性も乏しいため，判定精度（陽性率）は低い．しかし，高異型度（浸潤性尿路上皮癌や上皮内癌など）では出現率も高く，異型性に富む悪性細胞が認められる．このような臨床病理・細胞学的な特性から，尿沈渣の判別では低異型度の検索も大切であるが，高異型度の尿路上皮癌をファースト・チョイス（一次捕獲．逆に，見落とさないこと）することが重要である．形態学的特徴として，異常細胞集塊・核腫大・N/C比増大・核大小不同・核形不整・核構造の多彩化（クロマチン増量：顆粒状所見増徴に伴う凝集・濃染化），著明な核小体などを呈する．尿中に出現した低異型度は密な集塊状で，均一な細胞ながらN/C比増大と緊満感を有する顆粒状の核構造を示す．高異型度は，集塊状から孤在性を伴い，異型性に満ちた悪性細胞が認められる．

b) 腺癌細胞（adenocarcinoma；AC）

　膀胱にみられる純粋な腺癌は稀である．尿中に出現する腺癌の形態学的特徴としては，他臓器の原発性腺癌細胞と異なる所見はない．典型的な腺癌であれば，尿路上皮癌よりもやや小型で細胞質は泡沫状，細胞質内に空胞を認める．核は円形で偏在し，クロマチン細顆粒状，核小体明瞭などの所見がみられる．出現形式は孤立散在性および集塊状で，高円柱状の細胞が腺房状（前立腺癌）や柵状（大腸・直腸癌）配列を形成している場合は腺癌を考慮する．腎由来の腺癌では主に，明るく広い細胞質と核は偏在性で著明な核小体を有し，細胞質にはグリコーゲンや脂質などの成分を含むこともある．

c) 扁平上皮癌細胞（squamous cell carcinoma；SCC）

　膀胱の純粋な扁平上皮癌も稀である．関連因子として，尿路結石・長期の尿路感染や中東・北アフリカのビルハルツ住血吸虫などが考えられている．尿中に出現する扁平上皮癌の形態学的特徴としては，癌の分化度により細胞形態が異なるが，有力な所見は奇妙な形の細胞（オタマジャクシ型，ヘビ型，線維型）や層状構造を有する核周囲明庭で，濃染性不整核をもつ細胞には注意を要する．細胞集団で，乳頭状ではなく平面的な配列も参考にはなるが，分化度の低い扁平上皮癌では細胞の形が類円形を呈するため，尿路上皮癌との鑑別が困難となる．

d) その他の悪性細胞

　稀な腫瘍であるが上皮性は小細胞癌細胞や未分化癌細胞があり，非上皮性には小児に発生する横紋筋肉腫，平滑筋肉腫，線維肉腫などがある．その他，悪性リンパ腫・悪性黒色腫・各種白血病細胞の出現も報告されている．

4) 円柱（cast）（図21）

　円柱は長い2つの辺が平行する細長い形で，ヘンレ係蹄上行脚から遠位尿細管にかけて尿の流通が一時的に停滞し，尿細管の過度な再吸収作用でTamm-Horsfall（T-H）ムコ蛋白と少量の血漿（血清アルブミン）が濃縮・ゲル化し，管腔を鋳型・鋳造された蛋白の凝固物である．なお，排泄された尿中に円柱が出現することは，尿細管腔に一時的な閉塞があったことと尿が再流したことを意味

円柱名	特徴
硝子円柱	・無構造で無色透明な円柱である．鏡検時は視野を絞り（強く遮光）見落しのないよう注意を要する．S染色は基質に厚みがなく，透明光沢のある淡ピンク～淡青色を呈する．
上皮円柱	・基質内に尿細管上皮細胞を3個以上含む円柱である．細胞含有の環境は散在性や密接な集合状を示し，円柱の辺縁に付着した状態もある．S染色は細胞質は赤紫色，核は青色を呈する．
赤血球円柱	・基質内に赤血球を3個以上含む円柱である．背景周囲に出現している赤血球を参考にする．S染色には不良のことが多く，淡黄色や脱ヘモグロビンでは赤色を呈する．
白血球円柱	・基質内に白血球を3個以上含む円柱である．サイズや核の形態所見から炎症性疾患の動向にも考慮する．S染色は淡ピンク色を呈する．
脂肪円柱	・基質内に脂肪球を3個以上と，卵円形脂肪体を1個以上含む円柱である．S染色は不良であるが，経過状況で淡橙～淡ピンク色を呈する．
顆粒円柱	・基質内に顆粒物質を1/3以上含む円柱である．大部分は尿細管上皮細胞であるが，各血液細胞や血漿蛋白由来もある．S染色は赤紫色や青紫色を呈し，変性，崩壊した成分で異なる場合がある．
ろう様円柱	・長期間の尿細管閉塞が示唆され，光輝を放ち基質が厚いろうのような成分を含んだ円柱である．形状は屈曲，蛇行，切れ込みなど多様化を示す．S染色は淡・濃赤紫色，濃青紫色を呈する．
塩類・結晶円柱	・尿の流通が停滞し結晶化した無晶性塩類，シュウ酸カルシウム結晶，薬物結晶などが円柱内に含まれた状態である．尿細管腔が閉塞して，さらなる腎障害の進行に配慮すべき成分である．S染色は不良である．
空胞変性円柱	・基質内に大小で多辺な空胞を含む円柱である．尿細管上皮細胞やろう様円柱の一部が変性，空胞化したものとフィブリン円柱との関連が注目されている．S染色は赤紫色～青紫色を呈する．
幅広円柱	・60 μm以上の幅を超える円柱を称す．尿細管上皮が剥離することで管腔径が大きくなった所見と考えられている．S染色は濃赤紫色，濃青紫色を呈する．

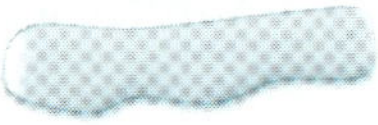

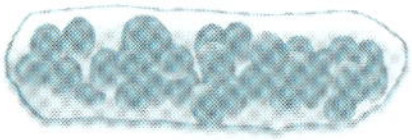

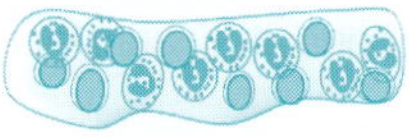

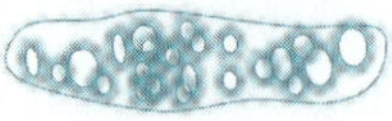

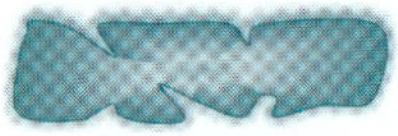

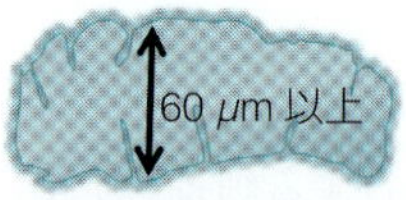

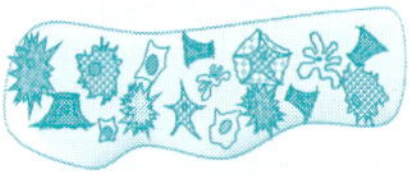

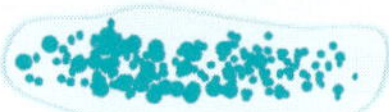

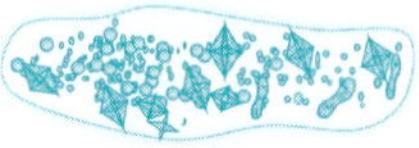

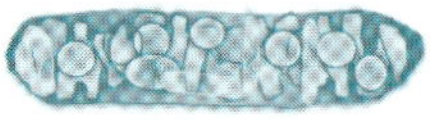

図21 尿中の主な円柱と観察の着眼点

【円柱の判定基準】
1）基質内に顆粒成分1/3以上の場合は，顆粒円柱とする（1/3未満の場合は，硝子円柱とする）．
2）複数成分が基質内に各3個以上含む場合は，それぞれの円柱を報告する（2個以下の場合は，硝子円柱とする）．
　（1）顆粒円柱・ろう様円柱内に複数の細胞や脂肪顆粒が3個以上含む場合は，それぞれの各円柱を報告する（各両方）．
　（2）顆粒からろう様円柱への移行型および混在型では，それぞれ両方の顆粒円柱とろう様円柱を報告する．
3）先端が細い円柱様物質（類円柱）は，硝子円柱で報告する．
4）円柱幅が60 μm以上の場合は，円柱の種別と同様に幅広円柱と報告する．

し，腎機能および病態を間接的に把握できる重要な成分の1つである．基質内に血球・上皮細胞・脂肪成分などの封入やさらに崩壊・変性を認めればその臨床的意義は高い．

a) 円柱の分類

円柱はその封入物の種類により分類される．尿沈渣検査法2010 (JCCLSGP 1-P 4)を参考に解説する．

(1) 硝子円柱 (hyaline cast)

形態は円柱状であるが，屈曲状，蛇行状，切れ込み状などさまざまである．基質内は均質無構造なものから縦ジワ状，横ジワ状，すじ状などがあり，色調は無色で非常に薄く感じられる．内容物はまったく何も含まないものから各種有形成分(血球・上皮・脂肪顆粒などは2個以下．顆粒成分は1/3未満)を少量含むものまで多種多様である．硝子円柱は健常人でも少数みられるが，腎実質性疾患や全身的な腎血流量の低下などで認められる．S染色で淡青～濃青色を呈する．

(2) 上皮円柱 (epithelial cast)

基質内に尿細管上皮細胞を3個以上含む円柱である．また，細胞の封入状態は散在性，2～3列に配列，円柱の辺縁部に付着したものまでさまざまである．尿細管上皮細胞が変性壊死に陥り，剥離し，円柱内に封入されることは，腎血流量の低下による虚血状態や薬剤などの腎毒性物質による尿細管障害を示唆する．S染色では細胞質赤紫色，核は青～濃青色を呈することがある．

(3) 顆粒円柱 (granular cast)

基質内に大小の顆粒成分を1/3以上含む円柱である．形状から粗大顆粒状や微細顆粒状があるが，両者を区別せず顆粒円柱とする．顆粒成分の由来は，多くは尿細管上皮細胞の破壊と変性が進行したもので，ほかに白血球，赤血球，血小板および血漿蛋白からなる顆粒成分もある．各細胞成分(3個以上)と顆粒成分がある場合は，両者ともに報告する．顆粒円柱の出現は腎実質障害が考えられる．S染色で濃赤紫色や濃青色を呈する．

(4) ろう様円柱 (waxy cast)

基質内にろうを溶し流し固めたような不透明，均質な円柱であり，長時間の尿細管閉塞を意味する．形状は円柱状，蛇行状，切れ込み状，屈曲状など，硝子円柱と類似するが，相違点として基質が厚く高屈折性で光沢を有し，辺縁の周囲が明瞭なことである．ろう様円柱や顆粒円柱などに幅広円柱(broad cast：約60μm以上)を認めることがある．broad castは拡張した尿細管腔内で円柱が形成されたことを意味し，重度な腎障害に認められる．また，ろう様円柱内に各細胞成分(3個以上)が封入されている場合は両者ともに報告する．顆粒円柱からろう様円柱の移行型ならびに混合型も両者を報告する．ネフローゼ症候群，腎不全，腎炎末期などの重篤な腎疾患にみられるため，臨床的意義が大きい．S染色では，淡赤紫，赤紫，濃赤紫，濃青紫色を呈する．

(5) 脂肪円柱 (fatty cast)

基質内に同定可能な大きさの脂肪球を3個以上含むものと，卵円形脂肪体(oval fat body ; OFB)を1個以上含む円柱である．多くの卵円形脂肪体内には3個以上の脂肪顆粒を含むため，本体1個でも含む円柱は脂肪円柱と判定する．ネフローゼ症候群や高蛋白尿を伴う腎疾患にみられる．S染色では脂肪球は染まらず，ズダンⅢ・Ⅳ染色では橙赤色から赤色に染まる．また，偏光顕微鏡ではマルタ十字(Maltese cross)と呼ばれる特有の重屈折性偏光像を呈する．

(6) 赤血球円柱 (red blood cell cast)

基質内に赤血球を3個以上含む円柱である．顆粒変性した赤血球円柱と顆粒円柱の鑑別が困難な場合があるが，赤褐色顆粒(脱ヘモグロビン)で一部分に赤血球の輪郭が確認できれば赤血球円柱を疑う．この場合，S染色より無染色のほうが赤血球を判別しやすい．急性糸球体腎炎，IgA腎症，ループス腎炎などネフロンからの出血を伴う腎疾患にみられる．

(7) 白血球円柱 (white blood cell cast)

基質内に白血球を3個以上含む円柱である．大部分は好中球の存在が多いが，腎移植後・拒絶反応のときはリンパ球を含有し，抗癌剤治療中の場合は単球系の細胞を含むこともある．白血球円柱は上皮円柱との鑑別に困惑することがあり，その場合はS染色やPB(Prescott-Brodie)染色などを

実施することも大切である．腎盂腎炎，糸球体腎炎，間質性腎炎などネフロンに感染や炎症を伴う腎疾患にみられる．

(8) 空胞変性円柱（vacuolar-denatured cast）

基質内にさまざまな空胞をもつ円柱である．顆粒円柱やろう様円柱の一部が空胞化したものにみられ（尿細管上皮細胞の脱落由来が１つ），S染色で赤紫～青紫色に染まるものと染色不良なものとがある．後者は基質内に線維質が詰ったような所見を認め，フィブリン様物質（フィブリン円柱）の含有が考えられている．重症な糖尿病性腎症や高度な蛋白尿を伴う腎機能障害などで出現する．

(9) 塩類・結晶円柱（salt-crystal cast）

尿細管腔での閉鎖機序に関与し，基質内に無晶性塩類，シュウ酸カルシウム結晶，薬物結晶などを含む円柱である．円柱の内外に反応性の尿細管上皮細胞（線維型や類円形）もみられることがある．各種抗腫瘍薬（白血病，悪性リンパ腫など）の影響で脱水症状と過度の酸性尿から溶解度が低下して結晶化を生み，尿細管の閉鎖を引きおこすことがある．高カルシウム血症・高尿酸血症・高シュウ酸血症などさらなる腎障害の進行に配慮するべき成分である．

(10) その他の円柱

発作性夜間血色素尿症のヘモジデリン円柱（hemosiderin cast）（ベルリン青染色陽性），横紋筋融解症のミオグロビン円柱（myoglobin cast），高度の尿細管障害・ネフローゼ症候群の大食細胞円柱（大食細胞を３個以上），骨髄腫のベンスジョーンズ蛋白円柱（L鎖抗体に対する蛍光抗体法の陽性）など特殊な円柱群がある．実際の鏡検では鑑別困難なことも多く，臨床情報の習得と基質内の形態像や特殊染色の証明なども合わせて判定することが必要である．

b) 円柱と紛らわしい成分

円柱状の成分で，円柱か他の成分か困難なことがある．たとえば，①細長い紐状の粘液糸，②細長く，顆粒円柱と紛らわしい尿細管上皮細胞，③円柱状をした食物残渣物（糞便の混入物），④柱状繊維物（紙，衣類），⑤尿中成分とS染色液が反応し，青色の顆粒が析出凝集した偽円柱，⑥硝子円柱やろう様円柱と紛らわしい精液由来の分泌物，⑦顆粒円柱と紛らわしい塩類や結晶成分の円柱状集合体，などがある．このような成分との鑑別には，日頃より熟知しておくことが必要がある．

5) 微生物・寄生虫類

尿沈渣において微生物を鏡検することは細菌感染を診断するうえで臨床的意義が高い．しかし，一般検査室に提出される多くは中間尿であり，当然のことながら常在菌や微生物の混入が予想される．そして，尿が微生物にとって良好な培地であるため，採尿から検査までの時間や保存状態によって増殖し，真の細菌尿であるのか，不明な点も多い．尿路感染症の多くは細菌とともに白血球や白血球円柱を認めることがあり，年齢，性別，採取法，保存状態，化学療法剤や抗生物質投与の有無などを加味し，総合的に判定すれば有力な情報源となる．

a) 細菌（bacteria）

400倍での鏡検では，桿菌の確認は比較的容易であるが，球菌は鑑別に苦慮することもある．尿路感染症の起炎菌は，単純性の場合はグラム陰性が多くを占め，なかでも大腸菌が最も多い．その他，ブドウ球菌，肺炎桿菌，腸球菌などがある．一方，複雑性尿路感染症では起炎菌は多種類にわたり，大腸菌は少なく，緑膿菌，セラチア，ブドウ酵菌などの頻度が高い．抗菌剤投与中の患者尿では，菌体の伸展・膨大などの形態変化を示すこともあるので注意が必要である．泌尿器バイオフィルム（biofilm）感染症としては結石や留置カテーテルが誘因となってムコイド型緑膿菌もみられ，難治性感染症として問題となる．ムコイド型緑膿菌はS染色では青紫色に，ギムザ染色では赤紫色に染まり，ムコイド内にくの字やへの字に彎曲した桿菌がみられ，形態学的な同定が可能である．

b) 真菌（fungus）

円形または楕円形で大小不同の発芽がみられる．仮性菌糸をもたない酵母（分芽胞子）様のみが散在しているものは赤血球と間違えやすいが，淡

緑色調の光沢および酸やアルカリで形態変化を示さない点で鑑別が可能である．

c）原虫（protozoa）

尿沈渣にみられる原虫で高頻度に出現するものはトリコモナス原虫であり，女子では腟炎，尿道炎，男子では尿道炎，前立腺炎の起炎となる．また，ビルハルツ住血吸虫卵が尿中に出現することがある．これはエジプトや中近東に多く，膀胱における扁平上皮癌の発生率が高いためである．一方，自由生活する鞭毛虫やアメーバなどの外界から混入することもあり，清潔な容器で検査する必要がある．寄生虫（卵）としては蟯虫卵が主に小児（女児）の尿中からみられることがある．稀に糸くず状の虫体（蟯虫）が検出されることもある．これは肛門周辺部からの混入が考えられる．

6）結晶・塩類（図22）

尿沈渣にみられる結晶・塩類の多くは，摂取した飲食物や薬剤の影響とともに体内の代謝によって形成される．その要因としては，物質の溶解度，濃度，pH，共存物質，および生成時間などがある．それぞれの成分は特徴的な形態を示すことから同定可能であるが，尿のpHによっては出現する結晶・塩類の種類が限定されるため，また，酸性やアルカリ性の溶液性も異なるため，それらの情報も参考にすることが大切である．同定された結晶には，通常結晶，異常結晶，薬剤結晶の3つに大別される．特に，異常結晶は重症な肝障害や先天性の代謝異常が考えられるため，臨床的意義は高い．

a）通常結晶

健常人でも認められるが，副甲状腺機能亢進症，尿路結石症の原因や各種代謝異常で出現することがあるので注意を要する．

（1）シュウ酸カルシウム結晶（calcium oxalate crystal）

形状は無色の正八面体，亜鈴状，ビスケット状，楕円状などを示す．特に類円形状のものでは赤血球や酵母様真菌との鑑別を要する．一般に酸性尿に出現するがアルカリ尿でもみられる．酢酸では不溶で，塩酸で徐々に溶解する．シュウ酸を豊富に含む植物（トマト，ほうれん草，アスパラガス，シイタケ，チョコレート，ミカン類など）を多量に摂取した場合にみられることがある．また，最も多くみられる結晶の1つで，尿路結石症の80％がこの成分でもある．

（2）尿酸結晶（uric acid crystal）

形状は黄褐色〜無色の砥石状，菱形，束柱状などさまざまである．酸性尿でみられ，水酸化カリウム，アンモニア水で溶解する．プリン体を多く含む食事後や高尿酸血症，尿酸結石尿にみられることがある．また，尿路結石症の診断でX線透過性があり，X線に映りにくい成分として知られている．

（3）リン酸カルシウム結晶（calcium phosphate crystal）

形状は無色〜灰白色の板状，束柱状，針状などを示す．一般にアルカリ尿でみられるが，弱酸性尿でもみられ，塩酸や酢酸で溶解する．

（4）リン酸アンモニウムマグネシウム結晶（ammonium magnesium phosphate crystal）

形状は無色で光屈折のある棺蓋状，封筒状，プリズム状，羽毛状などを示す．細菌が増殖した尿中にみられることがある．中性からアルカリ尿にみられ，塩酸や酢酸で溶解する．

（5）尿酸アンモニウム結晶（ammonium biurate crystal）

形状は黄褐色〜茶色の棘を有する球状の結晶で，アルカリ尿でみられ，塩酸や水酸化カリウムで溶解する．

（6）炭酸カルシウム結晶（calcium carbonate crystal）

形状は無色の小球状，ビスケット状，亜鈴状などを示す．弱酸性からアルカリ尿にみられ，塩酸や酢酸を加えると炭酸ガスの気泡を発生して溶解する．

（7）無晶性塩類

塩類（無晶性）には，酸性尿でレンガ色の尿酸塩（urate）と中性・アルカリ尿で沈渣物が肉眼的に灰白色のリン酸塩（phate）がある．これら塩類が大量に出現すると，鏡検・観察に困難をきたす．このような場合，酸やアルカリの添加により塩類

	結晶の種類	pH性状	色調	形態	化学的性質（溶解条件）	出現情報
通常結晶	尿酸	酸性	黄褐色	砥石状・菱形 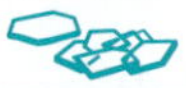	水酸化カリウム・硝酸	プリン体を多く含む食事後，高尿酸血症，尿酸結石尿
	シュウ酸カルシウム	酸性・中性・弱アルカリ性	無色・線屈折（+）	正八面体・亜鈴状・ビスケット状 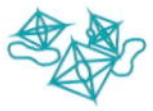	塩酸	シュウ酸を豊富に含む植物，肉摂取 結石の原因
	リン酸カルシウム	弱酸性・アルカリ性	無色・灰白色	針状・板状・束状 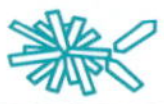	塩酸・酢酸	アルカリ性尿に多くみる
	リン酸アンモニウムマグネシウム	中性・アルカリ性	無色・屈折性（+）	封筒上・プリズム状・棺蓋状 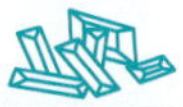	塩酸・酢酸	細菌が増殖 アンモニア発酵中の尿にみられる
	炭酸カルシウム	中性・アルカリ性	無色	小球状・棒状 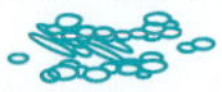	塩酸・酢酸で気泡発生	アンモニア発酵中の尿にみられる
	尿酸アンモニウム	中性・アルカリ性	褐色	棘球状 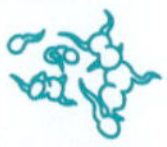	塩酸・酢酸・水酸化カリウム	アンモニア発酵中の尿にみられる
異常結晶	ロイシン	酸性	淡黄褐	同心・放射線球状 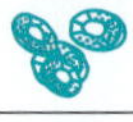	塩酸・酢酸・水酸化カリウム	重症な肝障害時
	チロシン	酸性	無色・淡黄色	刺針状，花状 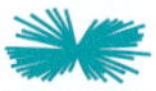	塩酸・水酸化カリウム	重症な肝障害時
	シスチン	酸性	無色	六角板状 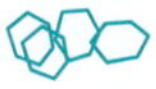	塩酸・水酸化カリウム	蛋白質代謝障害，先天性シスチン尿症
	2,8-ジヒドロキシアデニン(DHA)	酸性	淡黄色・黄褐色	菊花状・放射状球状 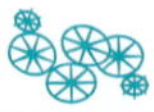	塩酸・水酸化カリウム	先天性アデニンホスホリボシルトランスフェラーゼ欠損症
	ビリルビン	酸性・中性	黄褐色	刺針状，白血球内貪食状 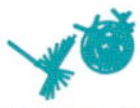	クロロホルム・水酸化カリウム	肝，胆道系疾患（黄疸尿）
	コレステロール	酸性・中性	無色	一角欠損方形板状 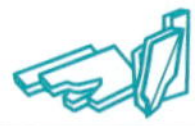	クロロホルム・アセトン	ネフローゼ症候群，乳糜を伴う高脂質尿

図22　尿中の主な結晶と観察の着眼点
※薬剤結晶：サルファ剤・X線造影剤・サリチル酸系薬剤などの影響で出現することがある．

は消失するが，同時に赤血球や円柱が消失する可能性もある．鏡検の影響を軽減するためには，S染色の施行やEDTA-3K，0.4% EDTA加の生理食塩水による溶解法などがある．

b）異常結晶

重症肝障害，先天性代謝異常，乳糜尿などでみられることがあり，臨床的意義の高い成分である．

(1) ビリルビン結晶（bilirubin crystal）

形状は黄褐色のビリルビンの色調を呈し，針状結晶や放射状に集塊として認められることが多い．ビリルビン陽性尿でみられるが，陰性尿でも

みられることがある．水酸化カリウムやクロロホルムに溶解する．閉塞性黄疸などの肝・胆道系疾患にみられる．

(2) チロシン結晶(tyrosin crystal)

形状は無色で放射状に延びた針状・管状などを示す．水酸化カリウムや塩酸に溶解する．アミノ酸結晶の1つで，重篤な肝障害にみられる．形状の類似した薬剤結晶などとの鑑別には，アミノ酸分析など実施する．

(3) ロイシン結晶(leucine crystal)

形状は淡黄色で同心状，放射状などの形状を示す円形の結晶である．水酸化カリウムや塩酸に溶解する．アミノ酸結晶の1つで，重篤な肝障害にみられる．

(4) シスチン結晶(cystine crystal)

形状は無色で正六角形の板状を示す．水酸化カリウムやアンモニア水，塩酸に溶解する．先天性アミノ酸代謝異常のシスチン尿症で認められ，シスチン結石を形成することがある．

(5) 2,8-ジヒドロキシアデニン結晶(2,8-dihydroxyadenine crystal)

形状は淡黄色〜褐色の車軸状，放射状などを示す球状の結晶である．プリン体代謝系酵素のアデニンホスホリボシルトランスフェラーゼ(APRT)の欠損により異常産生された2,8-ジヒドロキシアデニン(DHA)が尿中に結晶として排泄される．水に難溶性なため，尿路結石の原因や腎不全の症状をおこすこともある．尿酸塩とともに酸性尿でみられることがある．水酸化カリウムで溶解するが，EDTA加生理食塩水や加温では溶解しない．赤外線分光分析法やX線解析法などで同定する．

(6) コレステロール結晶(cholesterol crystal)

形状は無色で一角に欠損のある方形板状，菱形板状などを示す．クロロホルムやエーテルに溶解する．ネフローゼ症候群や乳糜尿などの高脂質尿でみられることがある．

(7) 薬剤結晶

薬剤結晶は，サルファ剤の使用や種々の造影剤投与によって稀に出現することがある．同定が難しい場合が多く，化学的な確認と服用した薬剤の検索が重要である．

7) その他の成分

(1) ヘモジデリン顆粒(hemosiderin granule)

ヘモグロビンに由来する鉄を含む黄褐色無晶形の顆粒である．血管内の持続的な溶血を示す重要な成分である．鑑別法として鉄染色法(ベルリンブルー反応)が有効で，ヘモジデリン顆粒は青色に染まる．溶血性貧血，夜間発作性血色素尿症，大量頻回輸血後などにみられる．

(2) 脂肪球(fat globule)

無染色標本では大小不同の球状で光屈折性である．蛋白尿でみられる腎由来の脂肪球は臨床的意義があるが，混入クリームやオイルなどの脂肪成分では臨床的価値に乏しい．鑑別にはズダンIII染色や偏光顕微鏡が有効である．

(3) 精液成分(sperm)

男性の場合，尿中に精液が混入し精子や分泌物が認められることがある．精液分泌物は均質な構造を示し，硝子円柱と鑑別を要する．また，泌尿器科より提出される前立腺マッサージ後の尿には，類澱粉小体とレシチン顆粒(赤血球と誤認されやすい脂肪顆粒)や精嚢上皮細胞の混入が認められる．特に，精嚢上皮細胞は，核形が大きく濃染し，一見異型細胞と誤認することもあるので注意を要する．

8) 外界からの混入物

糞便中の食物残渣物が尿中に混入することがある．幼児や老人女性にみられるが，病的なもので膀胱腸瘻がある．これは膀胱と腸管が交通し糞尿を呈する場合で，先天奇形，外傷，腫瘍性などにより生じる．細菌や真菌とともに食物残渣物を見ることで混入に気づくことが多い．植物細胞成分はセルロースで構成され，円柱・寄生虫卵・細胞集塊などに類似することがあり鑑別を要する．その他，円柱と誤認されやすい，ガーゼやティッシュペーパーの繊維がある．虫卵と類似するさまざまな花粉や昆虫の鱗片，ダニ類など尿沈渣成分との鑑別も必要である．

7. 尿中有形成分測定装置

尿沈渣検査の自動化は，1982年米国での自動尿分析装置 YELLOW IRIS の開発を契機として始まったが，わが国においても1990年代に国産の機種が登場し本格化した．しかし，今日においても尿沈渣検査の完全自動化への道は険しく，可能な性能を理解して活用する必要があることから，尿中有形成分分析装置という名称のもとで機器が用いられている．

測定原理は大きく2つに分けられる．尿沈渣画像を取り込み画像解析システムによって成分分類する画像処理方式と，サイトメトリー法により成分分析する方式である．また焦点調整方法によって分類するとフロー方式とスライド方式に分けることができる．

1）画像処理方式

いわば顕微鏡下の成分像の解析をそのまま自動化した形であるが，課題はいかに鮮明な画像を記録し，的確な成分解析をする機能を有しているかである．現状の機器により上皮細胞や円柱の詳細な分類には，機種による差はあるものの限界がある．この場合，保存された画像を臨床検査技師が画面上で確認し，マニュアル分類することになる．この画像が顕微鏡下での像と比較して満足できるものであるかという点と，一連の運用過程が日常検査として合理的であるかが導入のポイントといえよう．ただし，これにより顕微鏡による観察がまったく不要になるかといえば難しい．異型細胞出現例などはやはり技師の目による観察を推奨したい．

2）サイトメトリー法

成分の大きさや形，核を中心とした特徴を調べるもので，有形成分を蛍光色素により染め分け，レーザー光に対する散乱光や蛍光を測定し，スキャッタグラム上に表示して解析するものである．この方式の特徴は，大別された出現成分の種類の分布が明確に示される点で，赤血球や白血球以外の成分の詳細分類には限度があるが，短時間に無遠心尿における含有量（個数/μL）が測定可能である．しかし詳細分類には鏡検が必須であり，この方法のみで尿沈渣検査を完結させることは不可能である．必ず再検基準を設定して顕微鏡下での観察が求められる．しかし，逆に尿中に鏡検すべき有効な成分のない検体の選別には有効で，検査の省力化に寄与できると考える．

これらの機器を用いることの有用性は，①尿中成分の少ない検体の選別が可能になり，鏡検すべき検体のみを行うという点でのマンパワーの有効利用が可能で，一般検査の省力化・迅速化に寄与する，②一部の方式では成分の画像を保存しておくことが可能であることから，精度管理や経過観察，教育の面で有用である，などがあげられる（表21）．

表21 尿中有形成分測定の有用性と問題点

有用性	問題点
・無遠心尿で測定可能（検体前処理が不要）	・詳細成分の自動解析（細胞，円柱の詳細な区分）（円柱と粘液糸の区分など）
・定量化（個数/μL）が可能（赤血球・白血球，細菌など）	
・精度管理が実施可能で，精度向上が期待できる	・画像解析方式時の画像の鮮明さ
・尿沈渣検査法に比較してのマンパワーの有効利用	・尿沈渣検査法に比較してのコスト

B 糞便検査

> **学習のポイント**
>
> ❶ 大腸癌のスクリーニング検査として便潜血反応がある．
> ❷ 消化状態を確認する検査として脂肪，澱粉の鏡検法や膵外分泌酵素の測定法がある．
> ❸ 感染症の迅速診断として，各種ウイルスや細菌の抗原および毒素の検出法がある．
> ❹ 寄生虫感染の診断のため，虫卵や虫体の検出法がある．

> **本項を理解するためのキーワード**
>
> ❶ **潜血反応**
> ヘモグロビンを検出する．免疫法と化学法があるが，化学法は検査試薬が製造中止となった．
> ❷ **ズダンⅢ染色**
> 脂肪を染色し，消化管における脂肪の消化吸収障害を見る．
> ❸ **ルゴール染色**
> 澱粉を染色し，消化管における炭水化物の消化吸収障害を見る．
> ❹ **集卵法**
> 浮遊法，MGL法，AMSⅢ法などがある．各種虫卵や原虫のシストが検出できる．

糞便は非侵襲的に繰り返し採取でき，各種の消化管疾患の診断に必要な情報を有している．現在は主に消化管出血の有無，消化状態の確認および感染症の診断検査などに用いられている．

1. 生成と組成

摂取した食物は消化管で消化吸収されるが，消化できなかった食物残渣，食物の分解産物，新陳代謝により脱落した腸管の細胞，腸内細菌，各種消化液および水分が糞便となって排出される．

通常，1日に1回，約100〜250g排泄されるが，食物の種類により大きく変動する．植物性食品が多い場合は，セルロースを分解できないため便の量や回数が増す．

2. 一般的性状

a. 形状

健常人の便は，最終的に大腸の腸管で水分が吸収されて形作られるため，棒状の形をしている．硬さは軽度固形から有形軟である．消化管の状態により固形，泥状，水様，下痢，消化不良便などとなる．便秘では必要以上に水分が吸収されるため，固い塊となる．また，直腸癌で狭窄がある場合は鉛筆状便となる．

b. 色調

健常人では，主にステルコビリンにより黄褐色を呈する．

色調	臨床的意義
黄色	母乳栄養児や激しい下痢の場合．ビリルビンが腸内細菌によりウロビリンに還元されないため，黄色を呈する．
黄白色	人工栄養児．
緑色	緑黄色野菜を多量に摂取したとき．便が強く酸性に傾くとビリルビンがビリベルジンとなるため，緑色を呈する．

色調	臨床的意義
黒色	鉄剤の投与時．上部消化管からの出血があるときは，ヘモグロビンが消化液により酸化されてヘマチンになるため，黒色タール状を呈する．
赤色	下部消化管出血や痔では，便塊に血液が付着するため赤色～鮮紅色を呈する．潰瘍性大腸炎，カンピロバクター腸炎では，粘液と血液が混ざって粘血便となる．赤痢アメーバの感染では，「イチゴゼリー状」の粘血便，赤痢菌の感染では膿粘血便となる．
灰白色	バリウム投与時．胆道閉塞では胆汁が分泌されないため，灰白色を呈する．コレラ菌に感染し，激しい下痢をおこすと「米のとぎ汁様」となる．ロタウイルスの感染では，白色下痢便となる．

c. 臭気

通常，腸管内で蛋白分解により生じるインドールやスカトールによる臭気である．肉食時は蛋白分解が亢進するため，腐敗臭が強い．糖質が発酵すると酸臭が強くなる．

3. 検査法

a. 潜血反応

1) ヘモグロビンの検出法

免疫法と化学法があるが，化学法は検査試薬が製造中止となった．以下にそれぞれの方法の比較を示す．

	免疫法	化学法
検体採取	専用容器	拇指頭大
検査対象	下部消化管	消化管全体
測定原理	抗ヒトヘモグロビン抗体を利用した抗原抗体反応	ヘモグロビンのペルオキシダーゼ様作用
測定法	EIA法，イムノクロマト法，RPHA法（逆受身赤血球凝集反応），金コロイド凝集法自動分析装置を用いることでヘモグロビン量の数値化も可能である．	色原体（テトラメチルベンジジン，グアヤック）による酸化発色法（色原体により感度が異なる）
特異性	下部消化管から出血したヘモグロビンには特異性が高い（上部消化管から出血したヘモグロビンは，消化液中の酵素や腸内細菌により変性を受けて抗原性が失われるため，検出するのは難しい）．	低い（ヒト以外のヘモグロビン，クロロフィルを含有する緑黄色野菜，鉄剤などと偽陽性反応を生じる．一方，アスコルビン酸などの還元物質が存在していると，酸化反応を阻害して偽陰性反応を生じる）．
食事・服薬	ヒトヘモグロビン以外には反応しないため制限は不要．	上記理由により制限が必要．

免疫法のなかでも測定原理にイムノクロマトグラフィを用いた簡易検査法（栄研化学）を示す（図23）．

【検査法】
① 採便容器から採便棒を取り出し，棒の先端の溝が埋まる程度に便を採取して容器に戻す．
② 採便容器の中が便懸濁液となったら，穿孔器で採便容器の先端に孔をあける．
③ 容器の中ほどを軽く押して，最初の3滴を捨てる．
④ 反応容器のサンプルウェルに便懸濁液を2滴（約100 μL）滴下する．

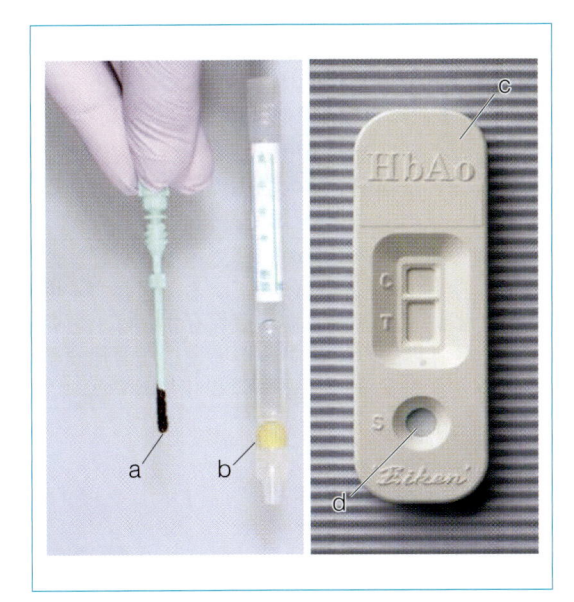

図23 イムノクロマトグラフィを用いた簡易検査
a. 採便棒, b. 採便容器, c. 反応容器, d. サンプルウェル

⑤ 反応容器を平らな場所に静置し，5分後にコントロールウィンドウ（C）とテストウィンドウ（T）を観察する．

【判定】（図24）
- Cのみ青いライン：陰性
- CとTに青いライン：陽性
- CとTの両方に青いラインがみられない場合とTのみに青いラインを認める場合：再検査

参考基準範囲：10 μg/g（便）以下

2) 便中ヘモグロビン，トランスフェリン同時測定法

ヘモグロビンは消化酵素や腸内細菌により変性するため，消化管内での停滞が長いと免疫法でも偽陰性化することがある．これを回避するため，便中での保存に優れている血清蛋白のトランスフェリンを同時に検出して出血の有無を検査する方法である．

ヘモグロビンのみを免疫法で検出する場合，多量出血時には抗原抗体反応がプロゾーン現象（抗原過剰）を惹起し，偽陰性となることがある．しかし，この方法では血中濃度の低いトランスフェリン（ヘモグロビンの約1/50量）を同時に測定し

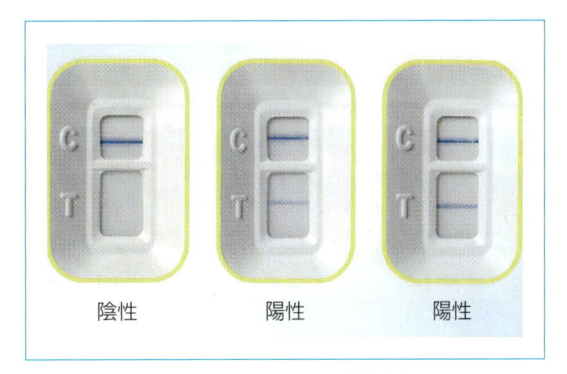

図24 イムノクロマト法による判定例

陰性　陽性　陽性

ているため，偽陰性化せずに検出が可能という利点もある．

3) 臨床的意義

消化管出血の有無を知るための検査である．消化管疾患で出血を伴うものに潰瘍，腫瘍，静脈瘤，炎症，ポリープ，憩室，感染症，組織の裂傷などがある．

化学法は口腔から肛門までの消化管，免疫法は下部消化管を対象に出血の有無を見るために用いられている．特に，食生活の欧米化に伴って近年増加している大腸癌は，主な初期症状が出血であるため，早期発見のスクリーニング検査として用いられている．

大腸癌は，その7割以上がS状結腸や直腸に発生するため，下部消化管からの出血を鋭敏かつ特異的にとらえることができる免疫法が有用である．

4) 検体の採取および取り扱い上の注意

有形の便を検査材料とするため，検体の採取と取り扱いには以下のような注意が必要である．

注意	理由
2日連続検査が検出率を高める.	病変からの出血が間欠的な場合は、1回の検査のみでは検出できないことがある。2日連続または複数回の検査が検出率を高める.
大腸癌スクリーニングでは、主に便塊の表面周囲から検体を採取する.	S状結腸や直腸に発生した大腸癌からの出血は、便塊の表面に血液が付着する。特に、片側性に増殖する大腸癌では、広く表面周囲から検体を採取しないと検出できない(図25).
免疫法では検体をただちに専門容器に採取する.	便をそのまま室温で放置すると細菌などの影響でヘモグロビンが変性して偽陰性となる。冷蔵でも反応性は低下する。保存する場合は、凍結するか専門容器に便を採取して冷蔵保存すれば1週間は安定である。ただし、3日以上の便秘がある場合は、消化液や細菌によりヘモグロビンが変性を受けていることも考慮する.

b. 消化状態を確認する検査

1) 検査法

消化吸収試験と膵外分泌酵素を測定する方法がある.

	消化吸収試験	酵素測定法
検体採取	拇指頭大	拇指頭大
測定法	塗抹顕微鏡検査(脂肪, 澱粉) スライドガラスに便を少量とり、ズダンⅢやルゴール溶液を1〜2滴加えてよく混和し、カバーガラスをかけて鏡検する. 脂肪は橙赤色球状に、澱粉はヨード反応で青紫色楕円状に染まる.	キモトリプシン 合成基質をキモトリプシンが分解し、生じたp-ニトロアニリンを比色定量する. ＊試薬の輸入中止により、現在は行われていない。代わりに腸管内で安定なエラスターゼ1(弾性線維であるエラスチンを特異的に分解する膵外分泌酵素)を測定する方法がある.

・ズダンⅢ染色液：70%アルコールにズダンⅢを2%の割合に加え、密栓容器で時々浸透しながら60℃で一晩放置する。室温まで放冷し、濾過して使用する.

・ルゴール溶液：ヨウ化カリウム2gを約10 mLの蒸留水に溶解する。さらにヨード1gを加えて溶解後、蒸留水を加えて300 mLにする。褐色瓶で室温保存する.

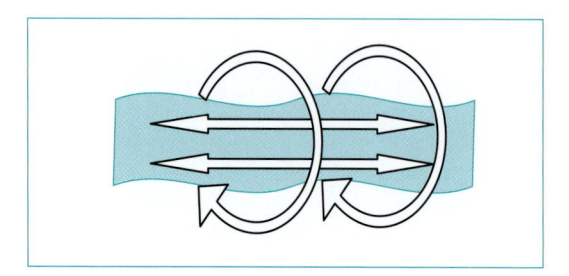

図25 便塊の表面周囲から広く採取

2) 臨床的意義

胆道閉塞による胆汁欠乏や膵外分泌機能障害があると脂肪の消化吸収が低下し、便中に中性脂肪が多量に出現する。また、炭水化物の消化が障害されると澱粉が出現する.

キモトリプシンは蛋白分解酵素であり、膵液に含まれて十二指腸に分泌される。膵外分泌機能の

評価に用いられ，慢性膵炎などで低値を示す．

c. 感染症のための各種抗原検査

細菌とその毒素，ウイルス，原虫をイムノクロマト法，ラテックス凝集反応，ELISA法で検出する．

1) 検査の種類

	対象
抗原検出	大腸菌O-157，ヘリコバクター・ピロリ，クロストリジウム・ディフィシル，アデノウイルス，ロタウイルス，ノロウイルス，赤痢アメーバ，ジアルジア，クリプトスポリジウム
毒素検出	大腸菌ベロ毒素，クロストリジウム・ディフィシル(toxin A および toxin B)

2) 臨床的意義

各種感染症の迅速診断などに用いる．

d. 寄生虫検査

寄生虫の検査は，便検体から虫卵，虫体，原虫の囊子や栄養型を検出する形態学的検査と抗原や抗体を検出する免疫学的検査がある．ここでは顕微鏡による虫卵や原虫の検出法について簡単に述べる．

1) 検査法

検体は拇指頭大を採取し，以下の検査法により検出する．詳細はシリーズ別巻『微生物学・臨床微生物学・医動物学』を参照．

	検査法	対象
直接塗抹法	薄層塗抹法	回虫卵，赤痢アメーバ栄養型
	厚層塗抹法	回虫卵
集卵(囊子)法	浮遊法(飽和食塩水，硫酸マグネシウム・食塩液)	鉤虫卵，東洋毛様線虫卵
	ショ糖遠心浮遊法	クリプトスポリジウム，イソスポーラ，サイクロスポーラ
	ホルマリン・エーテル法	ほとんどの寄生虫卵，原虫の囊子
	AMS Ⅲ法	日本住血吸虫卵，吸虫卵一般
培養法	濾紙培養法	鉤虫の鑑別，東洋毛様線虫，糞線虫
	寒天平板培養法	糞線虫
肛門周囲検査法	セロファンテープ法	蟯虫卵，無鉤・有鉤条虫卵

2) 臨床的意義

寄生虫感染の診断または否定のために用いる．

3) 検体の採取および取扱い上の注意

注意	理由
検査は複数回行う．	種によって産卵数が大きく異なる．また原虫の囊子や糞線虫の幼虫が，糞便中に排出される数も日によって異なる．そのため，1回のみの検査では検出できないことがある．

注意	理由
新鮮な便をできるかぎり早く検査室へ届ける.	イチゴゼリー状の粘血便では，赤血球を捕食した赤痢アメーバの栄養型が偽足を出して活発に運動していることがある．このような栄養型を検出するには，便を36℃に保温し，できるかぎり早く検査室へ届ける必要がある．
薬の影響に注意する．	寄生虫症の診断をする場合は，抗生物質や駆虫剤を投与する前に検体を採取する．また治療の効果を判定する場合は，薬剤投与後3週間以降に検査する．薬により一時的に産卵が止まったり，感染数が減少して偽陰性となることがあるため，薬の影響がなくなってから検体を採取する．

C 脳脊髄液検査

学習のポイント

❶ 髄液の機能
　髄液の働きには，中枢神経系の保護と支持，恒常性の維持，組織液としての機能がある．

❷ 髄液の一般性状
　正常髄液は，無臭の「水」のような液体で無色透明である．肉眼的観察により色調の変化，混濁が確認された場合は，なんらかの異常があることが示唆される．

❸ 髄液の細胞学的検査
　細胞数算定の基本は，白血球用メランジュールを用いるが，メランジュールの吸い口を介しておこる感染の危険性があるので実施されなくなり，マイクロピペットと小試験管に置き換えた方法が主流である．細胞数増多は，リンパ球増多を示す各種ウイルス性髄膜炎，梅毒性神経疾患，結核性髄膜炎，真菌性髄膜炎などと，好中球増多を示す化膿性髄膜炎，脳膿瘍などがある．

❹ 髄液の化学的検査
　主に蛋白と糖の測定が実施され，蛋白の増加，糖の低下は，臨床的意義は高い．蛋白の増加は，化膿性髄膜炎，脳膿瘍，ギラン・バレー症候群などの疾患が示唆され，糖の低下では，化膿性髄膜炎が最も考えられる疾患である．

本項を理解するためのキーワード

❶ キサントクロミー(xanthochromia)
髄液腔内である程度時間の経過した出血を意味し，色調は黄色調で透明あるいはやや不透明である．

❷ 日光微塵
髄液の入った試験管を軽く振りながら日光光線にかざすと，増加した細胞が空中微塵のような浮遊物のように見える現象で，細胞増加が軽度～中等度の増加を意味する．

❸ 単核球と多核球
単核球には，リンパ球，単球，組織球が含まれ，多核球には，好中球，好酸球，好塩基球が含まれる．

　脳脊髄液(cerebrospinal fluid；CSF)は，臨床の場では髄液と呼ばれ，正常の外観は無色，透明，無臭の「水」のような液体である．その働きは，①種々の外圧から脳や脊髄を保護する(中枢神経系の保護と支持)，②脳や脊髄の化学的環境を維持する(恒常性の維持)，③脳や脊髄に病原微生物や異物が侵入を排除し，老廃物を除去する(組織液としての機能)，がある．髄液の循環様式を図26に示す．髄液の多くは脳室内の脈絡叢(側脳室脈絡膜叢)で血漿から生成され，生成された髄液は，脳室間孔(モンロー孔)，第三脳室，中脳水道，第四脳室を経て，開口部であるマジャンディー孔，

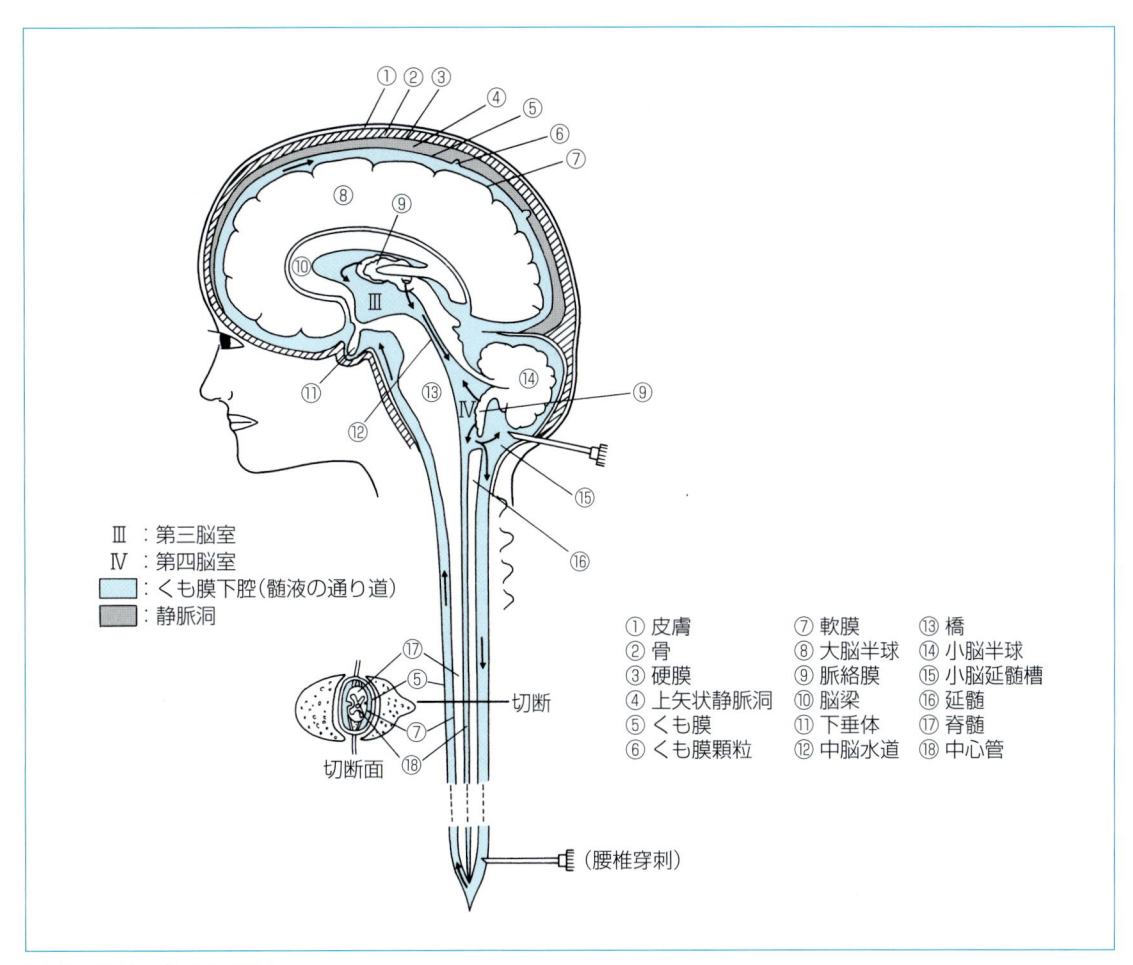

図26 髄液の生成と循環

① 皮膚　⑦ 軟膜　⑬ 橋
② 骨　⑧ 大脳半球　⑭ 小脳半球
③ 硬膜　⑨ 脈絡膜　⑮ 小脳延髄槽
④ 上矢状静脈洞　⑩ 脳梁　⑯ 延髄
⑤ くも膜　⑪ 下垂体　⑰ 脊髄
⑥ くも膜顆粒　⑫ 中脳水道　⑱ 中心管

Ⅲ：第三脳室
Ⅳ：第四脳室
くも膜下腔（髄液の通り道）
静脈洞

ルシュカ孔を出て全脳表面ならびに脊髄部くも膜下腔へと流れている．そして，循環している髄液はくも膜顆粒（くも膜絨毛）や脊髄神経，脳神経の神経根，血管周囲腔から吸収されて静脈系に流入する．通常，成人の全髄液量は約 150 mL で，うち脳室内は約 30 mL，くも膜下腔では脳部約 30 mL，脊髄部約 80 mL といわれている．また，成人では 1 分間に 0.3〜0.5 mL 生成されているので，1 日約 4〜6 回入れ替わっていることになる．

髄液の採取法および取り扱いについては「第5章 検体の取り扱い方」を参照されたい（→ p.44）．

1. 髄液の一般性状(表22)

a. 外観

正常髄液は無色透明である．外観（色調，混濁）の異常は出血や感染などの病的な可能性を意味し，肉眼的観察により出血の有無や細胞の増加の程度を推定することができる．

肉眼的観察には，色調，混濁の有無を，明るい照明下で横から見たり，軽く振盪したりして観察する．必要に応じて，背景に白紙または黒紙を置くとよい．対照として同等大のスピッツに入れた水を用いる．

表22　髄液の一般性状

肉眼的所見	髄液の状態
無色透明	正常
混濁	高度の細胞増加（細菌性髄膜炎）
日光微塵	軽度・中度の細胞増加（細菌性髄膜炎）
キサントクロミー	頭蓋内出血後
血性髄液	頭蓋内出血，穿刺時の血管損傷

1) 色調
a) 赤色髄液（血性髄液）

　赤色髄液は頭蓋内出血を意味するが，人為的出血（穿刺時の静脈血管損傷による末梢血流入）と病的出血を区別する必要がある．人為的出血では，採取液が初めより終わりになるほど清澄・透明になっていく．また，遠沈上清は無色透明である．一方，病的出血では，採取の初めから終わりまで同等の血性である．遠沈上清はわずかに黄染していることもある．脳出血，くも膜下出血などでみられる．

b) 黄色髄液

　色調は黄色調で透明あるいはやや不透明である．この髄液の黄染した性状をキサントクロミー（xanthochromia）という．脳実質・髄膜の古い出血，脳脊髄腫瘍，髄膜炎，くも膜下腔閉塞による髄液のうっ滞がある場合や，強い黄疸の続く場合もみられる．

c) 黒色髄液

　悪性黒色腫（melanoma）の脳脊髄転移でみられることがある．

2) 混濁
a) 日光微塵

　髄液の入った試験管を軽く振りながら日光光線にかざすと，空中微塵のような浮遊物を認めることがある．これは，細胞増加が軽度〜中等度の増加を意味し，日光微塵という．細胞がさらに増加すると明らかな混濁になる．

2. 細胞学的検査

　健常人の髄液中細胞数は10/3個（/μL以下）で，リンパ球のみであり，好中球，赤血球はみられない．細胞数増多は，リンパ球増多を示す各種ウイルス性髄膜炎，梅毒性神経疾患，結核性髄膜炎，真菌性髄膜炎などと，好中球増多を示す化膿性髄膜炎，脳膿瘍などがある．稀に，腫瘍細胞（中枢神経への転移例）や好酸球増多（寄生虫感染時）がみられることがある（表23）．

　健常人の髄液中に含まれている細胞は，室温に長時間（約半日）放置されてもそれほど変化しないが，炎症反応として増加した病的な細胞は溶解・変性しやすい．遅くとも1時間以内に算定すべきである．

a. 細胞数の算定

　細胞数の算定の基本は，白血球用メランジュールを用いるが，メランジュール法の吸い口を介しておこる感染の危険性が大きいのでメランジュールをマイクロピペットと小試験管に置き換えた方法が主流である．

表23　各種髄膜炎の髄液所見

疾患	外観	細胞数	蛋白	糖	Cl
化膿性髄膜炎	混濁	↑↑（主に好中球）	↑↑	↓↓	正常または↓
真菌性髄膜炎	混濁	↑↑（主にリンパ球）	↑↑	↓↓	↓
結核性髄膜炎	水様透明（日光微塵）	↑（リンパ球）	↑↑	↓↓	↓
ウイルス性髄膜炎	水様透明	↑（リンパ球）	正常または↑	正常	正常

〔黒川清，他（編），高久史麿（監）：臨床検査データブック 2011-2012，p717，医学書院，2011〕

1) マイクロピペット法

サムソン液 20 μL，髄液 180 μL（1：9）をプラスチック（ポリプロピレン）製の小試験管にとり，軽く混和後，計算盤に注入する．

2) メランジュール法

白血球用メランジュールの 1 の目盛りまでサムソン液を吸い上げ，髄液を 11 まで吸い十分に混和する（髄液希釈率は 10/9 倍）．初めの 1～2 滴を捨て，計算盤に注入する．

3) Fuchs-Rosenthal 計算盤

計算室の両側にニュートンリングがみられるようにカバーガラスをかけ，サムソン液で希釈した髄液を注入後，細胞が計算室の底に沈降するまで湿潤箱に入れて 3～5 分間放置する．200 倍（対物レンズ×接眼レンズ＝20×10，1 視野に小区画が 4 マス入る）で鏡検し，全区画を算定する．

> Fuchs-Rosenthal 計算盤の容積
> （縦 4 mm×横 4 mm×深さ 0.2 mm＝3.2 μL）
> 細胞数(μL)＝$a/3.2 \times 10/9 ≒ a/3$
>   a：計算盤内（全区画）の細胞数
>   3.2：計算盤内の容積 3.2 μL（mm³）
>   10/9：髄液希釈率

［例題］ 図 27 の Fuchs-Rosenthal 計算盤の丸を有核細胞とし，1 μL 中の細胞数を算定しなさい．

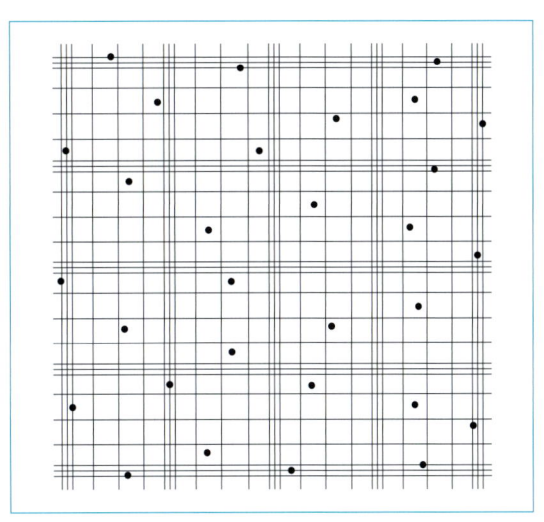

図 27　Fuchs-Rosenthal 計算盤
［解答］　全区画中の細胞数は 24 個であり，1 μL 中の細胞数は，24/3＝8 となる

4) サムソン液

10% フクシンアルコール 2 mL，酢酸 30 mL，飽和フェノール 2 mL を加え，蒸留水で 100 mL にする．

5) 細胞数報告と細胞分類

単核球と多核球に分類して報告する．リンパ球，単球，組織球を単核球としてまとめ，好中球および好酸球，好塩基球を多核球としてまとめる．結果値は細胞数が多い場合は各々の百分率(%)，少ないときは実数で示す．

細胞分類を詳細に実施する場合は，細胞塗抹標本を作製し，メイ・ギムザ染色を実施する．

3. 化学的検査

a. 蛋白

健常人の髄液中には少量の蛋白質が存在し，組成のほとんどは血清に由来する．採取部位により異なるが，腰椎部髄液で 10～40 mg/dL であり，血清の約 0.5% の量である．

測定方法は，血清などに比べると濃度が低いので尿蛋白の定量と同様な方法が用いられている．主にピロガロールレッド法などの色素法である．

グロブリン定性反応としてノンネ・アペルト反応とパンディ反応は，蛋白定量法が普及した現在，日常検査では実施されなくなってきている．

1) 成人基準値

穿刺部位により異なる．新生児および 60 歳以上では成人よりやや高値となる．

　　腰椎穿刺液：15～45 mg/dL
　　後頭下穿刺液：15～25 mg/dL
　　脳室穿刺液：5～15 mg/dL

2) 臨床的意義

蛋白量の増加した場合に，臨床上問題となるこ

とが多い．低値（15 mg/dL 以下）を示す病態としては甲状腺機能亢進症などわずかである．

著明に増加する疾患：化膿性髄膜炎，脳膿瘍，硬膜下膿瘍，ギラン・バレー症候群
中等度増加する疾患：結核性髄膜炎
軽度に増加する疾患：ウイルス性髄膜炎，梅毒，脳出血，くも膜下出血

注）一般的には，髄液蛋白質と細胞数は相関して増加する疾患が多いが，髄液蛋白質の増加があって，細胞数の増加が認められない場合を蛋白細胞解離といい，ギラン・バレー症候群の特徴とされている．

b. 糖

髄液中に存在する糖質のほとんどはブドウ糖で，ほかに微量の多糖類，果糖，リボースが含まれている．髄液糖は血糖に由来し，成人の基準値は血糖値の約 1/2〜2/3 の割合で，50〜70 mg/dL である．髄液中にはしばしば白血球や細菌が混在するが，長時間放置された検体は，ブドウ糖が消費されて低値を示すことがあるため，迅速に測定する必要がある．

また，髄液中の糖は血糖より 1〜2 時間遅れて増減するため，髄液糖値を評価する場合は空腹時に穿刺採取するとともに，合わせて血糖の測定も必要である．測定法には血糖測定と同様の電極法や酵素法などがある．

1) 臨床的意義

① 髄液糖の増加する疾患：糖尿病，脳腫瘍，尿毒症，てんかん
② 髄液糖の減少する疾患：化膿性，結核性および真菌性髄膜炎では高度に減少するが，ウイルス性髄膜炎では減少しない．

c. クロール

髄液中のクロール量は髄液無機物の大部分を占め，血清クロールと平行して変動するが，血清より約 3 割高く，成人の基準値は 120〜125 mEq/L である．測定法は，血清クロール測定と同様でよい．

1) 臨床的意義

① 髄液クロールの増加する疾患：尿毒症，慢性腎炎，脱水状態など高クロール血症を呈する疾患．
② 髄液クロールの減少する疾患：結核性髄膜炎，その他の髄膜炎．

4. 日常検査で実施されないが知っておくべき検査

髄液採取は容易に繰り返して行うことはできず，また一度に採取できる量も限られていることから，微量で測定可能な臨床化学自動分析装置で検査が実施されるようになり，用手法による検査が日常検査では行われなくなってきている．

a) グロブリン反応

健常人の髄液中には少量の蛋白質が存在し，そのうちグロブリンは約 30% 含まれている．脳脊髄に炎症などがあるとグロブリンが増加し，グロブリン反応が陽性となる．

(1) ノンネ・アペルト（Nonne-Apelt）反応

【試薬】
飽和硫酸アンモニウム溶液：硫酸アンモニウム約 85 g を精製水 100 mL に加え，煮沸させないよう弱火でゆっくり加温溶解させる．その後，数日間室温に放置後，濾過して使用する．試薬の pH が中性であることを確認して使用する．もし酸性の場合，アンモニア水を添加して中性にする．

【操作】
① 小試験管に試薬を約 0.5 mL とり，等量の髄液を静かに重層する．
② 3 分後，境界面の白いリングの有無を観察する〔ロス・ジョンス（Ross-Jones）試験〕．
③ 小試験管を軽く振盪させ，白濁の有無を判定する．

【判定】
黒色の背景を利用し，判定する．
透明……………………（−）
痕跡白濁……………（±）
軽度白濁……………（＋）

強度白濁……………（＋）
　　強度混濁〜沈殿……（＃）
　パンディ反応より感度が鈍い．
(2) パンディ(Pandy)反応
【試薬】
　飽和石炭酸溶液：流動石炭酸を約 10 mL とり，精製水を約 100 mL 加え，強く転倒混和し，37℃の孵卵器内に一昼夜保管する．その後，数日間室温に放置し，分離した上清を褐色瓶に分取する．
【操作】
① 黒色背景として，時計皿に試薬を 1〜2 mL とる．
② 時計皿の辺縁からディスポーザブルスポイトを用いて，髄液を 1 滴滴下する．
③ 3 分後に境界域の白濁の有無を判定する．
【判定】
　　透明または徐々に淡く白濁……（−）
　　白濁………………………………（＋）
　　混濁………………………………（＃）
　　強度の混濁………………………（＃）
　　乳状の混濁………………………（＃＃）
　ノンネ・アペルト反応よりも鋭敏で，総蛋白量が 25 mg/dL 以上で(＋)となり，健常人でも陽性となることが多い．
(3) トリプトファン反応(里見変法)
　本反応は髄液中の結核菌中に蛋白質を分解するトリプシン酵素が存在し，トリプトファンを生じるものと考えられている．生成されたトリプトファンにホルムアルデヒドを加え，強酸性にして青色を呈する Voisenet 反応を応用したものである．
【試薬】
① 濃塩酸(1 級)
② 2% ホルムアルデヒド液(局方ホルマリンを 20 倍希釈したもの)
③ 0.06% 亜硝酸ナトリウム液
【操作】
　髄液 1 mL に濃塩酸 5 mL と 2% ホルムアルデヒド液 1 滴を加え，振盪混和後室温に 5 分間放置する．その後，0.06% 亜硝酸ナトリウム液を 1 mL 静かに重層させ，3 分後に境界面を観察する．
【判定】
　白紙を背景にして，境界面に紫色の輪を生じれば陽性とする．
【注意】
① ホルマリン液は 2〜3 週間ごとに，亜硝酸ナトリウム液は 1 か月ごとに調製する．これらの試薬は古くなると陰性結果のみとなる．
② 本反応はキサントクロミーで偽陽性となることがある．
【臨床的意義】
　本反応は結核性髄膜炎の診断に用いられるが特異的ではなく，日本脳炎，急性灰白髄炎でも陽性になることがある．ただし，陰性の場合は結核性髄膜炎を否定できる．

D 関節液検査

学習のポイント

❶ 関節液の機能
　関節液の働きには，関節腔内の保護と支持，恒常性の維持，組織液としての機能がある．
❷ 関節液の一般性状
　正常の関節液は無色〜淡黄色透明で粘稠性に富んでいる．肉眼的観察により色調の変化，混濁の有無，粘稠性の度合いにより，関節腔内の状態が推定される．
❸ 結晶の鑑別
　関節炎の鑑別には，結晶の検出と鑑別が重要な検査になる．細菌性を除いた炎症のなかには，痛風

と偽痛風があり，結晶の鑑別により分類できる．結晶の種類には，尿酸ナトリウム結晶（痛風），ピロリン酸カルシウム結晶（偽痛風）がある．

本項を理解するためのキーワード

❶ 関節液の粘稠度
関節液の粘稠性は，ヒアルロン酸濃度により生じる．粘稠度の低下は，関節液の増量によりヒアルロン酸が希釈，または，炎症によるヒアルロン酸が分解されたことを示唆する．粘稠度は，正常および非炎症性関節液は高く，炎症性および化膿性の関節液は粘稠度が低い．

❷ 関節液中の尿酸ナトリウム結晶
形態は，針状である．鋭敏色偏光顕微鏡の観察では，結晶の長軸が鋭敏色板（Z′軸）と平行になったときに黄色を，直角になったときに青色を呈する．

❸ 関節液中のピロリン酸カルシウム結晶
形態は，正方形，長方形，平行四辺形である．結晶の長軸が鋭敏色板（Z′軸）と平行になったときに青色を，直角になったときに黄色を呈する．

関節液（synovial fluid）は，結合組織の細胞外間隙である関節腔を満たす液体であり，その産生過程は，血漿からの滲出液に関節腔の内面を形成する関節滑膜細胞が分泌するヒアルロン酸などが混ざったものである．機能には，①から③の事項があげられる．①関節腔の潤滑液として摩擦を減少させ運動を滑らかにする，②関節腔内の関節軟骨細胞に栄養を供給する，③関節軟骨細胞が出す老廃物を除去する．病的な関節液は，非炎症性，炎症性，化膿性，血性に分類される．

1. 関節液の一般性状

a. 外観

正常の関節液は無色～淡黄色透明で粘稠性に富んでいる．非炎症性では，淡黄色透明で粘稠度が高い．炎症性では，淡黄色～黄色で透明から軽度混濁を呈し，粘稠度は低い．化膿性では，黄色～白色で混濁を呈し，粘稠度は低い．血性は，赤色～暗褐色で混濁を呈する．粘稠度は血液と関節液の量により異なるので血性の場合は判定できない．

b. 量

正常の関節液は 0.1～4.0 mL 程度である．関節液量の増加は炎症の存在を示唆することが多く，4.0 mL 以上では，病的と考えてよい．炎症性関節炎の場合は，20～40 mL のことが多く，時には 100～200 mL に達することもある．

c. 粘稠度

関節液の粘稠度は，ヒアルロン酸（hyaluronic acid）濃度により影響される．炎症によりヒアルロン酸が分解され，また，関節液の増量によりヒアルロン酸が希釈されると，粘稠度は低下する．粘稠度の確認は，炎症性・非炎症性の鑑別に用いられる．正常および非炎症性は粘稠度が高く，炎症性および化膿性は粘稠度が低い．

d. ムチンクロットテスト

関節液中のヒアルロン酸の含量を見る検査である．1950 年代では，関節リウマチ分類基準であったが，近年では，外観，粘稠度，細胞数より十分に非炎症性・炎症性の区別は可能であるために行われなくなった．

1) 方法

関節液 5 mL に酢酸 1 mL を加え，ムコ蛋白凝固片の量，固さ，沈降の状態を観察する．

2) 判定

正常または変形関節症では固い凝固片ができ，振っても液は混濁しない（good）．関節リウマチでは凝固片が軟らかで砕けやすく，振ると混濁す

る（fair〜poor）．

e. 細胞学的検査

正常の関節液中にある細胞は，白血球が主体であるが少数ながらマクロファージと関節滑膜細胞を認める．正常では，細胞数は，200/μL 未満である．非炎症性では 2,000/μL 未満，炎症性は 2,000〜100,000/μL 未満．化膿性は，100,000/μL 以上である．

1) 細胞数算定

細胞数算定用の計算盤を用いて測定する．チュルク液による希釈は，チュルク液中の酢酸がヒアルロン酸を凝固させるため使用不可となる．希釈する場合は，生理食塩水を使用する．

2) 白血球分類

血液細胞の観察と同様にメイ・ギムザ染色を行う．特に好中球の増加は，炎症性と化膿性の鑑別に重要である．

3) 結晶分類

結晶の検出は関節の炎症（痛風，偽痛風）の鑑別ができる重要な検査である．結晶の種類には，尿酸ナトリウム結晶（痛風），ピロリン酸カルシウム結晶（偽痛風）が代表的であり，ほかには，コレステロール結晶がある．形態の特徴は，尿酸ナトリウム結晶は，針状が特徴であるが，小さく短いこともある．ピロリン酸カルシウム結晶は，正方形，長方形，平行四辺形が特徴である．両者の鑑別は，典型例では，光学顕微鏡の観察で可能であるが，日常検査において多くの場合は，光学顕微鏡に鋭敏色偏光フィルターを取り付けた鋭敏色偏光顕微鏡の観察により鑑別する．

標本作製は，直接スライドガラスに1滴滴下し，カバーガラスを積載して観察する．鋭敏色偏光顕微鏡の観察では，結晶の長軸が顕微鏡装置の鋭敏色検板の Z′ 軸に平行な場合に青色，直角な場合に黄色を呈した場合は正の複屈折性といい，ピロリン酸カルシウム結晶である．また，Z′ 軸に平行な場合に黄色，直角な場合に青色は，色を呈した場合は負の複屈折性といい，尿酸ナトリウム結晶である（図 28）．

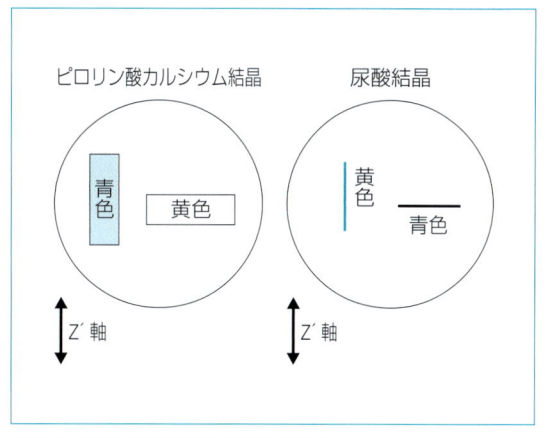

図 28　鋭敏色偏光顕微鏡の観察

f. 化学的検査

関節液は，他の体腔液に比べて粘稠性が強いため，ヒアルロニダーゼ処理をしてから，血清の検体と同様に測定する．総蛋白は，血清の 1/3〜1/4 の量でアルブミンが主体である．炎症性関節液では，グロブリンが関節液中に増加する．糖は，血糖値と同様であるが，炎症により白血球の増加や，化膿性関節炎における細菌の増加により，糖は減少する．関節リウマチでは，免疫グロブリンの測定や，全身性エリテマトーデスでは，補体値の測定をすることがある．

2. 関節液の分類

関節液の分類は，炎症の状態を非炎症性，炎症性，化膿性，血性の有無を鑑別し，早期診断・治療を行うことである（表 24）．

表24 関節液の分類

項目	正常	非炎症性	炎症性	化膿性	血性
外観（色調） 混濁 粘稠度 量	無色〜淡黄色 透明 高い 0.1〜4.0 mL	淡黄色 透明 高い 4.0 mL 以上	淡黄色〜黄色 透明〜軽混濁 低い 4.0 mL 以上	黄色〜白色 混濁 低い 4.0 mL 以上	赤色 混濁 該当せず 4.0 mL 以上
ムチンテスト* 白血球数（/μL） 分類　好中球	good 200 未満 25% 未満	good 2,000 未満 25% 未満	fair〜poor 2,000〜100,000 50% 以上	poor 100,000 以上 75% 以上	該当せず 該当せず 該当せず
鑑別診断		変形性関節症 外傷性関節炎 骨壊死	関節リウマチ SLE 多発性軟骨炎 痛風	細菌性関節炎	外傷 外傷性関節炎 出血性素因 血友病

*ムチンクロットテスト

E 胸水・腹水・心嚢液

学習のポイント

❶ 体腔液の機能
　体腔液の働きには，体腔内の保護と支持，恒常性の維持，組織液としての機能がある．

❷ 体腔液の一般性状
　正常では，無色〜淡黄色を呈し，混濁は認めない．増加は，病的要因であり，色調と混濁から多くの情報を得ることができる．貯留した場合は，滲出液と濾出液の鑑別が重要となる．

本項を理解するためのキーワード

❶ 滲出液
体腔液が漿膜の炎症や腫瘍によって増加する場合である．

❷ 濾出液
体腔液が血液やリンパ液のうっ滞により生じる場合である．

　臨床検査に用いられる胸水，腹水，心嚢液は，それぞれの体腔から穿刺して採取した液であり，穿刺液または体腔液と呼ばれる．体腔には，右胸腔，左胸腔，腹腔，心膜腔の4つに分類され，正常時においても少量の体腔液が存在する．それぞれの体腔液を胸水，腹水，心嚢液（心膜液）という．これらは腔内臓器の潤滑液としての働きをもっているが，腔壁の循環・栄養障害，炎症や癌の浸潤などがあると多量に貯留する．

1. 体腔液の一般性状

a. 外観

　体腔液は，通常では，無色〜淡黄色を呈し，混濁は認めない．したがって，色調や混濁の変化は病的である．赤色〜暗赤色では，出血が示唆され，黄色〜黄褐色で混濁があれば細菌感染（白血球と細菌の増加）が示唆される．

b. pH および比重

　日常検査では，実施されなくなった項目である．pHは，pHメーターまたはpH指示薬（試験紙）で行う．比重は，尿比重と同様に屈折計など

表25 滲出液と濾出液の鑑別

検査項目	滲出液	濾出液
外観,色調	淡黄色~黄褐色~赤色	無色~淡黄色
混濁	軽度混濁~強度混濁	透明~軽度混濁
比重	1.018以上	1.015以下
蛋白	4 g/dL以上	2.5 g/dL以下
蛋白比(体腔液/血清)	0.5以上	0.5未満
LDH	200 U/L以上	200 U/L未満
LDH(体腔液/血清)	0.6以上	0.6未満
細胞数	多数 1,000/μL以上	少数 1,000/μL未満
出現細胞	好中球,リンパ球	中皮細胞,組織球
リバルタ反応	陽性	陰性
原因	悪性腫瘍,炎症	非炎症(うっ血)

により測定する.

c. リバルタ反応(Rivalta reaction)

日常検査では,実施されなくなった検査である.酢酸で沈降する蛋白体(ユーグロブリン,シュードグロブリン)の量を見る検査である.この反応には漿膜腔の炎症で増加するヒアルロン酸および酸性ムコ蛋白が関与するとされている.

1) 方法

200 mLのメスシリンダーに水を200 mL入れ,酢酸を3~4滴滴下し,転倒混和後数分間放置する.液面に近いところから穿刺液を1滴滴下する.

2) 判定

黒色背景で観察し,濃厚な白濁が速やかに下降して明らかに20 cm以上下降した場合,陽性とする.

d. 細胞学的検査

1) 細胞数算定

細胞数算定用の計算盤を用いて測定する.また,近年では血液算定分析装置において体腔液の測定モードが搭載されているものが開発されており,目視法との相関も良好な結果が得られている.

2) 細胞分類

血液細胞の観察と同様にメイ・ギムザ染色を行う.体腔液中に含まれる細胞は血液細胞(好中球,好酸球,好塩基球,リンパ球,単球),中皮細胞,マクロファージなどのほかに腫瘍細胞などがある.

e. 化学的検査

血清の検体と同様に測定可能である.測定項目は,蛋白,LDHが代表的で滲出液と濾出液の鑑別に有用である.また,体腔液の貯留が癌性の場合は,腫瘍マーカーの測定もある.

2. 滲出液と濾出液の鑑別

体腔液は,滲出液と濾出液の鑑別が重要となる(表25).

3. 臨床的意義

穿刺液の貯留は血液やリンパ液のうっ滞により生じる場合と,漿膜の炎症や腫瘍によって増加する場合がある.前者を濾出液,後者を滲出液という.穿刺液の検査は両者の鑑別を行い,各種疾患の診断上参考となる.また,細胞学的検査および細菌学的検査などでは直接確定診断に結びつくことがある.

F 精液検査

> **学習のポイント**
> ❶ 男性不妊症の診断および治療の経過観察のための検査である．
> ❷ 検体採取後，精液が液化（20～30分後）してから検査する．
> ❸ 精子運動率は，時間の経過とともに低下するため，1時間以内に検査する．

本項を理解するためのキーワード

❶ **乏精子症**
総精子数が $39×10^6$ 未満
❷ **精子無力症**
精子運動率が40%未満
❸ **奇形精子症**
精子正常形態率が4%未満

精液は精子と精漿からなり，精漿は精巣，精巣上体，精囊，前立腺などの分泌物から構成されている．

1. 採取法

a. 採取場所

精液は，2～7日間の禁欲期間後に病院の精液採取用の個室にて採取し，ただちに検査室へ提出する．院内での採取が不可能な場合は自宅で採取し，1時間以内に持参するように指導する．この場合は，採取時間を明記する．

b. 採取方法

1) **用手法**：最も適した採取法である．手指を消毒後，亀頭部を清拭して手淫により滅菌広口瓶（先端が細い目盛付きがよい）またはシャーレに全精液を採取する．
2) **コンドーム性交法**：コンドームには精子の運動を抑制する物質を含むため，精子の運動率測定には適さない．
3) **腟外射精法**：全精子の約70%が最初の射精液の1/3に含まれるため，無意識に射精したあとでは全精液を採取するのは難しい．また腟内の不純物が混入するおそれがあり，正確な検査ができない．

c. 採取回数

3か月以内に2回採取して検査する．測定値が大きく異なる場合は，再検査する．

2. 検査時の注意事項

精液は，各種分泌物の混合物であり，採取直後はゲル状の部分が混在している．精子数を測定する場合は，精液が液化していなければならないため，前立腺分泌物中の蛋白分解酵素によりゲル状の部分が溶解するまで20～30分間待つ必要がある．ただし，採取後は時間の経過とともに精子の運動率が低下するため，1時間以内に検査しなければならない．

3. 検査方法

a. 肉眼的所見

健常人では白色～乳白色を示す．血液が混入している場合は赤色を呈し，白血球が混入している場合は淡黄色を帯びている．いずれも病的で生殖器の障害や炎症が疑われる．

b. 精液量

重量を測定し，1.0 g＝1.0 mLとして換算する．事前に採取容器の重量を測定しておく．

精液の多くは精囊や前立腺の分泌物であり，2 mL以下の場合は，それらの障害や精管の通過障

害，逆行性射精などが疑われる．

c. pH
射精後1時間以内に液化した精液をpH試験紙で測定する．8.0以上の場合は，前立腺炎，精囊炎，精巣上体炎が疑われる．

d. 精子運動率
よく混和し，均一化した精液10 μLをスライドガラスに載せて22×22 mmのカバーガラスをかける．カバーガラスの辺縁から5 mm以上内側の5か所以上を400倍の顕微鏡下で観察する．200個以上の精子の運動を以下の3つに分類する．
① 前進する精子
② 前進以外に運動している精子
③ 非運動精子
　①＋②の割合で運動率を算出する．

e. 精子濃度
1) **希釈**：運動率を測定した標本の1視野（400倍）あたりの精子数から適切な希釈倍率を決める．
以下の希釈倍率を参考にする．

400倍の視野の精子数	希釈倍率（倍）
100以上	20
16～100	5
15以下	2

希釈液は以下のものを使用する．
① 0.1% TritonX-100（TritonX-100 1 mLを生理食塩水1 Lに溶解）
② 1.0% ホルマリン（炭酸水素ナトリウム50 gと35% ホルマリン10 mLを蒸留水1 Lに溶解）

2) **算定**：ビュルケル・チュルクまたは改良型ノイバウエル計算盤を使用して算定する（図29）．ここでは日本で広く使用されているビュルケル・チュルク計算盤による算定法を示す．
① 希釈した精液をよく混和し，計算盤の上下の計算室へ入れる．
② 精子が沈むまで約4分間，計算盤を湿潤箱で静置する．

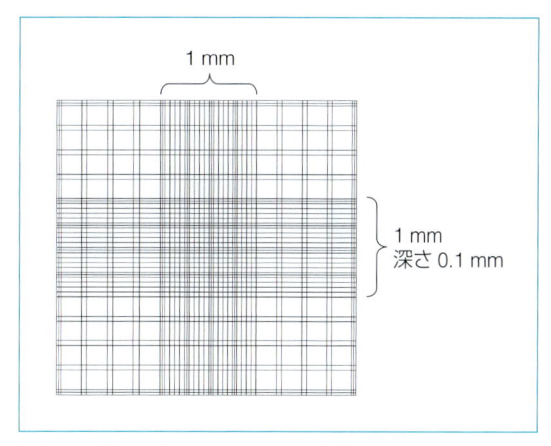

図29　ビュルケル・チュルク計算盤

③ 中央の大区画内（1 mm²）の精子数をカウントする．
④ 上下の計算室をカウントして平均値に希釈倍率を掛けて濃度を算出する．
　1 mL中の精子数＝平均値×希釈倍率×10^4

3) **注意**：2回のカウントの差が下表の範囲を超えている場合は，希釈から再度やり直す．

2回の合計値	2回の差	2回の合計値	2回の差
144～156	24	329～346	36
157～169	25	347～366	37
170～182	26	367～385	38
183～196	27	386～406	39
197～211	28	407～426	40
212～226	29	427～448	41
227～242	30	449～470	42
243～258	31	471～492	43
259～274	32	493～515	44
275～292	33	516～538	45
293～309	34	539～562	46
310～328	35	563～587	47

f. 精子正常形態率
1) **標本作製**：5～10 μLの精液をスライドガラス上に載せ，カバーガラスを用いて血液像と同

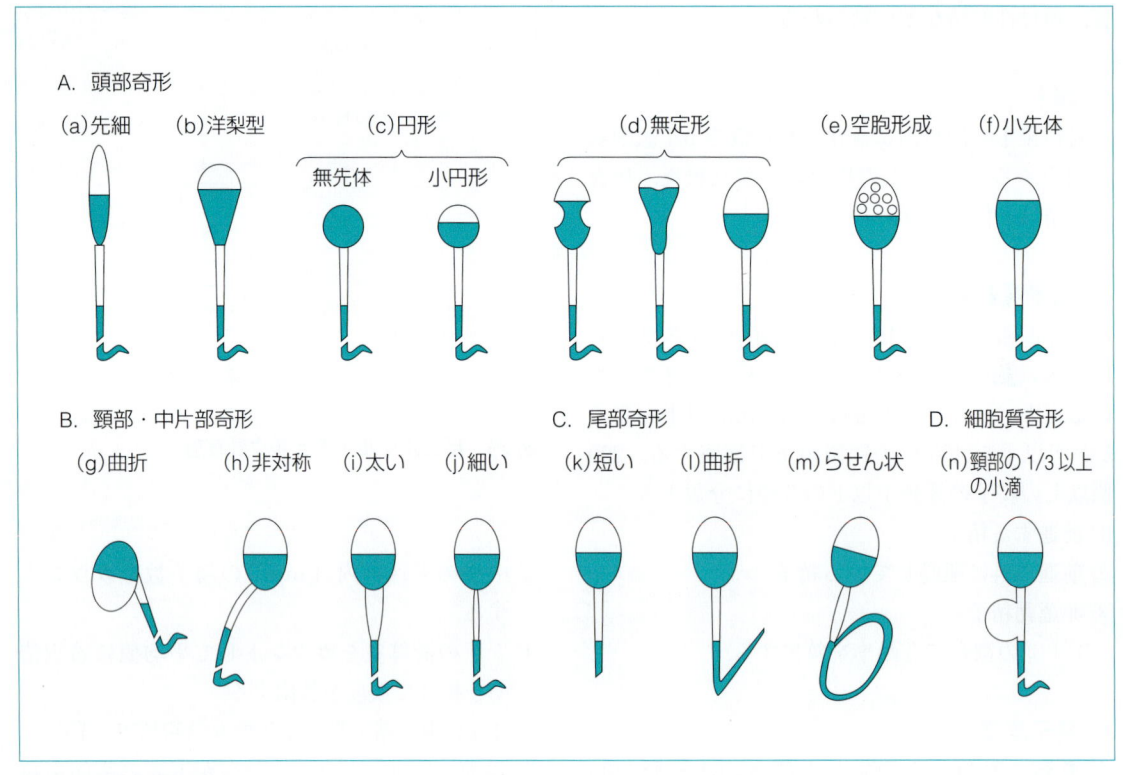

図30 精子形態異常
(WHO laboratory manual for the examination and processing of human semen, Fifth edition, 2010 より引用)

A. 頭部奇形
 (a) 先細　(b) 洋梨型　(c) 円形[無先体／小円形]　(d) 無定形　(e) 空胞形成　(f) 小先体

B. 頸部・中片部奇形
 (g) 曲折　(h) 非対称　(i) 太い　(j) 細い

C. 尾部奇形
 (k) 短い　(l) 曲折　(m) らせん状

D. 細胞質奇形
 (n) 頸部の1/3以上の小滴

様な塗抹標本を作製する．
2) **染色法**：パパニコロー染色やDiff-Quik染色（血液塗抹標本染色用）があるが，ここではDiff-Quik染色法を示す．
① 固定液に塗抹標本を15秒間浸す．余分な液は振り切る．
② 染色液Ⅰに塗抹標本を10秒間浸す．余分な液は振り切る．
③ 染色液Ⅱに塗抹標本を5秒間浸す．余分な液は振り切る．
④ 流水中で塗抹標本を10〜15回洗浄し，風乾する．
3) **分類**：200以上の精子を1,000倍の顕微鏡下で観察し，形態を分類する．『WHOマニュアル，第5版』の基準を図30に示す．
　正常形態の精子を百分率で表す．

g. 精子生存率
　前進する精子が40%未満の場合は，生存率を測定する．
1) **染色法**：エオジン-ニグロシン染色やエオジン染色があるが，ここではエオジン染色法を示す．
　染色液：エオジンY，0.5gを0.9% NaCl水溶液100 mLに溶解する．
2) **標本作製**
① よく混和した精液5μLと同量の染色液をスライドガラスで混和し，22×22 mmのカバーガラスをかける．
② 30秒後に200以上の精子を400倍の顕微鏡下で観察する．
3) **分類**：エオジンに染まっている精子を死滅精子とする．生存率を百分率で表す．

h. 白血球数

ビュルケル・チュルク計算盤で精液 1 mL あたりの白血球を算定する．白血球と他の細胞との鑑別にはペルオキシダーゼ染色を行う（詳細は『WHO マニュアル第 5 版』または日本泌尿器科学会の『精液検査標準化ガイドライン』を参照）．

4. 基準下限値

（WHO マニュアル第 5 版，2010）

検査項目	基準値
量	1.5 mL 以上
pH	7.2 以上
精子濃度	15×10^6 以上/mL
総精子数	39×10^6 以上
精子運動率	40% 以上（前進運動 32% 以上）
精子正常形態率	4% 以上
精子生存率	58% 以上
白血球数*	1×10^6 未満/mL

＊上限値

5. 精液所見の分類

正常精液	総精子数，精子運動率，精子正常形態率が基準限界以上
乏精子症	総精子数が基準限界未満
精子無力症	精子運動率が基準限界未満
奇形精子症	精子正常形態率が基準限界未満
乏精子，精子無力，奇形精子症	総精子数，精子運動率，精子正常形態率が基準限界未満
無精子症	精子が存在しない
無精液症	精液が射出されない

6. 臨床的意義

検査の主たる目的は，男性不妊症の診断および治療の経過観察であるが，不妊手術（精管結紮術）の効果判定や生殖器疾患の病因追求などのためにも実施される．

G 持続携行式腹膜透析排液検査

学習のポイント

❶ CAPD（continuous ambulatory peritoneal dialysis）とは，末期腎不全の透析療法であり，腹膜を用いて血液を浄化する方法である．
❷ 頻度の高い合併症である腹膜炎の診断に排液検査が用いられる．

本項を理解するためのキーワード

❶ 社会復帰
CAPD は血液透析と異なり，自宅や会社で行える透析法のため，社会復帰が容易である．
❷ 腹膜炎
CAPD 排液は混濁し，白血球数は 100 個/μL 以上となる．

末期腎不全患者の腎代替療法として血液透析，CAPD，腎移植がある．CAPD は患者自身が腹腔内の透析液を入れ替える（4 回程度/日）（図 31）ことで，持続的に透析を行う方法である．

半透膜の性質をもつ腹膜を利用し，拡散と浸透圧の作用により血液を浄化する方法である（図 32）．

週 2〜3 回の通院で 1 回に 4〜5 時間かかる血液透析と比較し，自宅や会社で実施でき，ひと月に

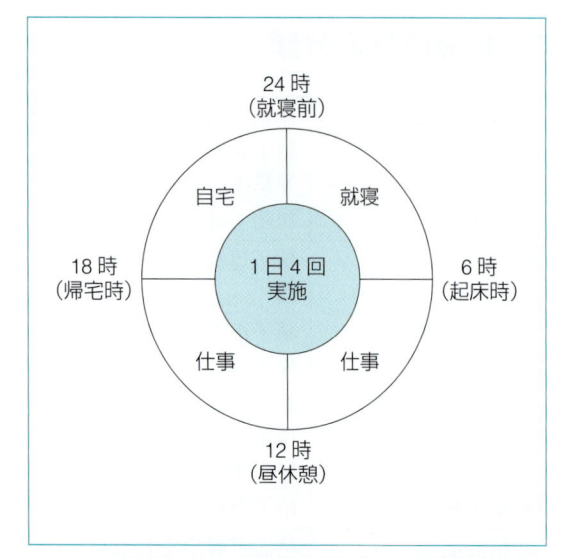

図31 平均的なCAPD療法(腹腔内の透析液を入れ替える)

1～2回の通院ですむため，社会復帰が容易である．

1. 検査法

a. 肉眼的所見
混濁の有無を確認する．

b. 細胞数
フックス・ローゼンタール計算盤を使用し，サムソン液またはチュルク液で希釈して算定する．同時に好中球の割合も算出する．

1) サムソン液1：CAPD排液9の割合で混和する．
2) 約5分間放置後，よく混和した1)をフックス・ローゼンタール計算盤(図33)へ入れる．
3) 3～5分間静置後，全区画(4 mm×4 mm×0.2 mm)の細胞数を算定する．上下左右の外枠の3本線は，いずれかの2辺を選択してその線上にある細胞を算定する．

全区画の細胞数をxとすると，1 μL中の細胞数は以下の計算式で求められる．

$$1\ \mu L\ 中の細胞数 = (x/3.2) \times (10/9) ≒ x/3$$

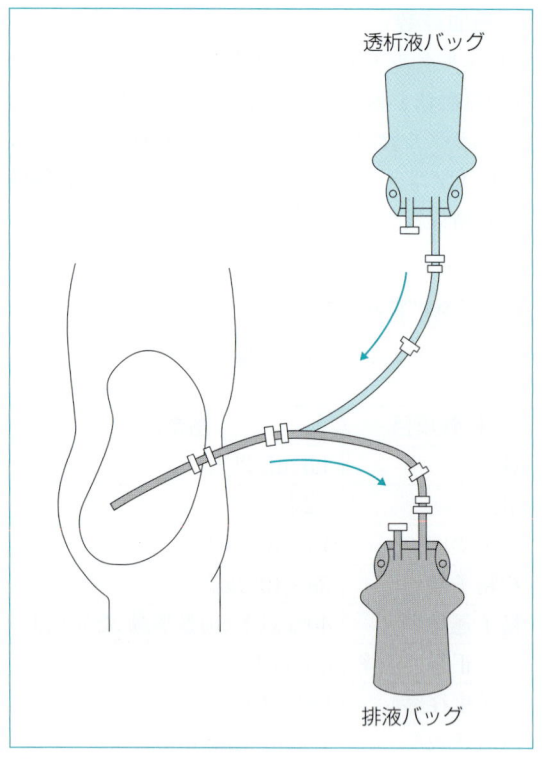

図32 CAPDシステム
(CAPDガイドラインより引用)

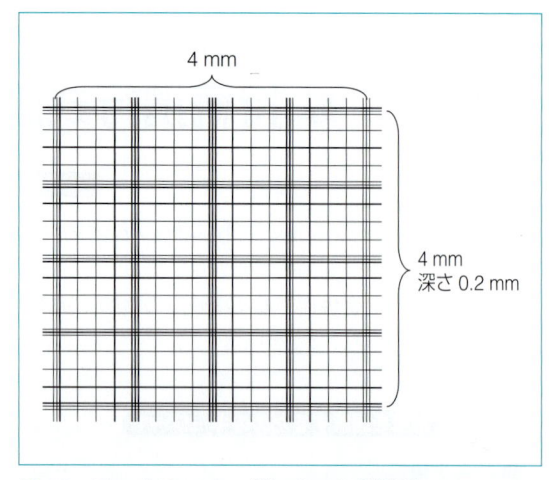

図33 フックス・ローゼンタール計算盤

2. 臨床的意義

自己の責任において，腹腔内に埋め込んであるカテーテルを用いて透析液を入れ替えるため，感

染予防に十分注意しなければならない．CAPDの最も頻度の高い合併症に腹膜炎がある．腹膜炎を併発すると腹膜の癒着や機能低下をおこす．また，炎症により産生された毒素が吸収されたり，細菌が血液中に入ると敗血症をおこして全身的に大きな影響を及ぼす．

多くは腹痛，排液困難，排液の混濁で気づくことが多い．

以下の2点が満たされれば腹膜炎と診断される．
① 腹痛，嘔吐，悪寒，発熱などの症状
② 白血球数が100個/μL以上（好中球が50％以上）
③ 培養による起炎菌の同定

H 喀痰検査

学習のポイント

❶ 外観を観察し，顕微鏡的検査で細胞，結晶，寄生虫などを観察する．
❷ 呼吸器疾患の診断の指標となる．

本項を理解するためのキーワード

❶ **三層痰**
肺化膿症患者の喀痰で認められる．
❷ **クルシュマンのらせん体**
気管支喘息患者に認められる．
❸ **シャルコー・ライデン結晶**
気管支喘息や肺吸虫症患者に認められる．

痰とは，肺，気管支，気管の分泌物であり，粘膜上皮細胞，血液，微生物，塵埃などが含まれることがある．

現在では，呼吸器感染症のための細菌学的検査や肺癌などの細胞診検査が主体に行われている．

1. 採取法

自然喀出法，誘発採痰法（ネブライザーによる吸入後に採痰），経気管内吸引法，気管支鏡下採痰法などがある．

通常は，早朝起床時に口腔内の常在菌や細胞の混入を避けるため，水道水で2～3回うがいをしてから自然喀出法で採取する．

2. 検査法と臨床的意義

a. 一般的性状（外観）

喀痰をシャーレにとり，外観を観察する．

外観および性状	臨床的意義
量	健常人では，無意識に嚥下しているためほとんど喀出することはない． 気管支拡張症，肺化膿症，肺水腫，重症肺結核症などで量が増加する．
色調	無色：気管支喘息，気管支炎 黄褐色：肺化膿症 緑色：緑膿菌による感染症 鉄錆色：大葉性肺炎 ピンク色（泡沫状）：肺水腫
性状	漿液性：肺水腫 粘液性：気管支炎，咽頭炎，喉頭炎 膿性：肺化膿症，気管支拡張症，化膿性気管支炎 血性：肺結核，肺癌，肺化膿症，肺梗塞，肺吸虫症，気管支拡張症

外観および性状	臨床的意義
	三層痰：試験管に入れ放置すると，上から粘液性，漿液性，膿性の3層になる．肺化膿症で認められる．
臭気	通常は無臭であるが，肺化膿症などの嫌気性菌感染では腐敗臭を生じる．
クルシュマンのらせん体	粘液が細気管支の狭窄部で固まって形成される．大きなものは肉眼的に観察できる．気管支喘息で認められる．
ディットリッヒ栓子	三層痰の最下層に出現する黄色〜灰白色の物質．崩壊した細胞，脂肪酸結晶，細菌，分泌物などからなる．潰すと悪臭を放つ．
フィブリン凝固物	大葉性肺炎などで認められる．

成分	臨床的意義
塵埃細胞	細胞質内に炭粉や塵埃を含有している肺胞マクロファージ．検体が喀痰であることが証明できる．
腫瘍細胞（細胞診による）	肺癌
心臓病細胞	細胞質内にヘモジデリンを含有している肺胞マクロファージ．心機能障害や肺のうっ血で認められる．
好酸球	気管支喘息で認められる．
シャルコー・ライデン結晶	好酸球の顆粒が溶解し，結晶化した菱形八面体の物質．気管支喘息で認められる．
クルシュマンのらせん体	粘液が細気管支の狭窄部で形成される．気管支喘息で認められる．
アスペルギルス	日和見感染症などで認められる．
肺吸虫卵	ウエステルマン肺吸虫卵などが肺吸虫症で認められる．
ヘマトイジン結晶	陳旧性の出血がある場合に認められる．

b. 顕微鏡的検査

膿性または血性部分をスライドガラス上に塗布し，カバーガラスをかけて鏡検する．

必要に応じてパパニコロー染色を行う（図34）．

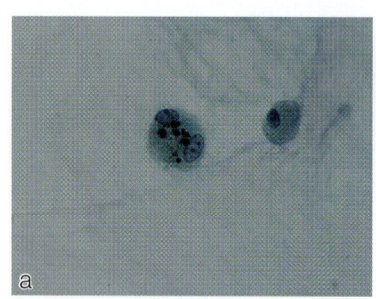

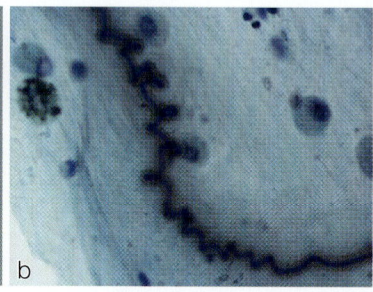

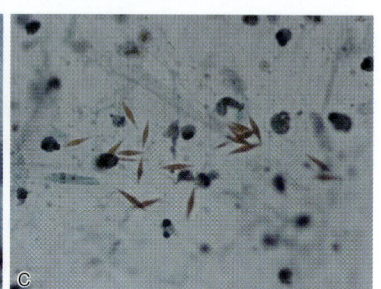

図34　パパニコロー染色（×400）
a. 塵埃細胞，b. クルシュマンのらせん体，c. シャルコー・ライデン結晶

I 胃液検査

学習のポイント

❶ 胃液検査は胃酸分泌能を評価する検査である．
❷ ゾリンジャー・エリソン症候群では，ガストリン産生腫瘍からガストリンの過剰分泌がおこり，過酸となる．

本項を理解するためのキーワード

❶ **テッペル・ミカエリス法**
胃液の酸度測定法である．
❷ **BAO(basal acid output)**
基礎酸分泌量
❸ **MAO(maximal acid output)**
最高酸分泌量
❹ **PAO(peak acid output)**
最大刺激酸分泌量

　胃液検査は，採取した胃液の酸度を測定して胃酸の分泌能を評価するために行われる．しかし，現在，胃の疾患には内視鏡やX線検査が主に行われ，胃液を採取することはほとんどない．
　胃食道逆流症の検査として，胃液を採取せずに胃内のpHをモニタリングする方法がある．

1. 胃液

　胃液の成分は，塩酸，ペプシン，粘液，内因子，乳酸，水分などであり，pHが1.5〜2.0の強酸性を示す．主な成分の塩酸は胃底腺の壁細胞から分泌される．また，ペプシンは胃底腺の主細胞からペプシノーゲンとして分泌され，pH 2以下の条件下で活性型のペプシンとなる．健常人では，1日に1.5〜2.0 Lの胃液が分泌される．

2. 採取法

① 早朝空腹時に胃管を経口または経鼻的に挿入する．歯列から約40 cm挿入したら左側臥位とし，さらに約15 cm入れる．軽く吸引し，胃液が出たら胃管を固定する．
② 空腹時に貯留していた胃液をすべて排出したのち，刺激を与えずに以後10分間隔で60分間採取する(基礎分泌)．
③ 基礎分泌終了時に分泌刺激剤を注射し，以後10分間隔で60分間採取する(刺激分泌)．
　分泌刺激剤として，テトラガストリン：4 μg/kg またはヒスタローグ(塩酸ベタゾール)：1 mg/kg(体重50 kg以下は一律50 mg)を筋注する．
④ 検体は速やかに遠心または濾過する．

3. 検査法(酸度測定法)

a. テッペル・ミカエリス法

1) **試薬**：テッペル試薬(0.5% ジメチルアミノアゾベンゼンアルコール溶液)，1% フェノールフタレインアルコール溶液，1/10 N NaOH溶液，1/10 N HCl溶液

2) **滴定法**
① 胃液10 mL(a)を三角フラスコに入れ，テッペル試薬とフェノールフタレイン溶液を各2滴ずつ加える．紅色を呈した場合は，遊離塩酸が存在する．
② ビューレットより，1/10 N NaOH溶液を滴下して橙黄色(pH 2.8)になるまでの滴下量を求める(b)．さらに滴下を続け，黄色(pH 4.0)を経てバラ色(pH 8.5)へ色調が変化するまでの滴下量を求める(c)．

　　遊離塩酸度(mmol/L) = (100/a)×b
　　総酸度(mmol/L) = (100/a)×c

③ ①で黄色を呈した場合は，遊離塩酸の欠乏を示す．ビューレットより，1/10 N HCl 溶液を滴下して紅色になるまでの滴下量を求める（b′）．次に，1/10 N NaOH 溶液を滴下し，黄色（pH 4.0）を経てバラ色（pH 8.5）へ色調が変化するまでの滴下量を求める（c′）．

塩酸欠乏量(mmol/L) = (100/a) × b′
総酸度(mmol/L) = (100/a) × (c′－b′)

b. pH 測定法

胃液 1 mL 以上(a)を用い，NaOH 溶液（規定濃度：b）で滴定して pH メーターにより pH 7.0 となるまでの滴下量を求める(c)．

滴定酸度(mmol/L) = b × (1,000/a) × c

c. 酸度測定成績の表現法

胃液の酸度は，従来"胃液 100 mL の酸を中和するのに要する 1/10 N NaOH の mL 数で表す"臨床単位で表されてきたが，現在では mmol/L で表す．

刺激前および刺激後における 1 時間の胃液分泌量からそれぞれの酸分泌量を求め，基礎酸分泌量（basic acid output；BAO），最高酸分泌量（maximal acid output；MAO）として表す．

1 時間の酸分泌量(mmol/時)
　= (滴定酸度(mmol/L)/1,000)
　　×1 時間の胃液分泌量(mL/時)

4. 臨床的意義

基準範囲は，BAO：1～8 mmol/時，MAO：5～20 mmol/時．ただし，刺激方法や年齢により異なる．

ゾリンジャー・エリソン症候群では，ガストリン産生腫瘍からガストリンの過剰分泌がおこるため過酸となる．特に基礎分泌が著明に上昇し，(BAO/MAO)が 0.6 以上となる．

十二指腸潰瘍は過酸，萎縮性胃炎，胃癌，悪性貧血では低酸～無酸となる．

胃内の pH モニタリングは，逆流性食道炎などの胃食道逆流症の診断や治療の効果判定において重要な検査である．

J 十二指腸液検査

学習のポイント

❶ 胆汁の一般性状，黄疸指数および沈渣成分を調べることで肝臓，胆嚢，胆管の異常や感染症の有無がわかる．
❷ 膵外分泌機能検査に BT-PABA 試験（PFD テスト）がある．

本項を理解するためのキーワード

❶ **Meltzer-Lyon 法**
胆汁採取法
❷ **モイレングラハトの黄疸指数**
モイレングラハト比色管を用いて測定するビリルビン濃度
❸ **A 胆汁**
胆管胆汁
❹ **B 胆汁**
胆嚢胆汁
❺ **C 胆汁**
肝胆汁

十二指腸液は，十二指腸分泌液，胆汁および膵液で構成される．日常検査では，胆汁成分の測定と膵外分泌機能の検査が行われる．

1. 胆汁

胆汁は肝臓で生成され，胆嚢で貯留・濃縮される．成分は胆汁酸，ビリルビン，コレステロールなどで構成される．身体に不要となったものを体外に排出する機能をもち，また，胆汁酸は食物中の脂肪を乳化させ腸管からの吸収も助けている．成人の1日の分泌量は500～1,000 mL であり，ファーター乳頭部から十二指腸へ分泌される．

2. 採取法（Meltzer-Lyon 法）

現在では，胆石や腫瘍などで胆汁が流れ難くなっているところにチューブを通し，胆汁の流れをよくする治療法の各種胆道ドレナージが発達しており，あまり施行されていない．

① 空腹時に十二指腸ゾンデをファーター乳頭部まで入れる（立位または臥位にて50～60 cm 嚥下，右側臥位にて約65 cm まで嚥下）．
② 被検者を静かに仰臥位とし，腰に枕を入れて高くする．
③ ゾンデの先を体より低い位置に下げると，サイフォンの原理で黄金色透明またはやや混濁した胆管胆汁が流出する（約20分間）．
④ 体温程度に温めた25%硫酸マグネシウム液40 mL をゾンデから注入する．
⑤ 約5～10分後に濃黄褐色な胆嚢胆汁が流出する（約15～20分間）．
⑥ その後，淡黄金色透明の肝胆汁が流出する（約20～30分間）．

3. 一般性状と意義

外観	臨床的意義
色調・混濁	緑色～黒褐色：細菌感染による胆道の炎症 血性：胆道系の悪性腫瘍 強い混濁：胃液の混入，胆道の炎症
モイレングラハトの黄疸指数	健常人では， A 胆汁：20～100 単位（ビリルビン濃度：5～20 mg/dL） B 胆汁：400～500 単位（ビリルビン濃度：100 mg/dL） C 胆汁：20～100 単位（ビリルビン濃度：5～20 mg/dL） ビリルビン濃度が低い場合は，胆嚢の濃縮力の低下，胆嚢炎など

4. 顕微鏡的検査法と意義

尿沈渣と同様に鏡検する．ただし，胆汁は弱アルカリ性であり，また膵液中の酵素により細胞成分が破壊されるため，採取後は速やかに遠心して検査しなければならない．

沈渣成分	臨床的意義
上皮細胞・血球	正常では少数の上皮細胞と白血球． 数の増加や集団状の出現は，炎症の存在を示唆する．A 胆汁にのみ多ければ十二指腸炎を，A，B，C 各胆汁に多ければ急性肝炎，胆道炎，胆石症などが疑われる．
結晶・胆砂	コレステロール結晶や胆砂（黄褐色顆粒状）の存在は，胆石症で認められる．
寄生虫	肝吸虫卵，肝蛭卵，回虫卵，糞線虫，ランブル鞭毛虫，クリプトスポリジウムなどが各種寄生虫感染で認められる．
細菌	正常ではほとんど無菌である．細菌が認められれば，胆嚢炎や胆管炎が疑われる．ただし，胆汁採取時に口腔や十二指腸の常在菌の混入を避けるのは難しい．A，C 各胆汁と比較して B 胆汁から多数の菌が検出されれば，胆嚢炎が疑われる．

5. 膵液

膵液は膵臓で生成され，膵管を通ってファーター乳頭部から十二指腸へ分泌される．蛋白質，炭水化物，脂肪の3大栄養素を分解する酵素（トリプシン，キモトリプシン，膵アミラーゼ，膵リ

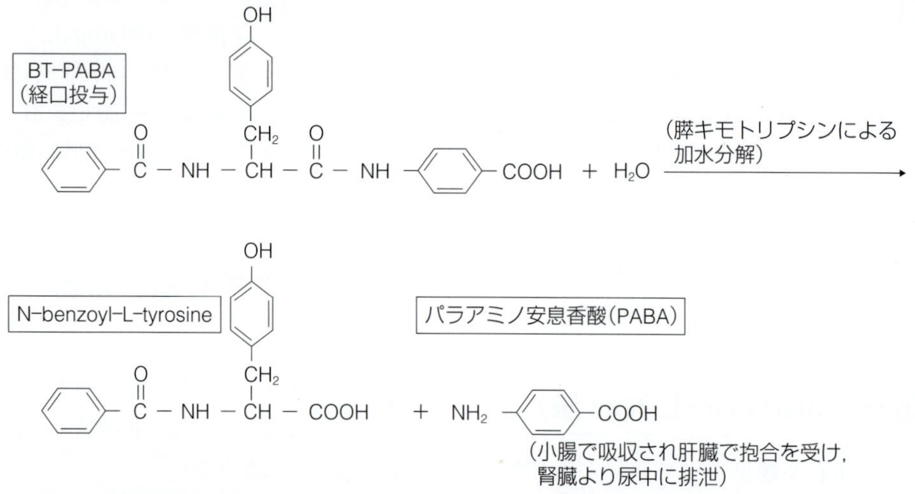

図35 BT-PABA 試験の測定原理

パーゼなど)を含んでいる．また，高濃度の重炭酸塩を含み，胃液の酸を中和する働きもある．

6. 検査法と意義

以前は，膵液分泌刺激剤のセクレチンを静注したあとの膵液を採取し，液量，重炭酸濃度やアミラーゼ活性を測定して膵外分泌機能を検査していた．しかし，セクレチン製剤が入手困難となり，手技も煩雑なため，現在では簡単に検査できるBT-PABA(N-benzoyl-L-tyrosyl-p-aminobenzoic acid，ベンチロミド)試験が行われている．

BT-PABA 試験：BT-PABA を経口投与すると膵液のキモトリプシンにより加水分解を受け，PABA(パラアミノ安息香酸)を遊離する．PABAは小腸で吸収されて肝臓で抱合を受け，腎臓より尿中に排泄される(図35)．投与後6時間の尿を蓄尿し，尿中のPABA量を測定することで膵外分泌機能がわかる．膵外分泌機能が障害されるとキモトリプシンの分泌が低下し，BT-PABAは十分に分解されず，尿中へのPABAの排泄量が減少する．基準範囲は73.4～90.4%である．

K 気管支肺胞洗浄液検査

学習のポイント

❶ 洗浄液中の細胞数，細胞の種類，病原微生物などを検査する．
❷ 呼吸器疾患の診断や病態を調べるための検査である．

本項を理解するためのキーワード

❶ **気管支肺胞洗浄**
気管支鏡を用い，温めた滅菌生理食塩水を肺の一部に注入して回収する．

気管支鏡を用い，温めた滅菌生理食塩水を注入して気管支および肺胞から各種細胞，病原微生

物，吸入粉塵および液性成分などを回収したものが気管支肺胞洗浄液（bronchoalveolar lavage fluid；BALF）である．これらを調べることで各種呼吸器疾患の鑑別に重要な情報が得られる．

1. 検査法

粘液様物質を除去するため，滅菌ガーゼ1～2枚で濾過した検体を用い，以下の検査を行う．

a. 細胞数算定

ビュルケル・チュルク計算盤やフックス・ローゼンタール計算盤を用い，チュルク液またはサムソン液で希釈して算定する．

b. 細胞形態分類

細胞を遠心沈殿（尿沈渣と同様）し，スライドガラス上に塗抹標本を作製する．それをメイ・ギムザ染色やDiff-Quik染色して観察する．健常人では多くの細胞がマクロファージであり，リンパ球や好中球などが認められる．

c. その他の顕微鏡検査

真菌などの病原微生物やアスベスト小体が認められることがある．

2. 臨床的意義

所見	病態
マクロファージ増加	喫煙者
リンパ球増加	過敏性肺炎，サルコイドーシス
好中球増加	細菌性感染症
好酸球増加	間質性肺炎，好酸球性肺炎

その他，ニューモシスチス肺炎では真菌のニューモシスチス・イロベチイ，サイトメガロウイルス肺炎ではウイルス感染細胞，悪性病変では腫瘍細胞，石綿肺ではアスベスト小体が認められることがある．また，肺胞蛋白症では肺胞サーファクタントのリン脂質を含んだ白濁した洗浄液が回収される．

L 鼻汁検査

学習のポイント

❶ アレルギー性鼻炎の診断のため，鼻汁中の好酸球を調べる．

本項を理解するためのキーワード

❶ **通年性アレルギー性鼻炎**
主にハウスダストがアレルゲンとなる．
❷ **季節性アレルギー性鼻炎**
主に花粉がアレルゲンとなる．
❸ **ハンセル染色**
メチレン青とエオジンYからなる染色液で，約1分間で好酸球を染めることができる．

アレルギー性鼻炎の主症状は，くしゃみ，鼻汁，鼻づまりである．季節性と通年性があり，季節性のアレルゲンはスギやヒノキの花粉，通年性はハウスダストやダニである．

1. 検査法

鼻汁中の好酸球をハンセル染色またはメイ・ギムザ染色で染色し，顕微鏡下で観察する．

a. 標本作製法

① 鼻汁をスライドガラス上に薄く引伸ばす．
② 乾燥後，メタノールで固定する．

b. 染色法（ハンセル染色）
① 標本を染色液で覆い，30～45秒間染色する．
② 蒸留水を1～2滴滴下し，さらに30秒間染色する．
③ 蒸留水で洗浄後，メタノールで脱色する．

c. 判定
① 400倍で鏡検する．好酸球の顆粒が橙赤色に染まり，それ以外の好中球や粘液分泌物は青く染まる．

2. 臨床的意義

鼻炎がアレルギー性か，それ以外かを鑑別するために行われる．アレルギー性では鼻粘膜に好酸球が増加し，鼻汁中に出現する．

M 羊水検査

学習のポイント
❶ 羊水検査は，出生前診断として用いられる．
❷ 羊水中の胎児細胞を培養して染色体異常を調べる．

本項を理解するためのキーワード

❶ 21トリソミー
ダウン症候群，21番染色体が3本存在する．
❷ 18トリソミー
エドワーズ症候群，18番染色体が3本存在する．
❸ XXY
クラインフェルター症候群，性染色体のXが過剰である．
❹ XXX
スーパー女性，性染色体のXが過剰である．
❺ X, XO
ターナー症候群，性染色体のXが完全または部分的に欠失している．

1. 検査法

a. G分染法（G-banding）
細胞を培養して分裂中期の細胞を蓄積する．その後，細胞を低張処理してスライドガラス上に染色体を展開し，トリプシン処理，メイ・ギムザ染色などを行って画像解析する．

b. FISH（fluorescence in situ hybridization）法
蛍光物質で標識したオリゴヌクレオチドプローブを用い，目的の遺伝子とハイブリダイゼーションさせ，蛍光顕微鏡で観察することで染色体異常を検出する．

羊水検査は出生前診断の1つで，妊娠15週ごろから検査が可能となる．羊水中にある胎児の細胞を培養し，染色体異常を調べる．夫婦のいずれかが染色体の異常をもっている場合，染色体異常児を分娩したことがある妊婦，親近者で染色体異常がある家系，35歳以上の妊婦などで医師が必要と判断した場合に行われる．医療保険は適用されないため，費用は自己負担となる．

2. 臨床的意義

	疾患	染色体	特徴
常染色体異常	ダウン（Down）症候群	21染色体が3本（21トリソミー）	特異な顔貌，知的発達の遅延，筋緊張の低下
	エドワーズ（Edwards）症候群	18染色体が3本（18トリソミー）	女児に多い．重度の先天性障害．耳介低位，握ったままの手，知的障害，先天性心疾患など
性染色体異常	クラインフェルター（Klinefelter）症候群	XXY	男性のみに発生．睾丸機能不全，女性化乳房，二次性徴の欠如
	スーパー女性（super female）	XXX	女性のみに発生．身体的異常は認めず，多くは正常．一部に精神神経症状の異常を認めることがある．
	ターナー（Turner）症候群	XまたはXO	女性のみに発生．低身長，二次性徴の欠如

N 結石検査

学習のポイント

❶ 臨床的に重要なものは，尿石と胆石である．
❷ 赤外分光分析などで成分の分析が行われる．
❸ 尿石は男性に多く，その約95％は上部尿路結石（腎臓，尿管）である．
❹ 胆石は女性に多く，脂肪の摂取量と関連がある．

本項を理解するためのキーワード

❶ シュウ酸カルシウム
尿石の成分の大半を占める．
❷ コレステロール
胆石の成分の大半を占める．

結石には，尿石（尿路結石），胆石，膵石，唾液腺石，胃石，腸石，前立腺石などがある．臨床的に成分分析が重要なのは，尿石と胆石である．

1. 検査法

a. 赤外分光分析

粉末化した結石に赤外線を照射し，得られた透過光を分光して既知の赤外線吸収スペクトルと比較し，成分を同定する．

b. X線回折

粉末化した結石にX線を照射し，X線の回折角度と強度を既知データと比較して成分を同定する．

2. 結石の種類

a. 尿石

1）シュウ酸塩結石

シュウ酸カルシウム単独またはリン酸カルシウムとの混合石である．結石の大半を占め，多くは小型の金平糖状や桑実状である．色調は褐色～暗褐色を呈し，非常に硬い．

シュウ酸を多く含む食品に，ホウレンソウやコ

コアなどがある．

2）リン酸塩結石
　リン酸カルシウム，リン酸マグネシウムアンモニウム単独またはシュウ酸カルシウムとの混合石である．リン酸カルシウム結石は小型で球状である．リン酸マグネシウムアンモニウム結石は大きさ，形とも不定形である．色調は白色〜乳白色を呈し，脆くて壊れやすい．アルカリ尿で形成されやすい．

3）尿酸塩結石
　尿酸，尿酸アンモニウム単独またはシュウ酸カルシウム，リン酸カルシウム，リン酸マグネシウムアンモニウムとの混合石である．
　尿酸結石は比較的小型で球形から楕円形である．色調は黄色〜褐色を呈し，硬い．酸性尿で形成されやすい．

4）シスチン結石
　シスチン単独またはリン酸カルシウムとの混合石である．常染色体劣性遺伝疾患である先天性シスチン尿症の患者の酸性尿に形成されやすい．

5）ジヒドロキシアデニン結石
　常染色体劣性遺伝疾患である先天性アデニンホスホリボシルトランスフェラーゼ（APRT）欠損症の患者に形成される．

6）キサンチン結石
　キサンチンオキシダーゼ欠損に伴う先天性キサンチン尿症の患者に形成されるが，非常に稀な結石である．

b. 胆石
1）コレステロール系石
　コレステロール単独またはビリルビンカルシウム，炭酸カルシウム，リン酸カルシウムとの混合石である．胆石のなかでは最も出現頻度が高い．コレステロール結石は球形から卵円形である．色調は白色〜黄白色を呈し，硬い．結石の割面写真

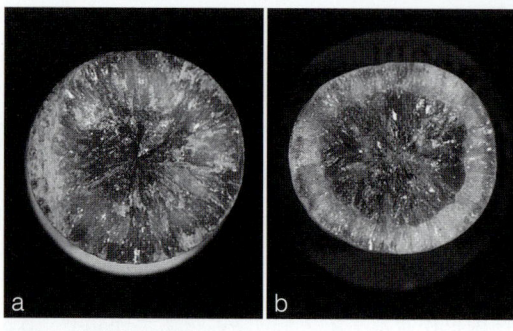

図36　胆石の割面
a．コレステロール 98% 以上
b．コレステロール 96%，炭酸カルシウム 4%

を図36に示す．
　ビリルビンカルシウムとの混合石は球形または多角形である．色調は，黄白色〜黒褐色を呈する．

2）ビリルビン系石
　ビリルビンカルシウム単独またはコレステロール，炭酸カルシウム，リン酸カルシウムとの混合石である．不定形で色調は茶褐色〜黒褐色を呈する．

3. 臨床的意義

a. 尿石
　尿石は，尿中物質の排泄異常と飲食や気温，ストレス，遺伝などの環境異常，さらに腎・尿路の異常が原因で発生する．
　多発年齢層は40〜50歳代，性別頻度は一般に男性に多く，男女比は2.4：1である．地域別では西日本に多く，飲料水との関係が報告されている．尿路結石症は，しばしば再発がみられるので，治療と予防が必要である．
　形成機序は，シュウ酸カルシウムなどの無機成分が過飽和の状態になると腎尿細管内で核が形成し，成長および凝集しながら剥離した上皮細胞，細菌，異物などを取り込んで成長する．
　発生部位により，上部尿路結石（腎臓，尿管）と下部尿路結石（膀胱，尿道）に分かれるが，約95%が上部尿路結石である．

b. 胆石

胆石は，食事の影響や胆道感染に伴い核となる原基に胆汁成分が析出し，胆囊や胆管に形成される．

食生活の欧米化により，脂肪の摂取量が増加したことで胆石の保有者も増えている．

成分として重要なのは，コレステロールとビリルビンカルシウムである．コレステロール系石は胆囊内にあり，胆石の大部分を占める．ビリルビン系石は主に胆管内に存在する．

胆石も中高年に多いが，性別では尿石と異なり女性に多い．

❶ その他の分泌物の検査

学習のポイント

❶ 分泌液の意義
臨床検査に用いられるさまざまな検体の種類を把握し，それぞれに特化した検査法，検査名を学ぶ．

その他の分泌物として，腟分泌液，涙液，膿汁，乳汁，唾液を取り上げる．日常検査において一般検査室で主に提出されなくなった検体であるが，白血球の有無など迅速に結果を必要とするときに提出される場合がある．また，これらの検体は，診療科に特化した検体もあり，疾患を確定診断するために必要不可欠な検査になることもある．

近年では，臨床化学検査，免疫学検査の技術の発展に伴い，従来では測定が血清に限定されていた項目が，これらの検体でも測定可能になり，保険適用になっている検査もある．検体採取時に侵襲性がある血液，髄液，体腔液とは異なり，無侵襲性で採取可能な検体として唾液があげられる．唾液検査は，米国では，今世紀初頭から国立衛生研究所（NIH）が，唾液による腫瘍マーカーやアルツハイマー病などを対象にした検査システムの開発を進めている現状がある．

1. 腟分泌液

腟は，外陰と子宮・卵管の間にある重層扁平上皮細胞で覆われた交接器として，子宮・卵管からの分泌物の排出通路として重要な働きがある．その分泌液からは多くの情報が得られ，婦人科学領域にとって重要な情報源の1つである．

腟分泌液の検査は，婦人科領域の細胞診断検査や微生物検査が主体に行われてきたが，近年では，婦人科の内分泌学的検査として子宮頸管粘液中顆粒球エラスターゼ，腟分泌液中αフェトプロテインなどの特殊検査が増えてきている．

2. 涙液

涙液は，結膜囊にある液で，その産生過程は，主涙腺と副涙腺の分泌液に結膜杯細胞，マイボーム腺，モル腺などの分泌液が混ざった液である．有形成分には，結膜・角膜上皮細胞や血液から遊出した細胞成分などが含まれている．

涙液検査では，主に乏涙の訴えのある患者に対して涙液分泌量を測定する方法としてシルマー（Schirmer）試験がある．方法は，濾紙の一端を結膜囊に挿入し，涙液で濡れた濾紙の長さから涙液分泌量を測定する．シェーグレン症候群の涙液分泌障害の確認や，コンタクトレンズの使用や長時間のパソコン作業によるドライアイの検査に用いられる．

近年，眼科領域におけるアレルギー性疾患の診断として，イムノクロマトグラフィ法による涙液中総IgE定性の検査キットが販売されている．

3. 膿汁

　膿汁は，組織が化膿した際におこる炎症性変化の産物であることから他の分泌物とは産生過程が異なる．日常検査では，膿汁として提出されることは少なく，穿刺液に含まれている場合が多い．採取部位が，皮膚や皮下組織の場合は，膿汁として提出される．検体が液状のときは，一般検査の依頼があるが，多くは微生物検査が主体である．

4. 乳汁

　乳汁は，新生児の成長に必要不可欠な栄養源である点で，他の体液とは根本的に異なる．栄養成分の評価として測定される一方で，ウイルスによる母子感染（母乳による感染）や，母体の薬物中毒による目的で検査が実施されている．乳汁は，乳腺の小葉にある腺房で産生され，乳管を通り乳頭から分泌される．このことから臨床検査材料としては，乳頭分泌物ともいわれる．授乳期の母乳以外に乳頭から分泌物（液）が出ることを乳頭異常分泌といい，乳管の上皮細胞から発生する乳癌の検査には，乳頭分泌物による乳腺細胞診が実施される．また近年では，腫瘍マーカー検査も保険適用になった．

5. 唾液

　唾液は三大唾液腺（耳下腺，顎下腺，舌下腺）と小唾液腺（口蓋腺，口唇腺など）から分泌される液が混合したものである．性状は，腺の種類により異なり，また，生理的変動を受けやすい．これらのことから臨床検査には用いられていなかったが，非侵襲的に採取できる検体であることから，検査目的に応じた唾液採取法の器具が開発，採取条件の研究，測定方法の研究が行われており，近年では，歯周病による潜在的出血を調べる検査として唾液中ヘモグロビン測定が集団検診で行われるようになってきている．

参考文献（A項6.f「尿沈渣成分」）
1) 日本臨床衛生検査技師会（編）：尿沈渣検査法2010, 日本臨床衛生検査技師会，2011
2) 西　国広・藤　利夫・阿倉　薫：泌尿器の細胞診．西　国広（編著）：基礎から学ぶ―細胞診のすすめ方，近代出版，2001
3) 西　国広・藤　利夫：尿沈渣と細胞診．西　国広（編著）：尿沈渣検査のすすめ方―「尿沈渣検査法」の標準化に向けて，第2版，近代出版，2007
4) 藤　利夫・小材和浩：尿沈渣成分の鑑別～上皮細胞（異型細胞）．検査と技術 37：2009
5) 藤　利夫・小材和浩：上部尿路由来細胞の鑑別―尿沈渣検査の判定に必要な組織構造と剝離細胞所見．Medical Technology 34：2006
6) 藤　利夫・井口厚司：専門病院における異型細胞検出の状況―三段階抽出法とその応用．油野友二・伊藤機一（編著）：尿検査教本 2003-2004. 臨床病理レビュー 125：2003
7) Clapp WL：Adult Kidney. Histology for Pathologists：1992
8) Murphy WM：Diseases of the urinary bladder, urethra, ureters and renal pelvis. In "Urological Pathology", ed by Murphy WM, WB Saunders, Philadelphia, 1989
9) 藤垣嘉秀：急性腎不全における近位尿細管修復過程と再生．医学のあゆみ 220：2007
10) 日本泌尿器科学会・日本病理学会・日本医学放射線学会（編）：腎盂・尿管・膀胱癌取扱い規約，第1版，金原出版，2011

和文索引

あ
アセトン臭　58
汗　49
安静時尿　42

い
イヌリンクリアランス　78
イムノクロマト法　76
インシデント　16
医療ツーリズム　6
医療の国際化　6
胃液　47
　──の採取法　47
　──の成分　119
　──の取り扱い方　47
胃液検査　119
胃管　47
移行上皮癌細胞　89
移行上皮細胞　87
異常結晶，尿中の　94
異常発色
　──，尿ウロビリノゲンの　72
　──，尿ケトン体の　68
　──，尿蛋白の　63
　──，尿白血球の　74
　──，尿ビリルビンの　71
一般検査薬　19

う
ウロクロム　57
ウロスコピスト　3
ウロビリノゲン，尿　70
ウロポルフィリノゲン　75

え
エールリッヒアルデヒド法　72
エドワーズ症候群　125
栄養サポートチーム　10
衛生検査所　20
円柱　89
円柱上皮細胞　87
塩類・結晶円柱　92
遠位尿細管　51
遠心，尿沈渣における　80

お
黄色髄液　104

か
カテーテル採取尿　42, 53
化学的検査，関節液の　109
化学的比重測定法　60
過誤防止　16
顆粒円柱　91
核内封入体細胞　88
喀痰　46
喀痰検査　117
褐色調，尿の　57
肝細胞性黄疸　57
感染制御チーム　10
感染の予防，採血における　24
感染防止　15
関節液
　──の一般性状　108
　──の検査　107
　──の採取法　45
　──の取り扱い方　45
　──の粘稠度　108
　──の分類　109

き
キサンチン結石　126
キサントクロミー　104
キモトリプシン　121
キングスベリー・クラーク法　64
切り上げ法　55
切り捨て法　55
気管支肺胞洗浄液　47
　──の検査　122
危機管理　16
奇形精子症　115
起床時第一尿　39
基礎酸分泌量　120
機能性蛋白尿　62
偽陰性
　──，尿亜硝酸塩の　73
　──，尿ウロビリノゲンの　72
　──，尿潜血反応の　69
　──，尿蛋白の　63
　──，尿白血球の　74
　──，尿ビリルビンの　71
偽陽性
　──，尿亜硝酸塩の　73
　──，尿ウロビリノゲンの　72
　──，尿ケトン体の　67
　──，尿潜血反応の　69
　──，尿蛋白の　63
　──，尿白血球の　74
　──，尿ビリルビンの　71
胸水　110
　──の採取法　45
　──の取り扱い方　45
鏡検　81
凝固促進剤，採血における　26
近似選択法　55

く
クラインフェルター症候群　125
クリアランス　77
クルシュマンのらせん体　118
クレアチニンクリアランス（C_{cr}）　40, 78
クレンチング　32
クロール，髄液中の　106
グリース反応　73
グルコースオキシダーゼ　66
グロブリン反応　106
駆血　33
空胞変性円柱　92
屈折計法，尿の　61

け
ケトン体，尿の　67
血管迷走神経反射　23
血性髄液　104
血性調，尿の　57
血液検体の取り扱い　25
血尿　68
結晶・塩類，尿沈渣で観察される　93
結晶分類，関節液の　109
結石　48
　──の検査　125
検査センター　13, 20
検査の中央化　18
検査法
　──，BALFの　123
　──，CAPD排液の　116
　──，結石の　125
　──，鼻汁の　123
　──，羊水の　124

検査法の国際標準化　7
検体採取　37
検体の取り扱い方　37
顕微鏡的血尿　68
原虫，尿沈渣で観察される　93

こ

コプロポルフィリノゲン　75
コレステロール系石　126
コレステロール結晶，尿中の　95
呼吸性アシドーシス　59
呼吸性アルカローシス　59
好酸球，尿沈渣で観察される　85
好中球，尿沈渣で観察される　85
抗凝固剤，採血における　26
国際資格，臨床検査技師の　7
国際標準化機構　7
黒色髄液　104

さ

サテライト検査室　19
サムソン液　105
サンプリング　37
災害防止　16
細菌，尿沈渣で観察される　92
細胞学的検査
　──，関節液の　109
　──，体腔液の　111
細胞質内封入体細胞　88
採血　21
　──，乳幼児の　35
　──に際しての注意事項　23
　──による神経損傷　24
　──の種類　22
　──の部位と手段　28
採血後の処理　35
採血行為の範囲　21
採血時の患者条件　25
採血の手順
　──，静脈採血の　33
　──，毛細血管採血の　28
採血部位による変動，測定値の　25
採血用具　28
採取法
　──，胃液の　47
　──，喀痰の　117
　──，関節液の　45
　──，胸水の　45
　──，心囊液の　45
　──，精液の　45
　──，尿検体の　38
　──，脳脊髄液の　44
　──，腹水の　45
　──，糞便の　43
採尿時間　39

採尿条件による分類　42
採尿法　39
　──による分類　40
採尿容器　42
最高酸分泌量　120
在宅での検査　19
里見変法　107
三層痰　118
酸度測定法，胃液の　119
残余検体の扱い　17

し

シスチン結晶　95
シスチン結石　126
シャルコー・ライデン結晶　118
シュウ酸塩結石　125
シュウ酸塩結晶　93
シルマー試験　48,127
ジヒドロキシアデニン結石　126
止血　34
糸球体濾過量　52,77
自然尿　53
自然排尿　40
自己研鑽，臨床検査技師としての　17
指頭採血　29
脂肪円柱　91
脂肪球，尿中の　95
脂肪尿　58
試験紙法
　──，尿亜硝酸塩の　73
　──，尿ウロビリノゲンの　72
　──，尿ケトン体の　67
　──，尿白血球の　74
　──，尿ビリルビンの　70
耳朶採血　28
持続携行式腹膜透析排液　46
持続携行式腹膜透析排液検査　115
時間尿　40,53
守秘義務　17
集合管　51
十二指腸液　47
　──の検査　120
初尿　42
証拠に基づいた医療および保健　2
硝子円柱　91
上皮円柱　91
上皮細胞，尿沈渣で観察される　86
静脈採血　22,30
心囊液　110
　──の採取法　45
　──の取り扱い方　45
心膜液　110
真菌，尿沈渣で観察される　92
真空採血器　31
新生児の採血　35
滲出液　111

腎血漿流量　52
腎血流量　52
腎後性蛋白尿　62
腎性蛋白尿　62
腎前性蛋白尿　62
腎臓の構造　50

す

スーパー女性　125
スタンダード・プリコーション　15
スルホサリチル酸法　63
推算GFR　78
膵アミラーゼ　121
膵液　121
膵リパーゼ　121
随時尿　40,53
髄液
　──の一般性状　103
　──の化学的検査　105
　──の細胞学的検査　104

せ

生理学的変動，測定値の　25
精液
　──の採取法　45,112
　──の取り扱い方　45
　──の標本作製　113
精液検査　112
精液所見　115
精液成分，尿中の　95
精液量　112
精子運動率　113
精子正常形態率　113
精子生存率　114
精子濃度　113
精子無力症　115
赤色髄液　104
赤色調，尿の　57
赤血球，尿沈渣で観察される　83
赤血球円柱　91
尖刃メス　28
穿刺液　110
染色法，尿沈渣における　82
腺癌細胞　89
潜血反応，糞便の　98
全尿採取　41

そ

早朝第一尿　53
早朝第二尿　53
早朝尿　39
足蹠採血　30

た

ターナー症候群　125
ダウン症候群　125
多尿　56
唾液　49, 128
大食細胞円柱　92
代謝性アシドーシス　58
代謝性アルカローシス　59
体位性蛋白尿　62
体腔液の一般性状　111
単球，尿沈渣で観察される　85
炭酸カルシウム結晶　93
胆汁　121
胆石　126
蛋白，髄液中の　105

ち

チーム医療　9
チロジン結晶，尿中の　95
蓄尿　40
腟分泌液　48, 127
中間尿　41
中毒性尿細管壊死　87
虫卵検査　43
注射針の種類　31
沈渣標本作製　81

て

テッペル・ミカエリス法　119
ディットリッヒ栓子　118

と

トリプシン　121
トリプトファン反応　107
トレーサビリティ　8
トンプソンの2分杯試験　42
取り扱い方
　——，胃液の　47
　——，関節液の　45
　——，胸水の　45
　——，心嚢液の　45
　——，精液の　45
　——，尿検体の　38
　——，脳脊髄液の　44
　——，腹水の　45
　——，糞便の　43
登録衛生検査所　13
糖，髄液中の　106
動脈採血　22

な

内因性クレアチニンクリアランス　78

に

涙　48

肉眼的血尿　68
肉眼的所見，精液の　112
日光微塵　104
乳汁　49, 128
乳白色調，尿の　58
乳糜尿　58
乳幼児の採血　35
尿
　——の一般的性状　56
　——の化学的検査　62
　——の混濁　58
　——の色調　57
　——の臭気　58
　——の生成　50, 51
　——の排泄　51
　——の分類　39
　——の保存の影響　42
尿 pH
　——の生理的変動　58
　——の病的変化の原因　58
尿亜硝酸塩　73
尿観察者　3
尿検査の意義　52
尿検体
　——の採取法　38, 53
　——の取り扱い方　38
　——の保存　54
尿細管・集合管上皮細胞　86
尿細管性アシドーシス　59
尿酸塩結晶　93
尿酸塩結石　126
尿試験紙の判定　55
尿浸透圧　61
尿石　125
尿潜血反応　68
尿蛋白　62
尿蛋白試験紙法　63
尿中の結晶　94
尿中有形成分測定装置　96
尿沈渣検査　79
尿沈渣成分　83
尿糖　66
尿白血球反応　73
尿比重　59
尿比重計　60
尿分析装置　56
尿路上皮癌細胞　89
尿路上皮細胞　87
認定制度，臨床検査技師の　5

ね

ネフロン　51

粘液　49

の

ノンネ・アペルト反応　106
脳脊髄液
　——の採取法　44
　——の取り扱い方　44
脳脊髄液検査　102
膿　48
膿汁　128

は

パンディ反応　107
白血球，尿沈渣で観察される　84
白血球円柱　91
抜針　34
幅広円柱　91
針刺し事故　35

ひ

ヒポクラテス　2
ビュルケル・チュルク計算盤　113
ビリルビン，尿　70
ビリルビン系石　126
ビリルビン結晶，尿中の　94
ピロガロールレッド・モリブデン錯体発色法　65
比色法，尿蛋白の　65
比濁法，尿蛋白の　64
非上皮細胞類　83
泌尿器系　51
鼻汁　47
　——の検査　123
表面擦過法　43
標準採血法　21
標準予防策　15
標本作製，尿沈渣における　80

ふ

フィッシャーのブルッグシュ変法　75
フィッシュバーグ濃縮試験　78
フィブリン円柱　92
フェノールスルホンフタレイン　79
フックス・ローゼンタール計算盤　116
ブドウ糖酸化酵素　66
ブドウ糖尿細管再吸収極量　66
ブロモピロガロールレッド・インジウム錯体発色法　65
プレアナリティカル　38
プロトポルフィリノゲン　75
プロトポルフィリン　75
負荷後尿　42, 53

腹水　110
　──の採取法　45
　──の取り扱い方　45
複合性局所疼痛症候群　24
糞便
　──の一般的性状　97
　──の検査法　98
　──の採取法　43
　──の生成と組成　97
　──の取り扱い方　43
糞便検査　97
分杯尿　42

へ

ヘマトクリット値　52
ヘム　75
ヘモグロビン尿　69
ヘモジデリン顆粒，尿中の　95
ヘンレの係蹄　51
ベンスジョーンズ蛋白　65
ベンチロミド　122
ヘモジデリン円柱　92
閉塞性黄疸　57
便潜血反応　43
便中ヘモグロビン，トランスフェリン同時測定法　99
扁平上皮癌細胞　89
扁平上皮細胞　87

ほ

ボーマン嚢　51
ポルフィリン体　75
ポルホビリノゲン　75
乏精子症　115

乏尿　56
膀胱穿刺尿　42

み

ミオグロビン円柱　92
ミオグロビン尿　69

む

ムチンクロットテスト　108
無尿　56

め

メタクロマジー　60
メランジュール　104

も

モイレングラハトの黄疸指数　121
毛細血管採血　22, 28

よ

羊水　47
羊水検査　124
陽イオン抽出法　60
溶血の防止，採血における　27

ら

ラテックス凝集法　76
ランセット　28
卵円形脂肪体　88, 91

り

リバルタ反応　111
リン酸アンモニウムマグネシウム結晶　93
リン酸塩結石　126
リン酸カルシウム結晶　93
リン酸緩衝液　60
リンパ球，尿沈渣で観察される　85
倫理，臨床検査技師の　17
臨床検査
　──が行われる場所　18
　──の経済効率性　13
　──の歴史　2
臨床検査技師
　──，医療人としての　11
　──の役割　1
臨床検査技師教育　4
臨床現場即時検査　18

る

涙液　127
涙腺　48

ろ

ロイシン結晶，尿中の　95
ろう様円柱　91
濾出液　111

わ

ワーレス・ダイヤモンド法　72
ワトソン・シュワルツ法　76

欧文索引

数字・ギリシャ文字

24時間蓄尿　40
2,8-ジヒドロキシアデニン結晶，尿中の　95
δ-アミノレブリン酸　75

A

adenocarcinoma；AC　89
ALA　75
ammonium biurate crystal　93
ammonium magnesium phosphate crystal　93
amniotic fluid　47
anuria　56
ascites　45

B

bacteria　92
basic acid output；BAO　120
Bence Jones protein；BJP　65
Bence Jones 蛋白円柱　92
Berlin blue 染色　83
bilirubin crystal　94
Blondheim 塩析法　69
BPR-In 法　65
broad cast　91
broncho-fiberscope　47
bronchoalveolar lavage fluid；BALF　47, 123
BT-PABA 試験　122

C

calcium carbonate crystal　93
calcium oxalate crystal　93
calcium phosphate crystal　93
CAPD 排液　46
CAPD 排液検査　115
cast　89
C_{cr}　40, 78
cerebrospinal fluid；CSF　44, 102
cholesterol crystal　95
C_{in}　78
clearance　77
clenching　32
columnar epithelial cell　87
continuous ambulatory peritoneal dialysis；CAPD　46, 115
cystine crystal　95

D

Down 症候群　125
duodenal fluid　47

E

e-GFR　78
Edwards 症候群　125
ELISA 法　76
epithelial cast　91
estimated GFR　78
Evidenced-based medicine or healthcare　2

F

fat globule　95
fatty cast　91
fecal occult blood test；FOBT　43
feces　43
Fishberg 濃縮試験　78
FISH 法　124
fluorescence in situ hybridization　124
Fuchs-Rosenthal 計算盤　105
fungus　92

G

G-banding　124
gastric juice　47
gastric tube　47
glomerular filtration rate；GFR　52
granular cast　91
Griess 反応　73
gross hematuria　68
G 分染法　124

H

hematuria　68
hemosiderin granule　95
hyaline cast　91

I

infection control team；ICT　10
intracytoplasmic inclusion-bearing cell　88
intranuclear inclusion-bearing cell　88
ISO 15189　7

K

K-C 法　64
Kingsbury-Clark 法　64
Klinefelter 症候群　125

L

lacrimal fluid　48
lacrimal gland　48
leucine crystal　95

M

macroscopic hematuria　68
maximal acid output；MAO　120
Meltzer-Lyon 法　121
microscopic hematuria　68
midstream urine　41
milk　49
mucus　49

N

N-benzoyl-L-tyrosyl-p-aminobenzoic acid　122
nasal discharge　47
Nonne-Apelt 反応　106
nutrition support team；NST　10

O

oliguria　56
OTC 検査　19
oval fat body；OFB　88, 91

P

Pandy 反応　107
PBG　75
pericardial effusion　45

phenol sulfonphthalein　79
pH，尿の　58
pleural effusion　45
point of care testing；POCT　13,18
polyuria　56
PR-Mo 法　65
preanalytical problems　37
Prescott-Brodie 染色　83
protozoa　93
PSP 試験　79
pus　48
Putnam 法　65

R

red blood cell cast　91
renal blood flow；RBF　52
renal plasma flow；RPF　52
renal tubular and collecting duct cell
　　86
Rivalta reaction　111

S

saliva　49

salt-crystal cast　92
sampling　37
Schirmer 試験　127
sperm　95
spermatic fluid　45
sputum　46
squamous cell carcinoma；SCC　89
squamous epithelial cell　87
standard precaution　15
Sternheimer-Malbin 染色　82
Sternheimer 染色　82
stone　48
Sudan Ⅲ 染色　82
super female　125
sweat　49
synovial fluid　45

T

Tamm-Horsfall ムコ蛋白　89
transitional cell carcinoma　89
transitional epithelial cell　87
tubular maximum for glucose；TmG
　　66
Turner 症候群　125

tyrosin crystal　95

U

uric acid crystal　93
urine　38
uroscopist　3
urothelial carcinoma；UC　89
urothelial epithelial cell　87

V

vacuolar-denatured cast　92
vaginal excretion　48
Voisenet 反応　107

W

waxy cast　91
white blood cell cast　91

X

xanthochromia　104

付録

正しい手洗いの方法（手洗いの順序→→→→）

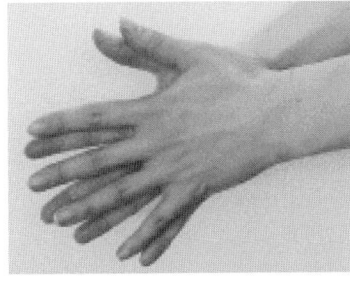

1. 手のひらを合わせてよく洗う 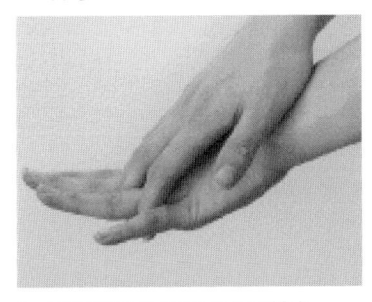
2. 手の甲を伸ばすように洗う 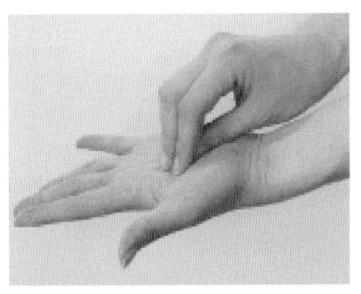
3. 指先・爪の間をよく洗う 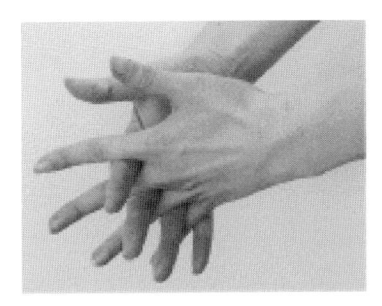
4. 指の間を十分に洗う 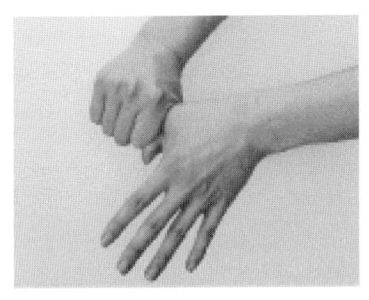
5. 親指と手掌をねじり洗いする 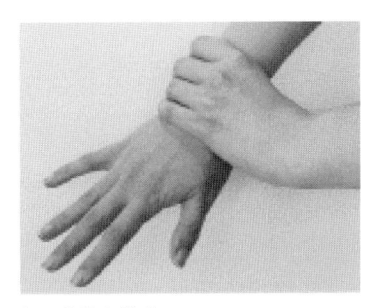
6. 手首を洗う 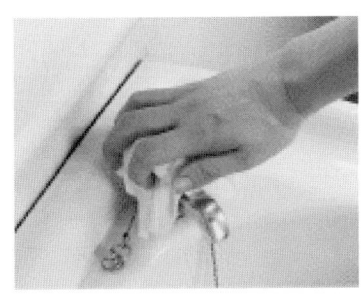 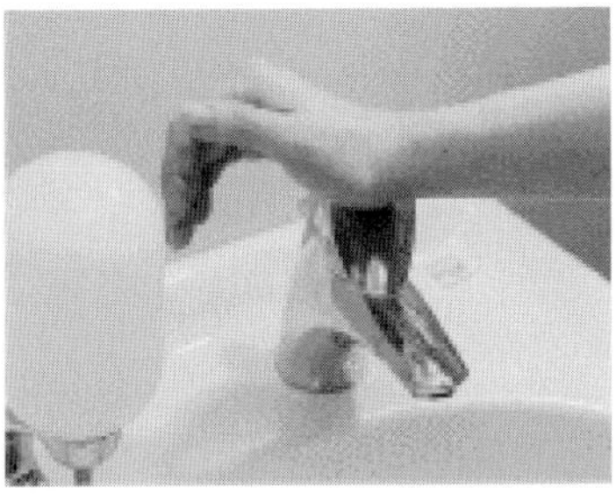
7. 水道の栓を止めるときは，手首か肘で止める・ペーパータオルを使用して止める

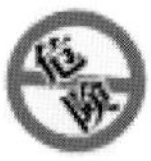

禁止すべき手洗い方法

1. ベースキン法（侵漬法・溜まり水）
2. 共同使用する布タオル

（「順天堂医院感染対策ガイドライン・マニュアル2010」から抜粋）

臨床検査技師国家試験出題基準対照表

章	カリキュラム名	国試出題基準※ 大項目	『標準臨床検査学』シリーズ タイトル	
Ⅰ章 臨床検査総論	検査総合管理学	1 臨床検査の意義	臨床検査医学総論	
		2 検査管理の概念	検査機器総論・検査管理総論	
		3 検査部門の組織と業務		
		4 検査部門の管理と運営		
		5 検体の採取と保存		
		6 検査の受付と報告		
		7 精度管理		
		8 検査情報		
		9 検査情報の活用		
	生物化学分析検査学	1 尿検査	臨床検査総論	
		2 脳脊髄液検査		
		3 糞便検査		
		4 喀痰検査		
		5 その他の一般的検査		
	形態検査学	1 寄生虫学	微生物学・臨床微生物学・医動物学	
		2 寄生虫検査法		
Ⅱ章 臨床検査医学総論	臨床病態学	1 総論	臨床医学総論	臨床検査医学総論
		2 循環器疾患	臨床医学総論	
		3 呼吸器疾患		
		4 消化器疾患		
		5 肝・胆・膵疾患		
		6 感染症		
		7 血液・造血器疾患		
		8 内分泌疾患		
		9 腎・尿路・男性生殖器疾患		
		10 女性生殖器疾患		
		11 神経・運動器疾患		
		12 アレルギー性疾患・膠原病・免疫病		
		13 代謝・栄養障害		
		14 感覚器疾患		
		15 中毒		
		16 染色体・遺伝子異常症		
		17 皮膚及び胸壁の疾患		
		18 検査診断学総論	臨床検査医学総論	
		19 循環器疾患の検査		
		20 呼吸器疾患の検査		
		21 消化器疾患の検査		
		22 肝・胆・膵疾患の検査		
		23 感染症の検査		
		24 血液・造血器疾患の検査		
		25 内分泌疾患の検査		
		26 腎・尿路疾患の検査		
		27 体液・電解質・酸-塩基平衡の検査		
		28 神経・運動器疾患の検査		
		29 アレルギー性疾患・膠原病・免疫病の検査		
		30 代謝・栄養異常の検査		
		31 感覚器疾患の検査		
		32 有毒物中毒の検査		
		33 染色体・遺伝子異常症の検査	遺伝子検査学	
		34 悪性腫瘍の検査	臨床検査医学総論	遺伝子検査学
Ⅲ章 臨床生理学	人体の構造と機能／生理機能検査学	1 臨床生理検査の特色	生理検査学・画像検査学	
		2 循環系検査の基礎		
		3 心電図検査		
		4 心音図検査		
		5 脈管系検査		
		6 呼吸器系検査の基礎		
		7 呼吸機能検査		
		8 神経系検査の基礎		
		9 脳波検査		
		10 筋電図検査		
		11 超音波検査の基礎		
		12 心臓超音波		
		13 腹部超音波		
		14 その他の超音波検査		
		15 磁気共鳴画像検査(MRI)		
		16 その他の臨床生理検査		
Ⅳ章 臨床化学	人体の構造と機能／生物化学分析検査学	1 生命のメカニズム	基礎医学	臨床化学
		2 生物化学分析の基礎	臨床化学	
		3 生物化学分析の原理と方法		
		4 無機質	基礎医学	臨床化学
		5 糖質		
		6 脂質		
		7 蛋白質		
		8 生体エネルギー		
		9 非蛋白質性窒素		
		10 生体色素		
		11 酵素		
		12 薬物・毒物		
		13 微量金属(元素)		
		14 ホルモン		
		15 ビタミン		
		16 機能検査		
		17 遺伝子	遺伝子検査学	
		18 放射性同位元素	臨床検査医学総論	

章	カリキュラム名	国試出題基準※ 大項目	『標準臨床検査学』シリーズ タイトル	
Ⅴ章 病理組織細胞学	人体の構造と機能／医学検査の基礎と疾病との関連	1 解剖学総論	基礎医学	
		2 病理学総論	病理学・病理検査学	
		3 解剖学・病理学各論	基礎医学	病理学・病理検査学
	形態検査学	1 病理組織標本作製法	病理学・病理検査学	
		2 病理組織染色法		
		3 電子顕微鏡標本作製法		
		4 細胞学的検査法		
		5 病理解剖(剖検)		
		6 病理業務の管理		
Ⅵ章 臨床血液学	人体の構造と機能／形態検査学／病因・生体防御検査学	1 血液の基礎	基礎医学	血液検査学
		2 血球		
		3 止血機構		
		4 凝固・線溶系		
		5 血球に関する検査	血液検査学	
		6 形態に関する検査		
		7 血小板、凝固・線溶系検査		
		8 赤血球系疾患の検査結果の評価		
		9 白血球系疾患の検査結果の評価		
		10 造血器腫瘍系の検査結果の評価		
		11 血栓止血検査結果の評価		
		12 染色体の基礎	遺伝子検査学	血液検査学
		13 染色体の検査法		
		14 染色体異常		
Ⅶ章 臨床微生物学	医学検査の基礎と疾病との関連	1 分類	微生物学・臨床微生物学・医動物学	
		2 形態、構造及び性状		
		3 染色法		
		4 発育と培養		
		5 遺伝と変異		
		6 滅菌と消毒		
		7 化学療法		
		8 感染と発症		
	病因・生体防御検査学	1 細菌		
		2 真菌		
		3 ウイルス		
		4 プリオン		
		5 検査法		
		6 微生物検査結果の評価		
Ⅷ章 臨床免疫学	病因・生体防御検査学	1 生体防御の仕組み	免疫検査学	
		2 抗原抗体反応による分析法		
		3 免疫と疾患の関わり		
		4 免疫検査の基礎知識と技術		
		5 免疫機能検査		
		6 輸血と免疫血清検査		
		7 輸血の安全管理		
		8 移植の免疫検査		
		9 妊娠、分娩の免疫検査		
Ⅸ章 公衆衛生学	保健医療福祉と医学検査	1 医学概論	臨床医学総論	
		2 公衆衛生の意義		
		3 人口統計と健康水準		
		4 疫学		
		5 環境と健康		
		6 健康の保持増進		
		7 衛生行政		
		8 国際保健		
		9 関係法規		
Ⅹ章 医用工学概論	医療工学及び情報科学	1 臨床検査と生体物性		
		2 電気・電子工学の基礎		
		3 医用電子回路		
		4 生体情報の収集		
		5 電気的安全対策		
		6 情報科学の基礎		
		7 ハードウェア		
		8 ソフトウェア		
		9 コンピュータネットワーク		
		10 情報処理システム		
		11 医療情報システム		
	検査総合管理学	1 検査機器総説	検査機器総論・検査管理総論	
		2 共通機械器具の原理・構造		

※平成23年版

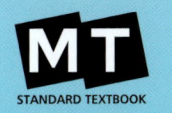

MT STANDARD TEXTBOOK

標準臨床検査学

全12巻

シリーズ監修　矢冨　裕・横田浩充

臨床医学総論
臨床医学総論　放射性同位元素検査技術学　医用工学概論
情報科学・医療情報学　公衆衛生学
編集　小山高敏・戸塚　実

臨床検査医学総論
編集　矢冨　裕

基礎医学—人体の構造と機能
編集　岩谷良則

臨床検査総論
編集　伊藤機一・松尾収二

検査機器総論・検査管理総論
編集　横田浩充・大久保滋夫

臨床化学
編集　前川真人

免疫検査学
編集　折笠道昭

血液検査学
編集　矢冨　裕・通山　薫

遺伝子検査学
編集　宮地勇人・横田浩充

微生物学・臨床微生物学・医動物学
編集　一山　智・田中美智男

病理学・病理検査学
編集　仁木利郎・福嶋敬宜

生理検査学・画像検査学
編集　谷口信行